AF758917

Regards croisés sur la santé

Itinéraires de recherche en anthropologie et en sociologie

© L'Harmattan, 2002
ISBN : 2-7475-3780-3

Innovations et Sociétés, 2/2002

Regards croisés sur la santé

Itinéraires de recherche en anthropologie et en sociologie

Numéro coordonné par

Danièle Carricaburu et Patrice Cohen

L'Harmattan
5-7, rue de l'École-Polytechnique
75005 Paris
FRANCE

L'Harmattan Hongrie
Hargita u. 3
1026 Budapest
HONGRIE

L'Harmattan Italia
Via Bava, 37
10214 Torino
ITALIE

Sommaire

Innovations et Sociétés, 2/2002

Avant-propos

Ce numéro special doit beaucoup à la rencontre d'une sociologue et d'un anthropologue qui, poussés par une estime mutuelle et par des conditions académiques favorables, se sont retrouvés, au sein du département et du laboratoire de sociologie, à animer un séminaire sur la santé, ouvert à un public varié (chercheurs, étudiants de 3e cycle et professionnels de la santé).

Sociologie de la santé ? Sociologie médicale ? Anthropologie de la santé ? Anthropologie médicale ? Anthropologie de la maladie ? Notre objectif n'était pas d'entrer dans les débats internes à chaque discipline mais de croiser les regards anthropologique et sociologique afin d'en appréhender les apports respectifs au domaine de la santé et de la maladie. Poussés par une volonté pédagogique – nous enseignons l'un l'anthropologie de la santé, l'autre la sociologie de la santé aux étudiants d'un même cursus de sociologie – nous voulions dépasser les limites disciplinaires entre anthropologie et sociologie, établir un pont entre ces deux disciplines, et surtout permettre à des spécialistes des deux approches d'exposer leurs recherches devant un public diversifié.

Nous avions alors proposé à chaque chercheur – français ou étranger – de présenter en séminaire, à partir d'une recherche, sa démarche, ses interrogations, sa façon de raisonner et de mettre en pratique ses connaissances théoriques et empiriques. La diversité des sujets, des démarches, des façons de les traiter a contribué à délimiter un champ où l'anthropologie et la sociologie se différenciaient, mais apportaient dans bien des cas des regards complémentaires. C'est un condensé de ces séminaires que nous proposons ici et, au-delà des sujets contemporains touchant la santé en France ou dans d'autres contrées, c'est donc bien aux itinéraires de recherche que nous avons souhaité nous intéresser.

Alors que la plupart des séminaires fonctionnent sur l'exposé et la discussion de résultats de recherches terminées, nous souhaitions, pour des raisons à la fois pédagogiques et scientifiques, que les chercheurs expliquent la construction de « l'échafaudage » indispensable à toute entreprise de recherche mais souvent occulté dans les présentations académiques. C'est à la recherche « en train de se faire » que nous voulions réfléchir collectivement. Autrement dit, dans les textes qui vont suivre, les résultats importent moins que la démarche mise en œuvre par chaque chercheur et l'on verra, à leur lecture, que ces textes reflètent des « projets de recherche » plus ou moins avancés, mais dont la dimension méthodologique et réflexive est toujours « travaillée » en relation avec la discipline de référence, sachant, au moins pour certains d'entre eux, que la proximité des questions posées transcende les différences disciplinaires. Comme l'écrivait déjà, en 1975 G.M. Foster à propos des contrastes entre anthropologie médicale et sociologie médicale : « we learn from each other and we teach each other. Our society needs both of us »[1].

Si nous avons proposé à Didier Fassin d'introduire ce numéro en répondant à nos questions, c'est qu'il incarne une nouvelle génération de chercheurs jonglant à la fois avec l'anthropologie et la sociologie. Son itinéraire de chercheur s'interrogeant principalement sur les politiques de la santé montre combien des expériences fondatrices – pour lui la pratique de la médecine en santé publique – ont engendré cette volonté d'aller au-delà du médical et de s'intéresser aux significations sociales, politiques, culturelles des observations qu'il avait faites sur le terrain[2]. D. Fassin propose à l'échelle de sa carrière académique ce que développent les auteurs de ce numéro à l'aune de leurs recherches : un itinéraire, une démarche qui, même s'ils peuvent être reconstruits, révèlent des lignes de forces que l'on retrouve dans les problématiques qu'il développe depuis plusieurs années et qui se concrétisent par son engagement de chercheur. La spécificité du parcours de D. Fassin montre que sociologie et anthropologie ne sont pas par essence des disciplines hermétiques. Dépassant le « Grand Partage » – attribuant à la sociologie l'étude des sociétés industrialisées, développées, proches culturellement du chercheur, et à l'anthropologie ou l'ethnologie l'étude des sociétés exotiques, éloignées géographiquement et culturellement du scientifique – c'est l'utilisation conjointe de ces deux disciplines qui prévaut avec lui. Actuellement, la ligne de partage n'est plus aussi nette : les recherches de plus en plus nombreuses des anthropologues/ethnologues dans les divers pays industrialisés, l'exportation des sociologues vers des terrains dits exotiques, mais aussi les bouleversements d'un monde qui ne peut plus opposer facilement mondes « traditionnels » et mondes « modernes » brouillent les frontières et, en bien des endroits, les recherches montrent des recompositions sociales et identitaires engendrées par le processus de mondialisation.

Il n'est pas dans notre propos de défendre l'utilisation conjointe de la sociologie et de l'anthropologie, autrement dit de se revendiquer d'une quelconque « socio-anthropologie ». Il s'agit plutôt d'encourager les regards croisés sur un objet dont la complexité ne cesse de s'accroître et ne peut être épuisée ni par une seule discipline, ni par une seule « école » de pensée. C'est pourquoi, on l'aura compris, au-delà des différences disciplinaires, les textes présentés témoignent non seulement de la diversité des approches théoriques mais aussi de leur richesse respective.
À partir d'une analyse rétrospective des étapes de la construction d'une recherche portant sur « culture et dépression à la Martinique », Raymond Massé s'interroge sur la démarche anthropologique qui, loin d'être linéaire, est ancrée dans la pratique de

---

[1] Foster G.M., 1975, « Medical Anthropology : some contrasts with medical sociology », *Social Science and Medicine*, 9, 427-432.
[2] Il n'est pas en ce sens isolé en France. Jean Benoist avait avant lui volontairement traversé les frontières de la médecine pour développer, après un long passage au Québec, une approche de l'anthropologie médicale. Par ailleurs, par son enseignement, il a transmis cette même volonté à de nombreux médecins.

terrain et fondamentalement itérative. Il questionne ainsi les liens implicites qui ont uni choix de l'objet, positions épistémologiques, choix des méthodes, échantillonnage, concepts opératoires, inférence théorique et conclusions de recherche dans une société créole marquée par un contexte postcolonial.

L'article suivant est construit dans une perspective différente puisqu'il correspond à une recherche que Marie Ménoret était en train d'élaborer au moment où elle est intervenue dans notre séminaire et nous avons souhaité conserver son texte en l'état. Elle y retrace la construction inductive de son projet et sa mise en œuvre méthodologique. Ce travail, consacré aux gènes de prédisposition au cancer, s'inscrit dans la continuité des travaux qu'elle mène depuis plusieurs années, d'abord dans un centre anticancéreux français, puis aux États-Unis où elle a pu comparer la situation américaine à celle déjà étudiée en France.

Le texte que propose Ilario Rossi est une réflexion anthropologique sur la santé en milieu chamanique amérindien. Il se demande si la santé est un objet scientifique dont on peut définir *a priori* les critères méthodologiques et comment le discours anthropologique met en perspective cette problématique et contextualise les concepts qui la théorisent. Il développe un processus réflexif sur un parcours personnel ancré dans un mouvement historique précis qui s'inscrit dans le dépassement d'une étape spécifique de l'histoire européenne : celle de la rencontre unilatérale basée sur la violence et le préjugé de l'Occident avec l'altérité plurielle.

Au croisement de la sociologie de la santé et de la sociologie de l'éducation, la présentation de Christine César est centrée sur une recherche issue d'une commande publique portant sur la « restauration scolaire ». Non seulement elle apporte, si besoin en était, la preuve que l'on peut produire un travail de recherche de qualité à partir d'une « commande », à condition, bien sûr, de savoir se dégager de celle-ci, mais elle montre de façon exemplaire comment les conditions institutionnelles et matérielles du travail de recherche viennent interférer avec la méthodologie et la production scientifique.

Consacré aux enjeux épistémologiques d'une recherche sur les Haïtiens infectés par le virus du sida en Guyane française, le texte d'Eric Gallibour met en évidence l'influence du contexte médiatique et sociopolitique sur le choix de l'objet et la construction de la problématique anthropologique. À partir de cette expérience particulière, il montre comment les itinéraires épistémologiques suivis par l'anthropologue au cours de son expérience de recherche peuvent coïncider avec les itinéraires thérapeutiques des malades tout au long de l'expérience de la maladie.

Dans le texte de Jacqueline Gâteaux, il est question de santé mentale et plus particulièrement des constructions sociales de l'enfance « à problèmes ». Entre sociologie et histoire, l'auteur s'intéresse aux transformations institutionnelles et conceptuelles qui s'opèrent à la fin du XIXe siècle et au début du XXe entre la médecine mentale et l'institution scolaire, évolution corrélative de la constitution du

« médico-pédagogique ». Que l'on parle d'« enfance anormale » au siècle passé ou bien d'« enfance inadaptée » dans les années 1960, l'analyse met au jour la dimension idéologique et la fonction de régulation sociale de ces catégories de pensée pathologisantes et ségrégatives, telles qu'elles ont été élaborées et utilisées pendant un siècle.

Ces cinq articles, proposés par des chercheurs confirmés, sont suivis d'une « note de recherche » réalisée par Valérie Bourgeois, étudiante en 3e année de médecine, pour la validation d'un séminaire d'anthropologie et de sociologie de la santé, animé par Jean-Luc Nahël et Danièle Carricaburu, à la Faculté de Médecine de Rouen. Particulièrement intéressés par un sujet difficile d'accès – il s'agit du bizutage et des rites festifs des étudiants en médecine – et impressionnés par les qualités de chercheur que révèle ce texte, nous avons souhaité le publier tel quel, sans chercher à le rendre plus anthropologique ou plus sociologique, ni demander que des références supplémentaires ne soient ajoutées. Il s'agit d'un texte réalisé par une étudiante et qui doit être apprécié comme tel.

Danièle Carricaburu et Patrice Cohen

L'anthropologie politique de la santé. Une pratique engagée de la recherche Un entretien avec Didier Fassin

Réalisé par Danièle Carricaburu et Patrice Cohen

Didier Fassin est anthropologue, sociologue et médecin. Il enseigne à l'Université Paris XIII, à l'École des Hautes Études en Sciences Sociales et dirige un laboratoire mixte Université et INSERM, le CRESP (Centre de Recherche sur les Enjeux Contemporains en Santé Publique).

Pouvez-vous nous expliquer comment la thématique de la santé publique, dans sa dimension politique, a émergé dans votre itinéraire scientifique ?

Mon intérêt pour les sciences sociales, et pour l'anthropologie en particulier, m'est venu dans deux pays où je travaillais comme médecin au début des années quatre-vingt. En Inde, d'abord, sous le coup d'une double et brutale prise de conscience des inégalités et des différences – du social et du culturel, si l'on peut dire – et celui qui connaît Calcutta peut imaginer la violence qui se cache sous ces deux mots. En Tunisie, ensuite, dans la mise en œuvre d'enquêtes épidémiologiques et de programmes de prévention du rhumatisme articulaire aigu, première cause de mortalité des jeunes dans ce pays, en découvrant combien un tel problème et les solutions qu'on pouvait lui apporter relevaient bien plus de choix politiques que de compétences médicales, constat naïf, j'en conviens. C'est dire, en tout cas, que, d'une part, les questions que je me posais en m'orientant vers les sciences sociales s'inscrivaient dans le champ de la santé publique, et que, d'autre part, les réponses qu'il me semblait nécessaire de leur apporter relevaient d'une lecture politique aussi bien pour appréhender les inégalités que pour analyser des actions.

Cependant, lorsque j'ai fait mes premières armes en anthropologie, j'ai, bien entendu, commencé par suivre les voies les plus canoniques de la discipline, et compte tenu de mon domaine d'investigation, je me suis intéressé à la maladie et j'ai pris mes repères en anthropologie médicale. Mon premier travail portait sur un cas de maladie mentale chez un patient kabyle vivant en France et que son envoûtement supposé avait conduit en Afrique de l'Ouest : j'avais essayé, à son propos, de juxtaposer, sans prétendre réellement les articuler, des lectures psychiatrique, ethnologique et ethnopsychiatrique. Ma deuxième recherche, plus longue, qui avait pour cadre le Sénégal, a débuté elle aussi par l'étude d'objets traditionnels de la discipline : les représentations de la rougeole en milieu *peul* dans la Vallée du Fleuve, l'analyse d'un rituel en pays *Diola* au centre de la Casamance ; dans les deux cas, cependant, je m'intéressais surtout aux changements en cours et notamment à la manière dont le fait de vivre en ville, avec ses contraintes et ses possibilités nouvelles, liées en particulier à l'accès à des structures de soins et des programmes de prévention, transformaient les attitudes et les pratiques de ces citadins, souvent encore partiellement urbanisés.

C'est en enquêtant et en vivant dans la banlieue de Dakar au milieu des années quatre-vingt que, retrouvant les questions qui m'avaient amené vers les sciences sociales, je me donnais des objets qui m'intéressaient moins pour leur originalité – à l'époque on travaillait peu sur ces thèmes – que pour ce que j'entrevoyais de leur importance et de leur signification – non seulement pour la santé publique, mais plus largement pour la vie des gens[1]. Étudiant les dispositifs sanitaires, j'examinais en particulier la vente illicite des médicaments sur les marchés et dans les rues, pratique si banale et décriée, si fragmentée en apparence et en fait si bien organisée dans des réseaux politico-religieux. Observant les politiques locales de santé, je tentais d'appréhender le sens des rhétoriques et des pratiques autour de la participation communautaire, mot d'ordre populaire dans les institutions de développement mais recouvrant d'un voile opaque la réalité de ce qui se jouait dans les comités de santé. Constatant enfin les disparités sociales face à la maladie et aux soins, j'essayais de repartir d'histoires de vie et d'analyses de situations pour montrer comment le travail qualitatif permettait de prolonger plus finement et plus profondément les enquêtes épidémiologiques. Autrement dit, dans chacun de ces cas, il s'agissait de prendre un domaine traditionnel de la santé publique et de l'éclairer d'une perspective ethnographique permettant de lui restituer le sens qu'il revêtait dans une société urbaine ouest-africaine et, du même coup, de saisir, sous ses diverses formes, les opérations par lesquelles le politique devenait signifiant, ce qui est bien sûr la démarche inverse de celle de la science politique.

J'ai poursuivi cette exploration en travaillant en Équateur à la fin des années quatre-vingt, mais en changeant de nature d'objet et d'échelle d'analyse. Il s'agissait cette fois d'analyser les difficultés rencontrées dans ce pays, comme dans le reste du tiers-monde au demeurant, pour mettre en œuvre des programmes dits de réduction de la mortalité maternelle. Le risque pour une femme indienne vivant dans les Andes de mourir de complications d'une grossesse ou d'un accouchement était plus de cent fois supérieur à ce qu'il est pour une femme française et le sens commun, conforté par quelques travaux anthropologiques, attribuait cette situation à ce que l'on appelait des obstacles culturels. Les enquêtes que nous avons conduites alors avec Anne-Claire Defossez nous ont conduits à montrer combien cette lecture était réductrice et infondée[2]. D'un côté, les conditions structurelles, bien plus que les manifestations culturelles, rendaient compte de la réalité épidémiologique : paupérisation et marginalisation des populations rurales, dureté de la vie quotidienne et déstructuration des liens familiaux sous l'effet des migrations des hommes,

---

[1] *Pouvoir et maladie en Afrique. Anthropologie sociale de la banlieue de Dakar*, Presses Universitaires de France, 1992.

[2] *Mujeres de los Andes. Condiciones de vida y salud* (avec A.C. Defossez et M. Viveros), Universidad Externado de Colombia/IFEA, 1992.

difficultés géographiques et financières d'accès aux soins dans des zones d'altitude délaissées par les pouvoirs publics, incorporation séculaire de l'indignité des Indiens constamment réitérée par les pratiques des professionnels de santé. De l'autre, la façon de traiter les paysannes *quechua* dans les structures sanitaires, bien plus que leur attachement aux traditions, expliquait leur réticence à s'y faire soigner et à y accoucher : tutoiement, insultes et plus largement, expression d'un mépris raciste ; brutalité dans les soins, non respect de la pudeur des femmes et, plus ordinairement, désintérêt à l'égard de leur souffrance ou de leur maladie ; taux très élevés de césariennes, dites de confort, c'est-à-dire pour éviter aux équipes obstétricales d'attendre l'aboutissement du travail des parturientes. Au fond, aux interprétations culturalistes, nous avons substitué une économie politique de la gestion des corps, un peu à la manière dont procédaient, à la même époque, Nancy Scheper-Hughes au Brésil et Paul Farmer en Haïti, dont nous ne connaissions pas les travaux.

De retour en France au début des années quatre-vingt-dix, je crois avoir poursuivi cet effort pour appréhender, de façon critique et en même temps ethnographique, cette santé publique sur laquelle on porte trop souvent un regard d'en haut, sur les politiques nationales ou même sur les discours qui les énoncent, en n'étant pas suffisamment attentif à ce qui se joue sur le terrain. Je l'ai fait notamment dans la région parisienne et plus particulièrement en Seine-Saint-Denis, département où je travaillais et résidais.

Justement, pouvez-vous nous dire les thèmes sur lesquels vous travaillez actuellement et la manière dont vous concevez le domaine dans lequel vous menez vos recherches ?

Avec peut-être une certaine dose de ce que Pierre Bourdieu appelle illusion biographique, j'ai le sentiment que la cohérence de mes travaux au Sénégal, en Équateur, aujourd'hui en France, sur l'immigration et les discriminations, sur les inégalités sociales de santé et sur les politiques locales de santé, et en Afrique australe sur les inégalités face au sida et sur les politiques de prise en charge de l'épidémie, se fait autour de deux thèmes, partiellement liés : les inégalités et les politiques[3]. J'aborde plus particulièrement ces deux thèmes à partir de questions sur le corps et sur la vie, plutôt que dans une perspective strictement de santé. Et dans les deux cas, j'essaie de les penser en termes à la fois de construction sociale et de production sociale. Je m'explique.

Les inégalités sont produites par la société ou plus justement manifestent l'état des rapports sociaux entre les individus : qu'un manœuvre français de trente-cinq ans ait neuf années de moins à vivre, en moyenne, que l'ingénieur du même âge dit bien cette réalité. Il revient aux sciences sociales de comprendre, au-delà du repérage des facteurs de risque que permet l'épidémiologie, les processus par lesquels un ordre social se traduit dans les corps, ce que j'ai proposé d'appeler l'incorporation de

[3] *Les Enjeux politiques de la santé. Études sénégalaises, équatoriennes et françaises*, Karthala, 2000.

l'inégalité[4]. L'exigence est ici de dépasser les habituelles approches comportementales ou culturelles qui consistent à relier catégories sociales et morbidité par la consommation d'alcool ou de tabac, comme si elles expliquaient les disparités, alors qu'elles ne font que les manifester.
Mais en même temps, ces inégalités sont construites, au sens où la société les nomme et les catégorise pour les appréhender et pour agir dessus : par exemple, au début des années quatre-vingt-dix, on s'est mis à parler d'exclusion pour qualifier les inégalités, ce qui traduisait une lecture dualiste du monde social, au demeurant entérinée par des sociologues comme Alain Touraine, mais critiquée par d'autres comme Robert Castel, qui a montré combien cette qualification était non seulement inexacte, mais politiquement dangereuse ; de manière parallèle, au cours de cette période, la notion de souffrance psychique a pris une place centrale dans l'interprétation des conséquences de la précarisation et de la disqualification des individus, notion à laquelle des spécialistes de santé publique, comme Antoine Lazarus, et des psychanalystes, comme Christophe Dejours, ont donné du crédit. Ainsi dessinées, l'exclusion et la souffrance ont donné lieu à des pratiques et à des dispositifs : aides d'urgence et consultations de précarité, dans le premier cas, lieux d'écoute et transformations de la médecine du travail dans le second. C'est dire qu'il revient aux sciences sociales d'être très attentives à la fois à la manière dont les inégalités sociales de santé sont produites, à travers les conditions de vie en particulier, et dont elles sont construites, à travers les catégories et les outils pour les interpréter ou les analyser. Ces deux perspectives, que l'on peut appeler réaliste et constructiviste et qui sont souvent défendues par des courants distincts de la sociologie, doivent être pensées ensemble.

Il en va de même des politiques. Elles sont produites par des acteurs qui bien sûr appartiennent à ce qu'on appelle les pouvoirs publics, l'État, ses services déconcentrés et les collectivités territoriales, mais qui sont aussi des professionnels de la santé ou du social, des associations ou des habitants. C'est dans ce sens que nous avions conduit un projet, il y a quelques années, sur la production locale de la santé publique, nous intéressant plus particulièrement à ce qui touche à la « question sociale », pour reprendre une expression revenue dans notre langage. Mais ces politiques sont également construites, au sens où ce qui entre dans le champ de la santé d'une part, et ce qui relève du domaine public d'autre part, relève d'opérations cognitives et de jeux sociaux dont les issues ne sont jamais données d'avance. C'est ce double travail de médicalisation d'un côté, et de publicisation de l'autre, que j'avais proposé d'analyser en termes de sanitarisation du social[5]. Il ne s'agit pas de dire que tout le social tend inexorablement à être absorbé par le sanitaire, mais plutôt d'indiquer des processus, souvent naturalisés par les acteurs (c'est inscrit dans les corps, donc c'est bien de la santé), alors qu'ils sont objets de luttes et de conflits (précisément pour définir si des problèmes, comme la toxicomanie, relèvent d'un registre ou d'un autre). Ce que nous nommons aujourd'hui maltraitance infantile

---

[4] *L'espace politique de la santé. Essai de généalogie*, Presses universitaires de France, 1996.
[5] *Les Figures urbaines de la santé publique. Enquête sur des expériences locales,* La Découverte, 1998.

nous apparaît comme un problème de santé publique, alors qu'il y a deux siècles, c'était une affaire de vie privée ; il y a un siècle, elle était traitée par les travailleurs sociaux ou par les juges ; il y a cinquante ans, les médecins, radiologues et pédiatres, en avaient fait une entité clinique, et seulement il y a une vingtaine d'années, les mauvais traitements aux enfants avaient, sous un nouveau nom, fait leur apparition dans le champ de la santé publique.
Cette double enquête, sur la production et la construction de la santé publique, nous conduit à des interrogations proprement anthropologiques sur la place et le sens que nous donnons non seulement à la maladie et à la santé, mais plus fondamentalement au corps, à la vie et au vivant. Ce qui est en jeu, me semble-t-il, est ce que je me suis efforcé d'appréhender en termes de bio-légitimité, pour reprendre et déplacer ce que Michel Foucault appelait bio-pouvoir[6]. Là où il voyait le remplacement du droit de mort par le pouvoir sur la vie, il est aujourd'hui manifeste que ce qui se joue, dans les politiques locales et nationales de santé aussi bien qu'autour des laboratoires d'analyse du génome ou sur les scènes internationales de l'intervention humanitaire, c'est moins un pouvoir sur la vie qu'un pouvoir *de* la vie, autrement dit la reconnaissance de la vie – entendue comme *zoé*, vie nue, plus que comme *bios*, vie dans la cité, pour reprendre la distinction conceptualisée par Giorgio Agamben – en tant que principe supérieur de légitimation de l'action. Une telle évolution, qui inclut, mais déborde le domaine de la santé publique, appelle une réflexion sur ce que j'ai proposé d'analyser du point de vue d'une économie morale des sociétés contemporaines.

Comment concevez-vous votre engagement social par rapport à la santé et à la médecine et vos relations, en tant qu'anthropologue et sociologue, avec les acteurs de la santé publique ?

Les deux points sont distincts, quoique liés. Ce que vous appelez l'engagement social par rapport à la santé et à la médecine implique, pour moi, un double exercice qui fait la singularité et, si l'on ose dire, la grandeur des sciences sociales : un travail empirique et une posture critique[7]. L'un et l'autre sont indispensables, le premier conférant sa légitimité à la seconde, celle-ci donnant son sens à celle-là. Par exemple, ce sont nos enquêtes sur les urgences hospitalières et sur les discriminations dans l'accès aux soins qui nous ont permis de constater l'existence de refus de soins dans les services publics et en médecine libérale et qui nous autorisent aujourd'hui à dénoncer ces pratiques ; il est à cet égard important que ces études aient été conduites dans le cadre d'appels d'offre émis par des institutions productrices de politiques plutôt que par des établissements de recherche, Institut de veille sanitaire dans le premier cas, Direction de la population et des migrations dans le second, car les conclusions de nos travaux ont ainsi plus de chances d'être en prise sur l'action publique.

---

[6] « Bio-pouvoir ou bio-légitimité ? Splendeurs et misères de la santé publique », in *Autour de Michel Foucault*, M.-C. Granjon éd., Karthala, 2001.
[7] *Critique de la santé publique. Approches anthropologiques* (avec J.-P. Dozon), Balland, 2001.

Mais ce double exercice peut aussi se conduire plus à distance des politiques en s'intéressant à la nature même du politique – au masculin singulier cette fois. Je l'ai suggéré déjà en indiquant l'axe de réflexion autour de la bio-légitimité. Lorsque j'ai travaillé sur les procédures de régularisation des étrangers en situation irrégulière, d'un côté, et sur les attributions d'aide d'urgence aux chômeurs, de l'autre, je me suis rendu compte qu'il y avait, entre les deux, des éléments communs dans la manière dont les solliciteurs étaient conduits, compte tenu de ce qu'ils comprenaient des modes de fonctionnement du monde social, à se servir de leur corps, de leur maladie, de leur souffrance pour fonder leur demande et aussi, en retour, dans la façon dont les agents des administrations mettaient en œuvre des pratiques de jugement, afin de savoir qui avait droit et qui n'avait pas droit à ces ressources rares que sont les secours financiers et les titres de séjour. Autrement dit, ce qui me semblait important à analyser, mais aussi à porter dans l'espace public, c'était ces nouveaux fondements, relevant de la compassion plus que de la justice, de l'action en faveur des groupes dominés. Ces enjeux concernent aussi bien les décideurs que les exécutants.

Ce qui m'amène à la seconde partie de votre question, mes relations avec les acteurs de la santé publique. Une précision, pour commencer. Comme vous l'avez indiqué, ma première formation est médicale, j'ai exercé ce métier en tant que chef de clinique et je continue de le faire, certes modestement, en dirigeant un dispositif d'accès aux soins et de recouvrement des droits dans un hôpital de la banlieue parisienne et en y ayant moi-même une consultation hebdomadaire. Cet élément, s'il ne surdétermine pas mes relations avec les milieux de la médecine et de la santé, entre certainement en ligne de compte, à la fois dans la manière dont je vois les choses et dans la façon dont les autres me voient.

J'ai dit il y a un instant que je croyais à la nécessité d'associer un travail empirique et une posture critique. J'ajoute que celle-ci me paraît devoir être associée à une pratique dialogique et à une fonction didactique. Le dialogue a souvent été difficile dans les années de constitution de notre domaine de recherche. Il me semble qu'il devient plus constructif aujourd'hui, par une meilleure reconnaissance par les médecins de la place des sciences sociales et par une implication plus effective des anthropologues et des sociologues dans la médecine ou la santé publique. Je suis, pour ma part, souvent parti de problèmes, tels qu'ils se posaient dans ces métiers, pour les redéfinir sous la forme de problématiques de sciences sociales, avant de les reformuler en termes de conséquences de mes recherches pour les acteurs de santé publique ou du secteur social. Cet exercice doit évidemment être sans concession et j'ai eu souvent l'occasion d'écrire combien répondre à la « demande sociale d'anthropologie » en offrant des interprétations culturelles et culturalistes s'apparentait à un bradage de nos disciplines. Pour autant donc qu'il soit sans concession, et pour autant que le chercheur ait la rigueur épistémologique et éthique consistant à ne pas faire croire qu'il énonce *la* vérité, mais seulement la vérité issue de sa construction théorique et de son observation empirique, il me semble que l'exercice peut induire un dialogue riche, même s'il est parfois contradictoire, avec les acteurs. Plus encore, il doit nourrir le travail pédagogique et, enseignant à des futurs professionnels de la santé et du social, j'accorde un grand prix à cette transmission de savoirs qui peuvent susciter une réflexivité critique sur leurs pratiques.

Ce numéro est le fruit d'un séminaire consacré à la santé comme objet de l'anthropologie et de la sociologie. Comment voyez-vous les rapports entre ces deux disciplines ?

Je me situe clairement dans la ligne maussienne d'une science du social, autrement dit, je ne pense pas qu'il y ait épistémologiquement de différence entre sociologie et anthropologie. Je suis moi-même professeur de sociologie à l'Université Paris XIII et directeur d'études en anthropologie à l'École des Hautes Études en Sciences Sociales. Je me suis toujours efforcé de puiser dans la littérature anthropologique et sociologique, de publier moi-même dans des revues des deux disciplines, de faire fonctionner des concepts et des théories issus des deux traditions. En même temps, force est de constater que des raisons historiques, tenant à la théorie plus ou moins explicite du Grand Partage, et aujourd'hui peut-être plus encore des raisons institutionnelles liées à l'organisation des milieux scientifiques, à leur recrutement et à leur légitimation, font que, dans les faits, beaucoup d'anthropologues et de sociologues se représentent eux-mêmes de part et d'autre d'une frontière assez étanche, avec des conséquences aussi sur la formation des jeunes chercheurs. Ce qui me paraît cependant aujourd'hui plus préoccupant que cette distinction entre les disciplines, ce sont deux choses : d'une part, les déchirements qui les traversent et les divisent l'une et l'autre ; d'autre part, leur éloignement progressif et revendiqué de ce qui se joue dans le monde social. Ces deux points se recoupent assez largement, dans la mesure où c'est par rapport au second que se jouent les tensions du premier.

Après une période longue où la pensée des sciences sociales s'organisait autour de paradigmes théoriques forts et globalisants, chacun avait pu constater une disparition de ces grands modèles d'interprétation du monde et leur remplacement par des analyses plus limitées, plus fragmentaires, plus modestes, mais aussi souvent plus empiriquement fondées, en tout cas plus attentives aux choses telles qu'elles sont. Cette évolution me paraît avoir été féconde. Plus problématique me semble aujourd'hui la bipolarisation qui, souvent sur le mode de l'exclusive, s'opère précisément autour du rapport des sciences sociales au monde social, *grosso modo*, entre une approche qui fonctionne sur le principe de la dénonciation et du militantisme et une approche qui s'énonce en termes de traduction et de retrait.

Bien sûr, on retrouve là sous des formes nouvelles, plus élaborées, mieux informées aussi de certains errements du passé, les débats anciens au sein des disciplines, entre sociologies durkheimienne et wébérienne, entre anthropologies appliquée et fondamentale. Dans le contexte actuel, cependant, marqué à la fois par des changements rapides des sociétés et par une demande d'interprétation adressée aux sciences sociales, nous devons être particulièrement vigilants sur deux points. Premièrement, sur le risque d'affaiblissement des sciences sociales, par leurs déchirements internes et par la relève, souvent intelligente, que proposent les commentateurs, intellectuels ou journalistes. Deuxièmement, sur la capacité à parler à la fois scientifiquement et publiquement des sujets de société, en s'appuyant sur les règles d'épistémologie et de méthode qui sont parfois oubliées par certains, mais en ne s'enfermant pas pour autant dans un cercle d'initiés où d'autres se retirent.

Les discussions récentes sur la mondialisation et sur l'immigration, sur le PACS et sur le sida, sur le génome et sur la bioéthique ont montré la force normative que pouvaient déployer certains sociologues ou anthropologues en se réclamant de leurs disciplines, mais aussi la distance confortable à laquelle tendait à se tenir la plupart des autres. Il nous revient collectivement – et bien sûr de manière plurielle – d'inscrire nos travaux à la fois dans la science et dans le monde, puisque bien entendu l'une est le produit de l'autre, mais que, dans le même temps, celui-ci est sans cesse construit par celle-là. La tension entre engagement et distanciation, justement formulée par Norbert Elias, me paraît plus que jamais nécessaire à penser. Et à penser par rapport à ce que nous disons et à comment nous agissons.

Culture et dépression à la Martinique : itinéraire épistémologique d'une recherche anthropologique

Raymond MASSE
Anthropologue
Département d'anthropologie
Université Laval, Québec, Canada

RESUME

Au-delà de la justification du choix des techniques de collecte et des méthodes d'analyse des données apportée par le chercheur, l'explicitation des liens implicites qui existent entre la définition de l'objet d'étude, les positions épistémologiques, le choix des concepts opératoires et des méthodes d'analyse des données et la formulation des conclusions font rarement l'objet d'une analyse détaillée. C'est à une telle entreprise que s'attaque le présent texte à partir d'une analyse rétrospective des étapes de la construction d'une recherche portant sur l'influence des environnements sociaux et culturels martiniquais, sur les représentations et les modes de gestion de la dépression, et plus largement sur la construction des divers idiomes locaux d'expression et d'explication de la détresse psychologique. Loin d'être linéaire, la démarche de la recherche anthropologique, ancrée dans la pratique de terrain, sera définie comme fondamentalement itérative, requestionnant sans cesse les postulats épistémologiques de départ à la lumière de la conjugaison des dimensions phénoménologiques et sociopolitiques de la souffrance mentale.

Le choix d'une problématique de recherche, d'un terrain d'observation, des concepts analytiques utilisés ou d'un paradigme épistémologique n'est jamais le fruit du hasard. Les mécanismes intellectuels par lesquels un chercheur lie ses options théoriques et la méthodologie retenue aux conclusions d'une recherche ne sont que très rarement rendus explicites dans les publications scientifiques. Encore faudrait-il présumer que de tels mécanismes ont déjà été clairs et explicites pour le chercheur lui-même, présupposé qui fut rudement mis à l'épreuve par le courant postmoderniste en ethnologie (Marcus et Fisher, 1986). Pourtant de nombreux efforts de théorisation des méthodologies qualitatives et de multiples techniques furent proposés pour systématiser et, de là, renforcer la crédibilité de la recherche qualitative. Qu'il suffise de mentionner les efforts de Bardin (1993) en analyse de contenu, de Hamel (1997), de Huberman et Miles (1991) pour les études de cas et de Strauss et Corbin (1990) pour la méthode de la « théorie fondée » (*grounded theory)* pour confirmer le souci grandissant pour une recherche qualitative rigoureuse, systématique et explicite. Mais ces modèles demeurent des idéaux qui ne peuvent qu'être imparfaitement mis en application. Dans le cadre de toute recherche, l'itinéraire complexe que suit le chercheur, de la phase d'identification de l'objet de recherche à celle de la formulation de conclusions, demeure plus ou moins masqué tout autant par les présupposés théoriques, les contingences méthodologiques et les aléas du terrain que par les « découvertes » inattendues et stimulantes qui jalonneront les multiples sentiers suivis par le chercheur et sur lesquels l'amènent des réalités socioculturelles complexes, multidimensionnelles, éclatées, surprenantes. L'occasion nous est offerte, dans ce numéro spécial consacré aux itinéraires de recherche, de retracer les grandes étapes de la construction d'une recherche portant sur la spécificité des rapports entre culture et dépression aux Antilles françaises. Nous tenterons d'identifier, ou plus précisément de redécouvrir avec le lecteur, les liens implicites qui ont uni choix de l'objet de l'étude, positions épistémologiques, choix des méthodes, échantillonnage, concepts opératoires, inférence théorique et conclusions de recherche.

Le choix d'une thématique de recherche

Les recherches et les terrains que j'ai menés à la Martinique de 1975 à 1978 m'avaient conduit à explorer des domaines aussi divers que les motifs de la conversion aux Églises fondamentalistes (Massé, 1978) et les rapports historiques entre la grande et la petite exploitation agricole (Massé, 1980). L'opportunité qui m'était donnée en 1994 de renouer avec ce terrain de recherche, après un intermède de quinze ans consacré à l'analyse des contributions de l'anthropologie à la santé publique, impliquait l'identification d'une thématique de recherche liée au champ de la santé. Un pré-terrain effectué à l'été 1994 avait pour but d'identifier une problématique de recherche en anthropologie de la santé. Des entrevues réalisées avec des médecins, psychiatres, guérisseurs, infirmiers, psychologues et professionnels de la santé publique ont permis d'identifier un large éventail d'objets considérés comme médicalement et sociologiquement d'intérêt (sida, hypertension, diabète, toxicomanies, etc.). La conjugaison de mes intérêts de chercheur à ceux des cliniciens locaux, d'une pertinence disciplinaire et théorique à une pertinence épidémiologique et communautaire, devait m'amener à retenir le thème de la construction sociale et culturelle de la dépression comme principal objet de recherche. Comme nous le verrons dans les pages qui suivent, la définition de la question de recherche soumise à l'organisme financeur[1], loin d'être aléatoire, fut conditionnée par une série de présupposés épistémologiques plus ou moins explicites au départ. Contrairement aux démarches hypothético-déductives répandues en sciences de la santé et à l'ensemble des paradigmes méthodologiques post-positivistes, nos présupposés se sont construits, validés, ajustés tout au long du processus de collecte et d'analyse des données. Il faut ici y voir moins une justification épistémologique *a posteriori* des conclusions qu'une démarche d'induction théorique marquée par une trajectoire scientifique en boucle, qui exprime un mouvement itératif entre hypothèses explicatives, données de terrain et conclusions toujours provisoires.

---

[1] Conseil de Recherche en Sciences Humaines du Canada.

Positions épistémologiques

Définissons de façon minimale une position épistémologique comme étant fondée sur les croyances fondamentales du chercheur liées à la nature de l'objet de recherche et à la posture qu'il doit adopter face à cet objet (Guba et Lincoln, 1994). Dans le premier cas sont soulevées des questions ontologiques liées à la « réalité » du monde analysé. Alors que le paradigme positiviste considère que la maladie mentale est une réalité empirique délimitable et mesurable, les interprétativistes-constructivistes y voient un langage culturellement déterminé d'expression de la détresse psychologique. Dans le second cas, des questions proprement épistémologiques concernent les rapports du chercheur avec l'objet. Délaissant les prétentions à l'objectivité de l'épidémiologie, les constructivistes viseront moins à définir les « désordres » mentaux à partir d'une configuration de symptômes réifiés qu'à retracer le langage à travers lequel un groupe ethnoculturel donné exprime sa souffrance, en interprète le vécu, et construit le sens des épisodes de détresse.

Une première position épistémologique qui devait baliser la construction de notre question de recherche était donc d'aborder la dépression, non à partir des catégories diagnostiques retenues par la psychiatrie (dans la CIM10 ou dans le DSM-IV par exemple[2]) pour découper les « désordres » mentaux en entités catégorielles réifiées, mais à partir des idiomes à travers lesquels les Martiniquais expérimentent la souffrance mentale dans leur corps et dans leur esprit et l'expriment à l'entourage. Nous pouvons définir les idiomes de détresse comme des moyens ou des canaux culturellement reconnus de communication, par lesquels les membres d'un groupe ethnoculturel expérimentent, interprètent et communiquent leur expérience de la souffrance. Ces idiomes culturellement appropriés d'expression de la détresse peuvent être somatiques, affectifs, cognitifs ou comportementaux. J'ai déjà défini ailleurs (Massé, 1999) ces idiomes comme des « formes culturelles » qui condensent une série de signes dans certains canaux privilégiés de communication et qui transforment l'expérience de la souffrance en abstractions, tout en rendant possible la communication et en structurant l'intersubjectivité. Ces idiomes se « cristallisent à partir de la dynamique dialectique entre l'expérience corporelle et les catégories culturelles, entre l'expérience et le sens » (Kleinman, 1988 : 14). Loin d'être assimilables à des structures inconscientes statiques, les idiomes agissent comme des modèles génératifs de sens et comme des pratiques formatives d'interprétation qui font office de forces médiatrices entre les mondes de l'expérience vécue et de la représentation. La construction du sens de la détresse est alors indissociable de l'expérience vécue. Une anthropologie sémiotique de la détresse est indissociable d'une phénoménologie du vécu.

La dépression, loin de se réduire à une entité catégorielle réifiée, est abordée comme l'un des volets d'un langage antillais de la détresse, langage fondé sur un vocabulaire

---

[2] CIM : Classification Internationale des Maladies. DSM-IV : Diagnostic and Statistical Manual, publié par l'Association psychiatrique américaine.

de base de manifestations et de signes, organisés sous divers idiomes d'expression de la souffrance. Les récits d'épisodes de détresse sont ainsi des spécimens de l'ensemble des discours que les membres du groupe peuvent élaborer pour expérimenter, communiquer et expliquer leur souffrance. C'est donc à l'intersection de ces matrices de signes, d'étiquettes et de causes culturellement significatives, mais aussi de ces idiomes d'expression, d'identification et d'explication qui les canalisent, que se construit le langage de la détresse dans une culture donnée. Les données recueillies auprès des professionnels de la santé confirmeront, d'ailleurs, les limites des catégories diagnostiques psychiatriques appliquées dans le contexte antillais. Elles iront dans le sens de la conclusion de Lesne quant à l'impossibilité de poser un diagnostic psychiatrique à partir de critères universels, sans une connaissance approfondie de la culture qui donne sens aux symptômes, et qui permet de faire une lecture culturellement sensible de signes de détresse en termes de symptômes.

Une deuxième position épistémologique considère que ce langage ne se limite pas à des signes et à des idiomes d'expression de la souffrance mentale mais qu'il se fonde aussi sur des idiomes d'identification et d'explication. Le postulat de base veut que le sens de la dépression ne puisse être saisi dans sa totalité à partir des seuls symptômes ou signes de détresse. Il se construit aussi à travers les catégories diagnostiques traditionnelles (*folk illnesses*) et les modèles populaires de causalité. Alors que la psychiatrie démarque clairement symptomatologie, étiologie et nosographie, les constructions populaires du sens des épisodes dépressifs fusionnent ces composantes selon des *patterns* propres à la culture locale. Au-delà du concept de « dépression » qui se voit investi d'un réseau de significations locales renvoyant à la psychiatrisation, à l'hospitalisation ou à la folie, nous postulions l'existence de catégories diagnostiques populaires qui résumeraient plus adéquatement l'articulation des divers idiomes de détresse. Nous allions découvrir, sur le terrain, que le phénomène de *gro pouèl* joue un tel rôle de catégorie centrale d'identification. Dans le second cas, nous postulions que l'analyse du langage de la détresse se doit de passer par l'étude des idiomes locaux d'explication et d'interprétation des épisodes de mal-être mais, aussi, que les modèles explicatifs de la dépression s'inscriraient dans le substrat magico-religieux et les accusations de *quimboiserie* (sorcellerie). Nous soulignerons que les catégories causales de *travay* (fait sur soi par un *quimboiseur*), de *moun maré,* de *maladie envoyée* et de *jalousie* jouent le rôle de catégories explicatives centrales.

Une troisième position épistémologique postule qu'un tel récit d'épisodes de détresse ne peut toutefois pas être ramené à un simple texte passif par lequel le dépressif décrit sa souffrance dans sa globalité, texte qu'il suffirait à l'anthropologue de décoder. Les récits d'épisodes de détresse, en tant qu'enchaînements reconstitués d'expériences, de sensations et d'événements, ne font pas que refléter la réalité, mais l'organisent dans un tout cohérent. Tout en y voyant le point de départ de toute recherche, il faut éviter les pièges du processus de « narrativisation » que Good (1994 : 128) définit comme « un processus de localisation de la souffrance dans l'histoire et d'ordonnancement des événements dans le temps » par lequel le narrateur donne forme à l'expérience de la maladie pour la rendre acceptable à lui-même et à son entourage. Au-delà des pièges de la « narrativisation », il nous faudra aussi éviter celui d'une « textualisation » du savoir (Young, 1981), cette textualisation étant comprise comme une « assumation » de la production du récit. Le producteur du récit est ainsi considéré comme toujours en mesure de produire des énoncés qui reflètent clairement sa pensée, et de faire un suivi conscient de la trajectoire de ses énoncés oraux. Il est censé exprimer, sous les contraintes formelles du langage, des schèmes non verbaux et ce, sans en réduire la richesse de sens. De son côté, le chercheur peut reconstruire – à partir du discours de l'informateur – les structures cognitives qui organisent fondamentalement sa pensée et les mécanismes de son raisonnement, considérés comme des formes explicites du savoir partagées par l'ensemble du groupe. On peut donc en parler comme d'un « biais de textualisation de la culture » qui à la fois conduit à une surrationalisation du sens mais, aussi, qui tend à couper le sens de l'existence dans laquelle il s'enracine. Une anthropologie interprétative de la détresse est ainsi conçue comme indissociable des pratiques sociales (de prévention, de soins, de prise en charge) qu'elle met en œuvre. L'interprétation du sens ne peut être conçue sans une analyse de la construction de ce sens au carrefour de trois grands systèmes de sens et de pratique de soins : les systèmes biomédicaux, celui des guérisseurs (nouveaux et traditionnels), et celui des Églises. Le sens de la souffrance mentale se construit en tant que produit hybride, mais idiosyncrasique, intégrant dans des récits individualisés d'épisodes vécus de détresse, des éléments tirés de ces trois grands systèmes d'interprétation et d'intervention.

Enfin, une quatrième position épistémologique part du principe que la construction du sens de la dépression ne peut être dissociée d'un discours critique sur les conditions structurelles politiques, économiques et sociales qui la génèrent. Les récits d'épisodes de dépression doivent être vus comme des sortes de commentaires critiques sur une société postcoloniale jugée « pathogène ». L'anthropologie de la détresse ne peut être qu'une anthropologie médicale critique, préoccupée de l'influence des facteurs économiques et politiques structuraux sur les conditions concrètes d'existence. Nous verrons plus loin que, si les premier et troisième postulats épistémologiques nous habitaient dès l'étape d'élaboration du protocole de recherche, le deuxième intervient en cours de recherche alors que le quatrième émerge d'une prise de conscience, en fin de parcours, des limites d'une analyse interprétativiste, fortement culturaliste, pour rendre compte de l'influence des facteurs macrosociétaux (structures économiques et politiques postcoloniales) sur le processus de construction du sens de la dépression.

Cette liste de positions épistémologiques est plus qu'un simple menu dans lequel l'anthropologue peut puiser pour définir plusieurs projets de recherche ou plusieurs volets indépendants d'une recherche. La position défendue ici, en réaction à la tendance actuelle à la biomédicalisation de l'anthropologie de la santé, est que ces volets doivent obligatoirement cohabiter dans une seule et même recherche si l'on souhaite éviter les biais de réification empiriste des troubles psychologiques, de morcellement des facteurs causals considérés indépendamment les uns des autres, et de décontextualisation du vécu de la détresse en dehors du cadre biographique du malade, du cadre culturel qui en détermine l'expression, du cadre des réseaux sociaux qu'il traverse dans sa trajectoire de recherche d'aide et du cadre sociétal qui l'alimente. Bref, dans l'optique de transcender le courant dominant d'une anthropologisation des approches et catégories biomédicales, c'est d'un plaidoyer pour un retour à une anthropologie holistique de terrain dont il sera question ici.

Méthodes

Inspirée par de telles prémisses épistémologiques, la méthodologie se devait d'être diversifiée. Se pose d'abord la question des lieux d'échantillonnage des discours que tient la population martiniquaise sur la santé mentale. Nous avons opté pour la réalisation d'entretiens de recherche et d'observations auprès d'acteurs de chacun des trois systèmes de soins que traverse la trajectoire de recherche d'aide, soit des médecins, psychiatres, psychologues pour ce qui est des discours biomédicaux ; des *quimboiseurs*, mais aussi des marabouts-voyants et autres « nouveaux guérisseurs » qui investissent le secteur alternatif des ethnomédecines parallèles ; les curés et pasteurs de diverses dénominations pour ce qui est du secteur des Églises. En tant que chercheur principal, et fidèle aux principes de base de l'approche ethnographique, j'ai personnellement couvert par des entretiens et des observations participantes les trois systèmes de soins. Un accent particulier fut placé sur la réalisation d'une quarantaine d'entretiens de recherche avec des psychiatres, médecins généralistes et psychologues martiniquais et métropolitains œuvrant à la Martinique. Tout en couvrant aussi les trois secteurs, deux autres chercheurs ont respectivement concentré leur attention sur les modes de prise en charge de la détresse par les Églises fondamentalistes (Poulin, 1999) et les « nouveaux guérisseurs » œuvrant principalement à Fort de France (Pouliot, 1999). Au total, une dizaine de curés catholiques, une vingtaine de pasteurs (adventistes, évangélistes, baptistes, pentecôtistes, etc.) six guérisseurs traditionnels et une quinzaine de « nouveaux guérisseurs » (marabouts africains, voyants africains ou métropolitains, *houngans* haïtiens, etc.) ont été interviewés. Ce matériel fut complété par une trentaine d'entrevues réalisées dans la population générale. Une dizaine d'études de cas en profondeur de personnes ayant vécu une crise de *gro pouèl* fut ajoutée à une vingtaine de dossiers de cas de dépression suivis en psychiatrie et qui nous furent rendus accessibles pour consultation. Des centaines de pages de notes d'observation (dans les assemblées religieuses, les bistrots, des familles) sont venues enrichir les quelque deux mille pages de *verbatim* d'entrevues. La classification et l'analyse de ce matériel furent facilitées par le recours à un logiciel de traitement de données textuelles[3].

[3] Logiciel NUDIST4.0 ou Non numerical Unstructured Data Indexing Searching and theory-building

Quelques résultats

L'objectif du présent article n'est pas de rapporter, ne serait-ce que dans leurs grandes lignes, les résultats de cette recherche. Toutefois, nous tenterons d'illustrer, à partir de certaines données, de quelle façon les présupposés épistémologiques ont été respectés et, dans une certaine mesure, confirmés par les résultats. Aucun chercheur d'expérience ne se laissera illusionner par une telle concordance, sachant très bien qu'il est toujours possible, moyennant un minimum de contorsions, d'ajuster des données de terrain à un cadre théorique, quel qu'il soit. En fait, l'indétermination et la pluridimensionnalité des épaisseurs du vécu font en sorte qu'au prix d'un minimum de violence interprétative, tout modèle (théorique, épistémologique et méthodologique), permettra de saisir une partie significative de cette réalité interprétée par la population et reconstruite par le chercheur. Les anthropologues n'ont pas eu à attendre les dénonciations de l'ethnographie postmoderne pour reconnaître que leur travail consistait, partiellement, en une reconstruction de la « réalité », biaisée par la discipline académique, l'ethnie, le sexe et la classe sociale d'origine du chercheur.

Les limites des catégories diagnostiques psychiatriques

Dans toutes les cultures, certains individus vivent sous une forme ou une autre (dépression, stress, anxiété, etc.) une détresse psychologique qui s'exprime à travers une constellation plus ou moins clairement définie de symptômes physiques (fatigue, insomnie), affectifs (démoralisation, découragement), cognitifs (par exemple perte de mémoire, déconcentration) et comportementaux (irritabilité, agressivité, repli sur soi). Les *nervios*, le *susto* ou le *embrujado* en Amérique latine (Medical anthropology, 1993), la neurasthénie (*shenjing shuairuo*) en Chine (Kleinman et Kleinman, 1985) ou le *shinkeishitsu* au Japon (Kitanishi et Kondo, 1994) constituent des exemples d'expressions socioculturellement construites de détresse psychologique. Pourtant la psychiatrie occidentale continue de proposer diverses grilles de classification des troubles mentaux qui prétendent définir des catégories diagnostiques valides transculturellement (cf. le DSM-IV et la CIM). Non seulement ces grilles furent-elles jugées inaptes à diagnostiquer correctement les maladies liées à la détresse psychologique (Kirk et Kutchins, 1998), mais leur utilisation dans des enquêtes épidémiologiques, tant occidentales que non occidentales, fut largement critiquée (Mirowski et Ross, 1989). Le recours à des diagnostics mixtes du type désordre d'anxiété-dépression ne contourne aucunement les biais empiristes liés à la catégorisation des symptômes (Lee et Lee, 1995 ; Good, 1992). Il faut remettre en question le postulat selon lequel la dépression et l'anxiété constituent les deux pathologies universelles de base des émotions. Bref, forcer l'entrée de la pluralité des manifestations de la détresse psychologique dans le carcan des grilles diagnostiques occidentales ne peut conduire qu'à les dépouiller du sens profond qu'elles prennent dans leur propre contexte culturel (Kleinman, 1976).

Le besoin se fait donc sentir de recherches visant à définir et à analyser les diverses manifestations de la détresse psychologique à la fois en tant que construits ancrés dans le contexte socioculturel et expressions de l'expérience humaine vécue (Good, 1994 ; Delvecchio Good *et al.*, 1994). Une telle approche axée sur le contexte d'émergence de la détresse et non plus sur la catégorisation des symptômes (Littlewood, 1990) prend le contre-pied des approches axées sur la recherche des dénominateurs communs universaux fondés sur des référents biologiques ou cognitifs (Good, 1988). Elle appelle une analyse des catégories diagnostiques populaires construites tant à partir des modèles culturels et des idiomes de détresse prévalant qu'en fonction du savoir relié aux explications de leurs causes et du cheminement thérapeutique entrepris pour la traiter.

Une majorité de professionnels de la santé à la Martinique reconnaît des limites importantes à une application mécanique du diagnostic de dépression en contexte antillais. Alors que la très grande majorité s'accorde pour admettre que la dépression constitue le principal problème de santé mentale, d'autres questionnent la capacité des profils symptomatologiques du DSM-IV ou de la CIM10 à rendre compte de l'empreinte originale que confère la culture antillaise sur ses modes d'expression. Aucune place n'est faite dans les catégories des désordres dépressifs majeurs, désordres dysthémiques ou désordres bipolaires pour les manifestations atypiques que l'on retrouve à la Martinique chez les dépressifs. Les symptômes de base (humeurs dépressives, perte d'énergie, pensées suicidaires récurrentes, perte de poids, insomnie, etc.) cohabitent fréquemment avec les délires persécutifs, les hallucinations auditives ou les explosions de violence, symptômes plus souvent associés aux psychotiques. Contrairement à ce qui est observé en Métropole ou au Canada, les mécanismes projectifs prennent plus de place que les mécanismes introspectifs. Si les cas vus en soins ambulatoires, principalement des femmes, sont plus souvent conformes aux portraits cliniques classiques, les cas lourds présentent plusieurs composantes psychotiques qui induisent parfois des diagnostics erronés de schizophrénie. Plusieurs professionnels parleront de tableaux pathologiques frontières entre les pathologies européennes et africaines. Les Antillais présentent plus des pathologies atypiques : explosions de colère, d'agressivité, conduites caractérielles, troubles du comportement, hystérie, hypocondrie, etc. De même, l'opposition tranchée que proposent ces grilles diagnostiques entre désordres de l'humeur et de l'anxiété occulterait la cohabitation fondamentale de ces manifestations aux Antilles. Certains estiment que les désordres de l'anxiété sont à la base même des troubles observés chez une majorité de cas diagnostiqués comme dépressifs.

Les conséquences de ces « erreurs » diagnostiques sont importantes si l'on considère que la médication prescrite (par exemple les antidépresseurs, anxiolytiques, neuroleptiques) risque d'être inadéquate et sans impact sur l'amélioration de l'état de santé du malade. Certains psychiatres prescrivent en parallèle des neuroleptiques et des antidépresseurs et reconnaissent les approximations de telles approches. Bref, le recours aux catégories psychiatriques classiques risque de conduire tantôt à des erreurs de diagnostic, tantôt à une pathologisation abusive de modes d'expression de la détresse qui relèvent d'idiomes acceptés d'expression du mal-être.

Les fondements du langage martiniquais de la détresse

Les idiomes d'identification des formes de détresse psychologique.
Si la catégorie diagnostique de dépression pose problème pour les médecins eux-mêmes, la définition qu'en donne la population diverge aussi largement de celle du DSM. Dépression est un terme lourd de sens et implique beaucoup plus que la dysthémie et la tristesse. On y associe une connotation de gravité, de chronicité, mais aussi de folie et de psychose. On parle d'ailleurs souvent de « crise de dépression ». Il ne s'agit évidemment pas d'un concept créole, mais d'un terme français qui se voit chargé d'une richesse de sens par la culture locale. La nature de la charge symbolique associée à la dépression explique les réticences des Martiniquais à consulter pour des humeurs dépressives et à masquer les manifestations de la dépression dans leur vécu quotidien.

Au-delà des limites imposées par les impératifs de la catégorisation psychiatrique des « désordres » mentaux, l'approche interprétativiste proposera le recours au concept d'idiomes d'identification. Nous avons pu dresser un lexique de plus d'une cinquantaine d'idiomes créoles auxquels les Martiniquais se réfèrent pour désigner, non pas exclusivement les cas de dépression, mais de façon plus ou moins clairement démarquée, les états de détresse psychologique. Ce vocabulaire inclut des termes ou expressions comme *« i fou »*, *« zinzin »*, *« moun ki réfléchi »*, *« moun ki calcul »*, *« ababa »*, *« fout man ka soufè »*, *« lespri fèb »*, *« lôloï »*, *« moun embèté »*, etc. L'un de ces idiomes mérite toutefois que l'on s'y arrête, celui de *« gro pouèl »*, ou sa forme la plus virulente, le *« gro pouèl international »*. Ce concept désigne un état de détresse, de chagrin généralement associé à la séparation amoureuse, le plus souvent chez des hommes. Cette « maladie d'amour » combine le chagrin, les humeurs dépressives, le retrait social, à l'apathie et à divers symptômes somatiques (perte d'appétit, insomnie, etc.). Le *« gro pouèl international »* en représente une forme avancée, un chagrin dont on ne guérira que difficilement, qui a atteint un niveau de chronicité et de non-retour. En langue psychiatrique, le *gro pouèl* fait référence à une forme de dépression réactionnelle induite par la perte de l'être aimé. Bien que le profil symptomatologique du *gro pouèl* se rapproche de celui de l'épisode de dépression majeure, ce concept populaire renvoie à un réseau de significations, en particulier quant aux causes et aux circonstances associées, nettement différent.

L'une des alternatives pour élargir les perspectives ouvertes par la nosographie psychiatrique est de recourir à de telles catégories diagnostiques populaires dans les analyses portant sur la santé mentale. Ici, le concept de *gro pouèl* constitue une porte d'entrée privilégiée sur la construction locale du sens de la dépression. D'abord, au plan des manifestations somatiques, cognitives, affectives ou comportementales, ce concept permet d'identifier les idiomes d'expression culturellement légitimés et reconnus. Au plan de l'analyse des modèles étiologiques, il offre la possibilité de démarquer le rôle des causes extérieures de celles qui sont propres à l'individu. En tant que révélateur social, cette catégorie diagnostique populaire permet d'investir l'un des principaux lieux de genèse des troubles affectifs et anxieux, celui des difficiles rapports homme-femme dans une société martiniquaise en voie de modernisation accélérée.

Si personne ne nie la pertinence des nosographies psychiatriques internationales pour mieux baliser les thérapies et les prescriptions de médicaments, la pertinence de ces catégories est moins évidente pour les fins d'une analyse de la construction locale du sens de la maladie mentale. L'analyse en profondeur de telles catégories populaires rendra possible une certaine « créolisation des classifications psychiatriques » ou encore une « colonisation des diagnostics psychiatriques par le discours sur le pluralisme » pour reprendre les expressions de Kleinman (1997). Une telle approche marque, non pas un repli romantique sur l'exotisme des savoirs locaux, mais une avancée vers une analyse de modes locaux originaux de construction du sens des diverses formes de détresse, vers une réaffirmation de l'importance d'une prise en considération des idiomes locaux dans les politiques de santé, enfin vers une « projection du local dans le global » (Kleinman, 1997).

Les idiomes d'expression de la détresse psychologique.

Les idiomes d'expression font office de « formes culturelles » à travers lesquelles les membres d'une culture donnée expriment et communiquent leur mal-être à l'entourage. Ces idiomes ne sont pas réductibles à un vocabulaire ou à des lexiques spécifiques figés. Ils constituent des « modes » ou des canaux d'expression aux limites plus ou moins clairement définies et reconnues comme acceptables et légitimes par une culture donnée. A la Martinique, quelques-uns des idiomes privilégiés utilisés pour exprimer la détresse psychologique sont les bouffées de violence (mais souvent aussi le repli sur soi et l'apathie), les délires persécutifs et les hallucinations auditives. Alors que les Québécois expriment les affects dépressifs sur le mode du repli sur soi, du désengagement social, de l'autodévalorisation, de l'auto-culpabilisation (Massé, 1999), les Antillais privilégient, à un stade ou l'autre, le passage à l'acte violent, l'accusation de l'autre, le délire persécutif et les hallucinations. Les toxicomanies et la somatisation se retrouvent aussi au cœur des idiomes d'expression dans un contexte où « on s'exprime très difficilement sur ses émotions » et où « la dépression est largement une dépression masquée » selon les termes tant des professionnels que de l'entourage des dépressifs. Comme le souligne un autre professionnel, « notre culture est une culture du corps. La dépression et l'anxiété s'expriment donc à travers le corps ». Sans oublier que le repli social est présent dans plusieurs tableaux cliniques, la plupart des professionnels constatent que les dépressifs continuent généralement à maintenir une vie sociale normale, sans dysfonctionnements marqués, dans le cadre d'une dépression que l'on masquera le plus longtemps possible.

Les idiomes d'explication des épisodes de détresse
Les explications populaires de la maladie sont toujours fortement ancrées dans l'univers magico-religieux martiniquais. Le *quimbois* (ensorcellement, mauvais sort) demeure l'idiome central d'explication et d'interprétation du sens de la dépression, de l'anxiété, de l'angoisse et autres formes de détresse. Dans le vécu quotidien, la souffrance mentale est d'abord le produit de l'intervention de forces surnaturelles manipulées par un intermédiaire mandaté par un ennemi, généralement une personne jalouse et envieuse qui veut du mal à la victime. La maladie est « envoyée » via la médiation d'esprits démoniaques ou autres forces surnaturelles mobilisées par la personne jalouse elle-même ou par un spécialiste (*quimboiseur* traditionnel ou nouveaux spécialistes de l'occulte du type des marabouts-voyants africains qui investissent de plus en plus le milieu social martiniquais). La dépression, le *gro pouèl,* comme toutes les autres infortunes qui marquent la vie de l'individu, trouvent leurs sources à l'extérieur de l'individu, dans l'attaque lancée contre soi par un Autre souvent déterminé. Le « je » est partout remplacé par le *yo* (ils).

En marge du *quimbois*, on retrouvera deux autres idiomes classiques. La *déveinn* d'abord, est une sorte de malchance chronique qui suit l'individu et s'abat sur lui de façon répétitive. Ici aussi, le caractère répétitif de ces malchances confirme qu'elles ont bien été commandées par un ennemi : il s'agit bel et bien de l'œuvre de quelqu'un qui nous veut du mal. Ensuite, la *jalousie*, ce « frère à sorcier » pousse les voisins à nous jeter des sorts. Elle va de pair avec l'envie pour laquelle les motifs ne manquent pas de diversité (travail, argent, femmes, réussite sportive, etc.). Mais le *quimbois* demeure l'idiome central d'explication. A noter que le *quimbois*, par le biais de la crainte et de la méfiance chronique qu'il induit, devient lui-même une cause de détresse pour une partie de la population.

Langage local de détresse, mondialisation et psychiatrie culturelle
Le processus de mondialisation, dont la pénétration de la biomédecine dans le quotidien des cultures locales constitue une manifestation spectaculaire, contribue, paradoxalement, à mettre en évidence les particularités de ces dernières. Si l'on ne peut nier l'existence d'une certaine déterritorialisation des processus symboliques (Canclini, 1992), le cas martiniquais confirme non seulement la vitalité, mais aussi l'incontournabilité des idiomes antillais d'expression, de désignation et d'explication de la détresse pour une pratique de soins culturellement adaptée. Peut-on vraiment parler d'une créolisation des savoirs associés à la santé mentale à la Martinique ? L'un des courants dominants en anthropologie médicale postule que l'ensemble des sociétés, y compris les sociétés traditionnelles, vivent un processus de créolisation ou d'hybridation des savoirs et des pratiques de soins (Bibeau, 1997). Or, s'il est évident que les Martiniquais incorporent de plus en plus d'éléments de savoirs biomédicaux et psychiatriques dans leurs représentations de la dépression (par exemple la nosographie psychiatrique, le rôle des antidépresseurs pour contrôler les symptômes), on peut difficilement parler de créolisation dans la mesure où pour l'instant les idiomes d'explication et d'identification locaux sont toujours les balises en fonction desquelles les troubles mentaux sont saisis et interprétés.

L'anthropologie psychiatrique doit tirer plusieurs leçons de cette survivance dynamique des systèmes traditionnels d'interprétation de la détresse psychologique. D'une part la notion de cultures hybrides nous force à transcender la définition de la culture, même traditionnelle, comme un système cohérent de signification largement partagé par un groupe social autosuffisant ; d'autre part les valeurs et les représentations collectives sont ancrées dans des *patterns* de vie sociale et exprimées à travers des pratiques sociales tout autant que dans les discours (Bibeau, 1997).

En fait, et tel sera le thème de la prochaine section, on assiste moins à une créolisation d'un savoir martiniquais qui s'homogénéise à travers un processus d'hybridation des savoirs traditionnels et biomédicaux qu'à une trajectoire de recherche d'aide qui conduit le malade à circuler à travers divers systèmes indépendants de soins, d'interprétation et d'explication de la détresse que sont les systèmes biomédicaux, religieux et ceux des guérisseurs. Les Martiniquais semblent circuler entre ces systèmes étanches l'un à l'autre sans pour autant en fusionner les savoirs, sans perspectives syncrétiques. En fait, ils semblent respecter l'un et l'autre, jouant pleinement les règles du jeu lorsqu'ils s'adressent à l'un ou l'autre.

Les trajectoires de soins : pluralisme médical et indétermination des itinéraires thérapeutiques

Nous avons postulé que le sens que prend la détresse psychologique à la Martinique comme ailleurs est un produit social. Dans cette section, nous analyserons ce processus de construction du sens à travers l'une des formes de pratique sociale qui induisent et alimentent ce processus, soit les démarches de recherche d'aide. Ces dernières entraînent le malade sur une trajectoire complexe qui le conduira à travers trois grands systèmes de prise en charge et de soins préventifs et curatifs. Le système biomédical, tout d'abord, est omniprésent dans cette île des Caraïbes et l'accessibilité aux services des médecins généralistes, psychiatres, psychologues, infirmiers ou soins hospitaliers est grandement facilitée par l'existence d'un nombre important de ressources humaines et des politiques de prise en charge des coûts par l'État. Les guérisseurs traditionnels, les *séanciers*, sont encore très actifs bien qu'ils subissent la compétition d'un nombre considérable de guérisseurs de diverses allégeances, dont plusieurs « marabouts-voyants ». Enfin, les Églises, par le biais du soutien offert par les prêtres et les pasteurs, mais surtout des groupes de prières qui ne manquent pas de se déplacer au domicile des « frères et sœurs » malades. Chacun des systèmes de prise en charge véhicule et cherche à transmettre une construction du sens et en particulier des modèles explicatifs de la dépression qui lui sont propres. En simplifiant à l'extrême ici, nous pouvons relever que la médecine met l'accent sur des facteurs propres à l'individu, d'ordre psychologique ou biologique, tout en proposant des solutions qui passent, en règle générale, par la médication antidépressive ou anxiolytique. Les guérisseurs insistent sur l'intervention de causes surnaturelles, d'agents agresseurs non naturels, proposent des interventions tantôt phytothérapeutiques, tantôt sorcellaires et confortent l'attitude de victimisation et de déresponsabilisation du malade. Les pasteurs fondamentalistes quant à eux insistent sur les écarts de comportements par rapport à un mode de vie chrétien, une surexposition aux plaisirs terrestres (alcool, drogue, danse, infidélités sexuelles, etc.) et une mise à distance de Dieu comme facteurs de fragilisation d'individus désormais vulnérables aux attaques de Satan et à la maladie.

L'analyse d'un échantillon de ces trajectoires de soins suivies par des Martiniquais confrontés à des épisodes marqués de détresse psychologique confirme, si besoin était, le pluralisme des univers de référence des malades et leur exposition à ces trois systèmes d'interprétation de la dépression et autres formes de détresse psychologique. Les systèmes de prise en charge que sont la biomédecine, le secteur des guérisseurs modernes ou traditionnels et celui des Églises ne constituent aucunement ni des chasses gardées réservées à certains segments de la population, ni des systèmes hermétiques ayant une clientèle attitrée, réservée et fermée aux systèmes alternatifs. Ils sont, dans la perspective du malade, autant de lieux crédibles et légitimes de recherche d'aide. Or cela ne signifie pas pour autant que ces systèmes ne soient pas hermétiques l'un à l'autre ; ce constat implique plutôt que l'ouverture au pluralisme se trouve du côté du malade. En fait, à cette étape-ci, il faut, croyons-nous distinguer entre le pluralisme médical et le pluralisme thérapeutique. Sous le concept à la mode de pluralisme médical se trouve le présupposé, plus ou moins explicite, d'un certain syncrétisme et d'un minimum d'osmose entre des systèmes de savoir et de pratiques de soins qui emprunteront les uns aux autres. Dans le contexte incontestable d'une expansion universelle de la biomédecine, il est clair que les ethnomédecines traditionnelles doivent, même dans les régions les plus reculées du monde, cohabiter avec une médecine occidentale en émergence. Or, s'il en résulte une pluralité d'alternatives, on ne trouve pas pour autant un pluralisme qui se traduirait par une ouverture des ethnomédecines (dont la biomédecine) les unes aux autres. Les trois systèmes de soins et de prise en charge identifiés dans le cas martiniquais ne partagent en fait que très peu de points communs. Au contraire, le climat de compétition détermine plutôt un repli stratégique vers une orthodoxie des savoirs et des pratiques spécifiques à chacun. Les médecins par exemple n'auront d'autre choix que de se démarquer clairement des pratiques « charlatanesques » des guérisseurs et de dénoncer les faux espoirs suscités par les groupes de prières des membres des églises locales. Les pasteurs et les prêtres dénonceront le recours que font ces guérisseurs aux mauvais esprits, aux *quimbois* ou aux forces démoniaques qui éloignent tant les guérisseurs que les malades de la foi et du salut éternel. Ils souligneront les aveuglements d'une médecine qui nie toute pertinence aux interventions divines et à la guérison par la foi. Les guérisseurs se targueront d'apporter un soutien complémentaire à la médecine en s'attaquant aux causes surnaturelles (*quimbois*) de certains troubles mentaux et en laissant la médecine s'occuper des symptômes par la médication. Bref, ces trois systèmes cohabitent, se complètent sans vraiment s'interpénétrer. En revanche, les Martiniquais circulent aisément de l'un à l'autre. J'ai rapporté ailleurs (Massé, 1998) plus en détail le cas d'une jeune femme présentant des crises d'hystérie, des hallucinations et des pratiques d'automutilation et qui, tout en étant catholique pratiquante, n'hésite pas à aller consulter, sur une période de quelques semaines, le curé de sa paroisse, un médecin généraliste, un psychiatre, un *séancier* tout en étant finalement « guérie » par un groupe de prière évangéliste, et ce sans pour autant se convertir à cette Église. A la Martinique, les malades passent aisément d'un système de soins à l'autre, moins pour donner un sens profond à leur vie spirituelle et existentielle que pour répondre à l'agression et à la fragilisation qu'implique la maladie et pour contrer le *stigma* accolé aux victimes du *quimbois*, suspectées d'avoir d'une façon ou une autre, cherché ou mérité ce sort.

Deux leçons ont pu être tirées de ce matériel. Il nous a fallu d'abord, avec Brodwin (1996), redéfinir la notion de pluralisme médical pour y voir non seulement l'organisation sociale des praticiens de soins qui occupent des positions religieuses, idéologiques, de classe ou ethnique dans une société, mais pour y voir, tout autant, l'organisation culturelle de leur pratique, à savoir « la coexistence de discours en compétition sur les afflictions et la guérison, sur lesquels ils s'appuient pour légitimer leur pouvoir thérapeutique » (Brodwin, 1996 : 14). De là, l'étude du pluralisme médical est concernée par « les manières dont les individus font des choix parmi des thérapies en compétition » (*ibid.* 14). La trajectoire de soins est alors définie comme résultant d'une négociation face à une pluralité de discours et de pratiques de soins, soit une réponse individuelle créative, ancrée dans la logique informelle du vécu quotidien, à un épisode donné de maladie. Une telle approche conforte la perspective d'un certain niveau d'indétermination des choix et offre « une alternative aux systèmes médicaux réifiés autour de leurs symboles clefs et de leurs formes institutionnelles » (Brodwin, 1996 : 16). Elle rejoint les mises en garde que fait Benoist quant à une certaine obsession de la recherche de « logiques » qui gouverneraient les choix thérapeutiques. Tout en invitant les collaborateurs d'un ouvrage collectif à éviter de construire à tout prix des règles là où priment souvent des tâtonnements (Benoist, 1996) et de surinterpréter les faits, ce dernier les conviait à analyser la conjugaison de logiques multiples et les conditions conjoncturelles qui sapent les tentatives de formalisation de ces itinéraires, mais cela sans tomber dans le piège d'une herméneutique des itinéraires.

Ensuite, il nous faudra reconsidérer les itinéraires de soins comme marqués du sceau de l'indétermination. Nous ne signifions pas par là absence de toute influence et de tout déterminisme culturel, mais plutôt remise en question des conceptions mécanistes et irréversibles de ce déterminisme. La culture antillaise influe profondément sur la construction de ces trajectoires, ne serait-ce que par les frontières qu'elle impose aux systèmes de soins accessibles. A la limite, les médecines ayurvédiques ou chinoises traditionnelles ne font pas partie des alternatives disponibles en contexte martiniquais. Mais, aussi, par le fait qu'à travers les idiomes d'explication magico-religieux comme le *quimbois* et la *jalousie*, elle rend légitime et admissible le recours aux guérisseurs ou pasteurs qui peuvent être en mesure de contrer le travail fait sur le malade par des forces surnaturelles maléfiques. La perspective d'un individu totalement soumis au poids des traditions, obnubilé par une culture homogène qui guide hors de tout doute sa démarche de recherche d'aide, classant irrévocablement les systèmes de soins en deux catégories démarquées – les bons et les mauvais, les permis et les défendus, les légitimes et les indéfendables –, n'a définitivement plus sa place en anthropologie. La microanalyse des itinéraires thérapeutiques montre que, sans nier le poids du contexte socioculturel, les trajectoires demeurent largement imprévisibles (dans les limites des alternatives accessibles). La causalité n'est plus linéaire mais ouverte dans un contexte d'ambiguïté des règles, de prise de décision en condition d'incertitude. Peut-être faut-il, comme le suggère Gribaudi déplacer la causalité du contexte, des structures (sociales, économiques) vers l'individu redéfini comme acteur ultime et de là, déconstruire la notion de contexte social global pour porter tout à la fois notre attention sur « les mécanismes psychologiques et sociaux qui régissent les formes d'interaction entre les individus et l'environnement, leur histoire et leurs représentations » (1996 : 121). Une telle entreprise toutefois ne devra pas conduire à une psychologisation de l'analyse de la construction des trajectoires de soins ; elle devra, en revanche, alimenter une redéfinition moins dogmatique de la notion de contexte.

Les limites des approches narratives en anthropologie de la santé

Faisons le pont entre ces résultats et les présupposés épistémologiques. Le constat d'une construction du sens de la détresse à travers la pratique des démarches pluralistes de recherche d'aide confirme les dangers liés à une textualisation de la culture et à une anthropologie interprétative ou sémiotique qui réduit la culture à ses dimensions de sens et aux expériences subjectives de la maladie. Le sens de la détresse ne peut être saisi à travers les seuls récits qu'en font les personnes concernées. Pas plus ces récits ne sont réductibles à de simples « textes » autosuffisants qui contiennent et résument toutes les dimensions de ce construit de sens et en résument l'essence. De même, l'indétermination des itinéraires met en évidence la pluralité des choix qui s'offrent à l'individu tout autant que la dialectique entre déterminisme culturel, contingences des circonstances ou des contextes et libre-arbitre, trois facteurs reliés entre eux qui guideront ses choix de démarche. Si la culture est un texte, ce texte est tout autant écrit dans les pratiques sociales des trajectoires de soins que dans les récits qui révèlent les idiomes du langage local de la détresse. Enfin, ces récits d'épisodes de dépression ne s'inscrivent pas à l'intérieur d'un système d'interprétation homogène. Bien qu'ils reflètent la centralité des idiomes traditionnels d'explication en termes magico-religieux, ils n'en sont pas moins construits au pluriel, à la frontière entre une pluralité de systèmes d'interprétation.

La dépression comme commentaire critique sur la société postcoloniale pathogène

La perspective interprétativiste-constructiviste adoptée dans cette recherche nous a conduit à centrer notre analyse de la construction du sens de la dépression sur sa redéfinition comme l'une des formes d'expression de la détresse psychologique qui s'inscrit à l'intérieur d'un langage de la détresse structuré autour de significations et d'idiomes. Cette construction du sens s'actualise dans la pratique sociale d'un cheminement thérapeutique qui conduit l'individu à travers divers systèmes d'interprétation du mal-être. L'analyse des discours de la population mais aussi des professionnels, des pasteurs et même des guérisseurs fait toutefois émerger une autre dimension : celle de la société postcoloniale pathogène pour reprendre l'expression de Armet (1990). En résumé, ces discours convergent vers une dénonciation des conditions concrètes d'existence qui génèrent cette détresse. La souffrance n'est plus que mentale, elle devient une souffrance sociale. Héritage du passé colonial, les rapports de subordination politique et de dépendance économique face à la Métropole seraient responsables du chômage, en particulier chez les jeunes, du désœuvrement généralisé, de la démotivation face à l'*entrepreneurship*, d'une attitude d'attentisme face aux initiatives qui viendront du pouvoir central. À ces facteurs structurels, d'ordre politique et économique, viennent se greffer une série de facteurs « intermédiaires » entre les niveaux micro et macrosociétaux dont les exemples typiques seraient les difficiles rapports entre hommes et femmes dans le contexte d'affirmation de ces dernières sur fond de modernisation ; la déstructuration de la famille comme lieu de protection (qui deviendrait le principal incubateur de conflits interpersonnels, de stress, de frustration et donc, de détresse) ; la désorganisation de la vie communautaire et des mécanismes d'entraide (qui expliquerait le repli de certains sur les églises de petits groupes) et enfin, les persistantes tensions dans les rapports entre Blancs, *Békés* ou Métropolitains, et Noirs antillais.

À cette étape de la recherche, il nous apparaît clairement que la construction du sens de la dépression doit passer par une analyse d'un discours critique, partagé tant par la population que par les professionnels de la santé, sur les conditions socio-économiques et sur les changements dans l'organisation de la vie sociale. L'entreprise interprétativiste d'analyse de la détresse comme langage doit s'arrimer à une anthropologie critique des conditions d'émergence, de reproduction et de distribution inégale de la souffrance mentale. La modélisation d'un tel arrimage est rendue très complexe par la multiplicité et la subtilité des interrelations existant entre les divers niveaux de facteurs. L'époque des modélisations mécanistes d'un conditionnement des savoirs, des pratiques sociales et de la maladie par des déterminants structuraux et contextuels est heureusement révolue en science sociale poststructuraliste. Révolue aussi, croyons-nous, l'époque d'une interprétation psychanalytique qui cherche dans les colonialismes intériorisés, les « exclusions symboliques du soi », les « intériorisations de l'ennemi colonisateur » les sources d'une aliénation collective et d'une société dysfonctionnelle, approche qui a trop longtemps bloqué une véritable socioanthropologie des causes sociales de la détresse. Le défi n'en est que plus relevé pour une anthropologie désireuse d'arrimer un souci pour la finesse de la microanalyse des itinéraires individuels à une sensibilité de terrain face aux rapports sociaux de genre, de classe, de couleur, à une interprétation émique du sens de la détresse, et à une sérieuse prise en considération des déterminants structuraux de la souffrance vécue au quotidien.

Conclusion

Nous avons indiqué plus haut que les quatre postulats épistémologiques qui guident actuellement la rédaction des conclusions de cette recherche n'ont pas servi de guides, dès le départ, pour la définition de la méthodologie ou pour l'analyse. En fait, les postulats référant à la détresse comme langage et à la construction de ce langage en tant que commentaire sur la situation postcoloniale ont été interpellés en cours de recherche pour rendre compte de dimensions non anticipées de la construction du sens de la dépression. Ce constat met en évidence le caractère dynamique de la recherche de terrain ; l'objet de recherche évolue au gré d'un rapport dialectique entre objectifs de recherche, méthodologie, collecte de données, analyses préliminaires. La démarche anthropologique, comme toute démarche inspirée des démarches inductives, est fondamentalement itérative, reliant par une boucle analytique questions de recherche, hypothèses initiales, données provisoires, analyses intermédiaires et conclusions intermédiaires. L'enjeu d'un tel constat est fondamental : celui de la résistance à une biomédicalisation de l'anthropologie de la santé, c'est-à-dire à la subordination de cette sous-discipline à l'agenda, aux objectifs, aux méthodes et surtout à l'épistémologie médicale.

Ainsi, l'objectif initial du présent projet traduisait notre préoccupation pour une complémentarité entre épidémiologie psychiatrique et anthropologie. L'un des buts du projet était d'identifier de quelle façon et dans quelle mesure la catégorie diagnostique de dépression était modulée et redéfinie par la culture locale. Soucieux de produire une anthropologie de la santé scientifiquement crédible et appliquée, dans la perspective proposée par Browner *et al.,* (1988), nous visions à identifier les nouveaux symptômes de dépression qui pourraient être pris en considération pour ajuster le profil symptomatologique universel à la réalité culturelle locale. Nous visions aussi à analyser le travail de reconstruction du sens des symptômes de dépression qu'opère la culture martiniquaise. Bref, l'objectif était une sensibilisation de la médecine à une redéfinition culturellement adaptée du concept de dépression en contexte antillais. Nous avons réalisé très tôt que, ce faisant, nous reproduisions l'épistémologie empiriste et positiviste qui postule l'existence d'entités diagnostiques catégorielles simplement soumises au « travail de la culture » soit « le processus par lequel des affects douloureux, tels ceux apparaissant dans la dépression, sont transformés en configurations de significations et de symboles collectivement acceptées » (Obeyesekere, 1990 : 147). L'objectif de description des catégories diagnostiques populaires du type de celle du *gro pouèl* à travers les symptômes qui y étaient rattachés pour, ensuite, les comparer avec les catégories psychiatriques, s'inscrivait dans la même perspective. L'impératif catégoriel et l'empirisme se trouvaient simplement masqués par le souci d'une analyse de la construction culturelle des signes émotifs, somatiques ou comportementaux. La redéfinition de la dépression comme l'une des composantes d'un langage martiniquais de la détresse psychologique, comme l'un des idiomes d'identification du mal-être associé à divers idiomes d'expression et d'explication de la souffrance nous est rapidement apparue comme une alternative épistémologique permettant de sortir du cadre empiriste, sans pour autant nier l'importance d'une complémentarité des approches anthropologiques et épidémiologiques de la dépression.

Il nous est aussi apparu fondamental, en fin de parcours, que ce langage de détresse ne pouvait pas se réduire à une sémiotique de la souffrance. Il se construit comme représentation, entendue toutefois non comme image statique de troubles psychologiques, mais plutôt comme souffrance sociale jouée sur la scène du vécu quotidien dans le respect d'idiomes culturellement acceptés d'expression du mal-être. Tant les récits d'épisodes vécus de détresse, que l'expression de cette détresse à travers un encodage idiomatique qui en canalise les manifestations somatiques, affectives ou comportementales peuvent être relus comme des commentaires critiques sur la Martinique postcoloniale pathogène.

La boucle est loin d'être bouclée en ce qui concerne la compréhension des multiples entrelacements qui expriment la complexité des rapports entre ces quatre postulats épistémologiques. Ce projet, et cet article, ont plus le mérite de rappeler l'ampleur du défi que d'y répondre. Ils soulèvent toutefois le point suivant : à la complexité et à l'indétermination du processus de reconstruction du sens de la dépression, ne peuvent que répondre la complexité et l'indétermination du processus analytique et de la trajectoire méthodologique et épistémologique du chercheur.

BIBLIOGRAPHIE

Armet, A., 1990, « Société et santé à la Martinique ». Paris, Présence Africaine.

Bardin, L., 1993, *L'analyse de contenu.* Septième édition. Paris, Presses Universitaires de France.

Benoist, J., 1996, « Singularités du pluriel ? » Introduction *in* J. Benoist (dir.), *Soigner au Pluriel. Essais sur le Pluralisme Médical*, 5-16. Paris. Karthala, coll. Médecines du Monde.

Bibeau, G., 1997, « Cultural Psychiatry in a Creolizing World : Questions for a New Research Agenda », *Transcultural Psychiatry*, 34, 1, 9-41.

Brodwin, P., 1996, *Medicine and Morality in Haïti. The contest for healing power.* Cambridge, Cambridge University Press.

Browner C.H., Ortiz de Montellano B.R., et Rubel A.J., 1988, « A Methodology for Cross-cultural Ethnomedical Research », *Current Anthropology*, 29, 5, 693-695.

Canclini, N.G., 1992, *Culturas hibridas.* Buenos Aires, Sudamericana.

Delvecchio Good, M-J., Brodwin, P.E., Good, B.J., Kleinman, A. (eds.), 1994, *Pain as Human Experience: an Anthropological Perspective*, University of California Press, Los Angeles.

Good, B.J., 1988, Commentaire sur l'article de Browner, Ortiz de Montellano et Rubel, « A Methodology for Cross-cultural Ethnomedical Research », *Current Anthropology*, 29, 5, 693-695.

Good, B.J., 1992, « Culture, Diagnosis and Comorbidity ». *Culture, Medecine and Psychiatry*, 16, 427-446.

Good, B.J., 1994, *Medicine, rationality and experience. An Anthropological perspective*, Cambridge University Press, Cambridge.

Guba, E.G. et Lincoln, Y.S., 1994, « Competing paradigms in qualitative research », *in* N.K. Denzin et Y.S. Lincoln (eds.), *Handbook of qualitative research*, 105-117. Thousand Oaks, CA. USA, Sage publications.

Gribaudi, M., 1996, « Échelle, pertinence, configuration », *in* J. Revel, *Jeux d'échelles. La microanalyse à l'expérience*, 113-140, Paris, Gallimard, Le Seuil.

Hamel J., 1997, *Études de cas en sciences sociales*. Montréal, L'Harmattan.

Huberman A.M., Miles M.B., 1991, *Analyse des données qualitatives. Recueil de nouvelles méthodes*. Collection Pédagogie en développement. Bruxelles, De Boeck-Wesmael éditeur.

Kirk, S., et Kutchins H., 1998, « Aimez-vous le DSM ? Le triomphe de la psychiatrie américaine », Le Plessis-Robinson, Institut pour le progrès de la connaissance. (version française de *The Selling of DSM " The Rhetoric of Science in Psychiatry*, New York, Walter de Gruyter, 1992).

Kitanishi, K., Kondo, K., 1994, « The Rise and Fall of Neurasthenia in Japanese Psychiatry », *Transcultural Psychiatric Research Review*, 31, 137-152.

Kleinman, A., 1976, « Depression, Somatization and the "New Cross-Cultural Psychiatry" », *Social Sciences and Medicine*, 1, 3-10.

Kleinman, A., 1988, *The Illness narratives: Suffering, healing and the human condition*, New York, Basic Books.

Kleinman, A., 1997, « On Gilles Bibeau's Creolizing World », *Transcultural Psychiatry*, 34, 1, 72-77.

Kleinman, A., Kleinman, J., 1985, « Somatization : The Interconnections in Chinese Society Among Culture, Depressive Experience and the Meaning of Pain », *in* A. Kleinman, B. Good eds., *Culture and Depression*, Berkeley University of California Press.

Lee, S., Yu, H., Lee, A.M., 1995, « A Critique of Mixed Anxiety-Depressive Disorder and Shenjing Shuairuo », *Transcultural Psychiatric Research Review*, 32, 1, 90-93.

Lesne, C., 1990, *Cinq essais d'ethnopsychiatrie antillaise*, L'Harmattan, Paris.

Littlewood, R., 1990, « From Categories to Contexts : A Decade of the New Cross-Cultural Psychiatry », *British Journal of Psychiatry*, 156, 308-327.

Marcus G. et Fischer M., 1986, « Anthropology as Cultural Critique. An experimental moment in the human science », Chicago, University of Chicago Press.
Massé R., 1978, « Les Adventistes : anthropologie d'une espérance millénariste », Publications du Centre de recherches Caraïbes, Université de Montréal.
Massé R., 1980, « La fin des plantations ? Évolution des formes de soumission au travail dans deux sociétés néo-coloniales, Martinique, Guadeloupe », Centre de recherches Caraïbes.
Massé R, 1998, « Métissage des savoirs et itinéraires de soins de santé mentale dans la Martinique d'aujourd'hui ». Texte présenté au 123e Congrès national des sociétés historiques et scientifiques. Antilles-Guyane, avril, 1998.
Massé R., 1999, « Les conditions d'une anthropologie sémiotique de la détresse psychologique », *Recherche sémiotique/Semiotic Inquiry*, 19, 1, 39-62.
Massé R., 2001, « Pour une ethnoépidémiologie critique de la détresse en Martinique », *Sciences Sociales et Santé*, 19, 1, 45-74.
Medical Anthropology, 1993, « Latino Folk Illness », Numéro spécial, 15, 100-213.
Mirowsky, J., Ross, C.E., 1989, « Psychiatric Diagnostic as Reified Measurement », *Journal of Health and Social Behavior*, 30, 11-25.
Obeyesekere, G., 1990, *The work of culture : Symbolic transformations in psychoanalysis and anthropology*, Chicago, University of Chicago press.
Poulin, V., 1999, « Détresse et religion à la Martinique : L'Église protestante comme nouveau lieu d'identité sociale », Mémoire de maîtrise, Université Laval.
Pouliot, S., 1998, « Détresse psychologique et alternatives thérapeutiques traditionnelles à la Martinique ». Mémoire de maîtrise. Département d'anthropologie. Université Laval, Québec.
Strauss, A. Corbin, J., 1990, *Basics of Qualitative Research : Grounded Theory, Procedures and Techniques*, Thousand Oaks, Sage Publications.

Innovation génétique et cancer du sein : l'organisation des rapports entre professionnels et usagers en France et aux Etats-Unis.

Marie MENORET
Sociologue
Université de Caen

RESUME

Cet article présente l'élaboration et la mise en place concrète d'une recherche sociologique consacrée aux gènes de prédisposition au cancer. L'auteur retrace la construction inductive d'un projet comparatif centré sur l'organisation des rapports entre professionnels et usagers en France et aux Etats-Unis. Des origines de cette recherche à ses objectifs, on assiste à la formulation progressive des questions, à l'itinéraire vers la problématisation puis à la mise en œuvre d'un dispositif méthodologique permettant de parvenir aux objectifs prévus. À partir de thèmes aussi variés que ceux d'incertitude médicale, de risque génétique, de mouvement social, de « lobbying », de « business » ou de santé, nous suivons un processus de problématisation qui interroge un monde occidental médico-scientifique où les frontières sont tout autant éthiques que politiques, culturelles et sociales.

Alors que les chapitres ou les articles méthodologiques dont s'enrichissent les sciences sociales sont le plus souvent écrits lorsque la recherche qu'ils concernent est considérée comme terminée, les explorations que l'on va exposer ici se trouvent saisies à un stade où la recherche commence tout juste à trouver son chemin. La perspective envisagée consiste à présenter dans un premier temps cet itinéraire vers la problématisation et, ensuite, la mise en œuvre d'un dispositif méthodologique permettant de parvenir aux objectifs de la recherche en question. Le sujet initial de ce travail sociologique concerne la prédisposition génétique au cancer du sein. Les scientifiques spécialistes de biologie moléculaire et les médecins considèrent aujourd'hui que l'apparition d'un tel cancer peut être liée à la présence de gènes identifiés[1] mais, alors que les processus de découverte de ces gènes ont été explorés (Fujimora, 1996), l'étude de leurs effets reste à faire (Conrad et Gabe, 1999). Mon projet de recherche s'inscrit dans cet objectif.

On ne saurait penser un itinéraire de recherche, comme le propose ce numéro d'*Innovations et Sociétés*, sans regarder d'où vient son objet. Dans mon cas, il fait suite à une recherche réalisée préalablement dans un centre anticancéreux, suivie d'un séjour post-doctoral aux Etats-Unis, où j'ai pu comparer la situation américaine

---

[1] Localisé en 1990, le premier gène de prédisposition au cancer du sein est séquencé en 1994 (Skolnick *and al.*, 1994). Deux gènes de ce type, le BRCA et le BRCA2, (BRCA pour *Breast Cancer)* sont aujourd'hui identifiables chez une personne.

à celle que j'avais étudiée en France. Mais il provient aussi d'innovations médicales et sociologiques qui éclairent d'un œil nouveau le rapport complexe entre les consommateurs de santé « profanes » et les experts médicaux, médecins ou chercheurs, rapport complexe où les associations de malades, « entre le marché, la science et la médecine »[2] jouent un rôle de plus en plus important dans le système de soins. C'est dans cette convergence de variables que s'est initié l'itinéraire de recherche que je vais présenter ici. Ma démarche a consisté d'abord à choisir une perspective comparative. Telle que je l'envisage, la comparaison est un choix intellectuel et non une méthode. Mon choix se justifiait par le fait que, dans les sociétés industrialisées, la lutte contre la maladie est largement investie dans l'innovation biomédicale. J'ai voulu analyser comment elle s'organisait afin de répondre à des questions issues de ces innovations en cancérologie. Il fallait donc ensuite sélectionner des thématiques qui soient pertinentes pour une telle comparaison. Ces éléments ont émergé de mon premier travail sur l'incertitude médicale en cancérologie. Cette incertitude – croissante – était-elle partagée des deux côtés de l'Atlantique ? Les nouveaux diagnostics génétiques en étaient-ils émancipés ou bien, au contraire, participaient-ils à son développement ? Quels étaient les acteurs sociaux en charge – dans chacun des pays – de ces différentes situations d'incertitude ? Pour quels types d'intérêts en jeu ? Ce sont ces questions qui ont contribué à construire l'objet de cette recherche et à organiser mon projet comparatif.

Les perspectives d'une enquête antérieure

Avant de m'intéresser à des aspects pointus – et, pour l'instant encore relativement marginaux en termes épidémiologiques[3] – de l'exercice anticancéreux en matière de génétique, c'est l'exercice ordinaire de la cancérologie que j'ai d'abord analysé (Ménoret, 1997). Et c'est donc à partir de certaines conclusions de cette recherche préalable que s'est imposé ce nouveau sujet. Premier point important pour en comprendre la genèse : ce premier travail montrait comment l'expérience du cancer est éminemment structurée par l'entreprise médicale, notamment au niveau temporel puisque latence, attentisme, ou bien au contraire activité intense et urgence, encadrent et cadencent ces expériences de maladie auxquelles la médecine anticancéreuse impose le rythme de son savoir et de ses actions. Le temps du cancer n'a rien à voir aujourd'hui avec une « histoire naturelle » de la maladie qui se déclinerait sur un mode linéaire, d'un premier symptôme visible jusqu'à une mort plus ou moins lente. Son « processus », sa temporalité sont extrêmement formalisés[4]. Cette première analyse de la médecine anticancéreuse montrait comment une pensée

---

[2] cf. le numéro de *Sciences Sociales et Santé* consacré à ce thème : *Sciences Sociales et Santé*, 16, n°3, septembre 1998.

[3] Environ 5% des femmes atteintes d'un cancer du sein seraient porteuses d'une telle prédisposition, soit une personne sur 200 dans la population générale.

[4] cf. Armstrong D., 1985, « Space and time in British general practice », *Social Science and Medicine*, 20, 7, 659-666. L'auteur montre notamment dans cet article, à partir de l'analyse de l'évolution des pratiques du médecin généraliste, comment la maladie, d'événement devient processus, avec un début, un déroulement et une fin mis en œuvre par l'activité médicale.

médicale et des modes d'intervention, progressivement, en même temps qu'ils se structurent, construisent des stades, des étapes autant que des états. Ces nouvelles phases soumettent le malade à une expérience, d'une part déterminée par les progrès de la médecine et, d'autre part, mise en œuvre interactivement selon un *tempo* institutionnel soutenu par les soignants. La découverte des gènes de prédisposition au cancer se révélait confirmer cette propension de la cancérologie moderne à *construire* la maladie en dehors de temps classiquement symptomatiques ou « naturels ».

Cette analyse montrait également comment la structuration institutionnelle des expériences de cancer tient en trois points : fragmentation des soins (multiplicité des acteurs : au médecin traitant se substitue « l'hôpital soignant »), déshospitalisation (réduction des durées de séjour hospitalier) et pérennisation des prises en charge (contrôles pendant de longues années après les traitements ou, en amont, dispositifs de prévention). Elle concluait sur une médecine de plus en plus sophistiquée et qui soigne de plus en plus « de loin », renvoyant chaque patient à un temps à soi où l'avenir – sinon le présent même – se réécrit à la lueur d'une pensée médicale probabiliste lourde d'incertitudes pour les malades. Conclusion qui invitait, là encore, à un prolongement de l'analyse à la lueur des innovations génétiques qui étaient en train de voir le jour.

L'émergence d'une perspective comparative

Les éléments de comparaison qui ont permis de construire l'objet de ma recherche sont issus directement du terrain : pas d'autre posture qu'empirique dans la sélection qu'on va présenter maintenant. L'immersion prolongée dans le monde du cancer s'est faite selon deux modalités : d'abord directement dans les services hospitaliers côté français pendant quatre années[5], puis dans une observation plus élargie et moins balisée, pendant une année, côté américain : colloques de sociologie et de santé publique, rencontres avec des chercheurs, travail bibliographique, rencontres et entretiens – informels le plus souvent – avec des activistes et des médecins cancérologues.

L'incertitude médicale : vertu d'une médecine occidentale

L'incertitude médicale, omniprésente lorsque l'on se voit poser un diagnostic de cancer, s'est retrouvée exprimée aux Etats-Unis, avec toutefois une composante supplémentaire à l'égard de la situation observée en France. J'en rendrai compte à partir d'une observation ponctuelle : la rencontre avec un professeur d'université qui tentait de déterminer quel meilleur traitement adopter pour faire face au cancer du sein qu'on venait de lui diagnostiquer. Son médecin lui avait fait part des thérapeutiques disponibles et des risques et bénéfices inhérents à chacun d'entre eux. Mais en dernier recours, c'était à elle, en vertu d'un conseil éclairé, d'opter pour telle

---

[5] Pour une présentation détaillée de la méthodologie adoptée lors de la première recherche, cf. Ménoret, 1997, pp. 31-59.

ou telle stratégie thérapeutique, entre ablation totale du sein, ablation de la tumeur seulement, chimiothérapie et/ou radiothérapie. Cette composante particulière, côté américain, c'est ce choix imposé aux femmes[6] en vertu d'un « conseil avisé », à décider elles-mêmes de leur destin sur des critères « objectifs »[7]. Cette objectivité évoque l'*homo medicus* de Pinell : ce « sujet idéal de la médecine, capable de percevoir son corps comme un objet clinique » (Pinell, 1992). Afin peut-être d'aider ce sujet idéal à atteindre la perfection du modèle *homo medicus*, le *Journal of Medical Association* décrivait récemment une nouvelle méthode statistique permettant à chaque patiente – selon ses critères biologiques et pathologiques individuels – de calculer ce que chacune des options thérapeutiques disponibles sur le marché de la cancérologie est susceptible de lui apporter en années de vie gagnées[8].

Dans ce contexte d'incertitude dont le caractère probabiliste est de plus en plus déclaré, les malades se disent très souvent livrés à eux-mêmes pour appréhender ce type d'épreuve[9]. Dans cette mise à distance par la technique que subit leur expérience du cancer s'élaborent, pour une large part, de nouvelles souffrances liées à une incertitude médicale qui, sur le terrain de son activité, se dit de plus en plus et ce, de manière brute, sans commentaire ni prise en charge particulière. Le destin social du malade cancéreux se dessine aujourd'hui entre une médecine de plus en plus lointaine physiquement et, parallèlement, de plus en plus intrusive moralement. Et la découverte des gènes de prédisposition au cancer accentue encore ce tableau.
Longue durée, incertitude : ces dimensions intrinsèques aux traitements du cancer s'accordent aux thèmes de pathologisation et de surveillance qui seraient, selon Armstrong, les techniques de la médecine moderne (Armstrong, 1995). Elles sont en tout cas devenues celles de la médecine anticancéreuse : prévention, rémission, visites de contrôle après les traitements, anticipation de cancer au moindre signe suspect, déplacent le temps d'une maladie qui ne se conçoit au présent que dans ses manifestations aiguës au profit d'une appréciation temporelle beaucoup plus floue qui incite à penser dorénavant le cancer en tant que risque. En expérimentant des situations cliniques incertaines, en étant soumis à une surveillance médicale pérennisée, les populations de malades ou d'ex-malades subissent cette loi du « soi risquant » explorée par la psychologie (Odgen, 1995). A la faveur du développement de la médecine prédictive, les populations en bonne santé sont elles aussi conviées à

---

[6] Femmes majoritairement blanches, *educated* et, cela va sans dire, affiliées à un régime d'assurance. Aux Etats-Unis aujourd'hui, les sociétés de biotechnologie créent des laboratoires privés qui passent des accords avec des compagnies d'assurance afin de proposer leurs services de tests en toute solvabilité financière.

[7] Pour une analyse et une revue de la littérature consacrée à la notion de *informed consent* et à la participation à la décision médicale, cf. E. Guadagnoli, P. Ward, « Patient Participation in Decision Making », *Social Science and Medicine*, 47, n°3 (1998) et A. Gafni, C. Charles, T. Whelan, « The Physician-Patient Encounter : The Physician as a Perfect Agent for the Patient *versus* the Informed Treatment Decision-Making Model », *Social Science and Medicine*, 1998, 47, n°3.

[8] « Scientists Do the Math to Fight Breast Cancer », *New York Times*, February 8, 2000.

[9] Les Etats Généraux du cancer, en 1998, ont particulièrement éclairé ce point de vue.

expérimenter cette loi du « soi risquant ». En effet, avec les progrès de la biologie moléculaire, le cancer devient, non plus seulement la découverte d'un symptôme ou le signe d'un dysfonctionnement organique mais, pour un nombre croissant de localisations, la présence d'un gène. Cette innovation entraîne non seulement de nouvelles définitions de l'état même de maladie ou bien de l'intervention médicale mais, on s'en doute, des bouleversements biographiques importants pour les personnes qui vont se savoir porteuses de ces gènes de prédisposition. Socialement, comment va-t-on gérer collectivement les innovations d'une science capable de prévoir non une future maladie mais la probabilité qu'elle survienne ? Les innovations d'une médecine capable de la « pré-diagnostiquer » mais pas pour autant de la prévenir ou même de la guérir à coup sûr ?
Puisque la médecine prédictive se prépare à nous offrir une reformulation épistémologique, cognitive et physique fondamentale du cancer, il convient d'en penser les multiples conséquences, et ce, dans des arènes à la fois privées et publiques. Ces sociétés industrialisées, dans lesquelles la lutte contre la maladie est largement investie dans l'innovation biomédicale, s'organisent déjà afin de répondre à ces nouvelles questions posées par la science ou, à tout le moins, par ses usages. Malgré leur réponse à première vue identique, elles développent en fait des stratégies assez différentes dans leurs prises en charge des populations concernées.

A diagnostics incertains, traitements hétérogènes

En France comme aux USA, dans de nombreux services anticancéreux, les médecins spécialistes invitent aujourd'hui les patientes déjà atteintes de cancer du sein pour lesquelles on a repéré un certain nombre de cas familiaux, à communiquer cette information à leurs proches parentes. Aux Etats-Unis toutefois, le laboratoire privé tend de plus en plus à se substituer à cet « intermédiaire » clinique professionnel puisque les tests sont offerts directement au public. Les femmes – asymptomatiques, c'est-à-dire *a priori* en bonne santé – qui se sentent concernées, voire menacées, par ce risque héréditaire subissent alors, à partir d'une simple prise de sang, l'examen biologique qui permettra d'identifier la présence ou l'absence d'un de ces gènes dans leur organisme. Ces nouveaux diagnostics génétiques inscrivent les personnes dont le test est positif dans des catégories à risque amplifié[10]. Cependant, la présence d'un gène BRCA ne constitue pas un symptôme de maladie. Elle permet seulement d'estimer la probabilité qu'un cancer du sein advienne. Les experts considèrent en outre qu'un cancer de l'ovaire est également prédictible lorsqu'une femme présente un de ces gènes. Une probabilité ne constitue toutefois en aucun cas une garantie certaine que ce cancer se développe. D'autant plus que la validité même de ces tests n'a pour l'instant pas fait la preuve de sa sécurité absolue[11].
Ce contexte d'incertitude souligné, il faut également évoquer le fait que si les moyens diagnostiques utilisés sont nouveaux, en revanche certains des traitements qui

---

[10] Lorsqu'une mutation est établie, les experts estiment que le risque d'avoir un cancer du sein est de l'ordre de 50% à 50 ans et qu'il atteindrait 85% à l'âge de 75 ans.
[11] cf. Holtzman N.A., 1999, « Are Genetic Tests Adequately Regulated ? », *Science*, 286, October.

peuvent être adoptés – à titre donc préventif, ou prophylactique – relèvent, eux, de la chirurgie la plus classique. On pourrait même dire la plus archaïque puisqu'une mammectomie radicale et une ovariectomie peuvent être pratiquées si la patiente souhaite une prise en charge radicale[12]. En termes de prise en charge, il faut adjoindre à la chirurgie deux autres options qui pourraient également être proposées : une surveillance soutenue – au moyen notamment de mammographies fréquentes – de façon à traiter le cancer à un stade précoce s'il survient, et une chimioprévention avec le Tamoxifène®.
Dans chacun des deux pays, ces techniques de dépistage et ces ressources thérapeutiques sont disponibles. Cependant, parce que ces dispositifs techniques *stricto sensu* sont eux-mêmes compris dans un contexte économique, politique, social et culturel nettement différencié, la mise en œuvre et l'utilisation de ces techniques sont différentes. Le Tamoxifène®, par exemple, n'est pas utilisé en France à titre préventif, alors qu'il l'est aux Etats-Unis, autorisé par *la Food and Drug Administration* depuis 1998[13]. Quant à la mammectomie prophylactique, les médecins français y sont extrêmement réticents.

Le premier constat que l'on peut faire, lorsque l'on compare les situations respectives de ces deux pays, est celui d'une relative homogénéité clinique française par rapport à une hétérogénéité médicale américaine certaine. A ce jour, la réponse des cliniciens français est en effet largement univoque : ils adoptent une attitude de prévention plutôt attentiste qui consiste à accroître les mammographies pour les femmes à risques[14]. Aux États-Unis en revanche, les positions des cliniciens sont beaucoup plus contrastées. Si certains adoptent le modèle de soin attentiste auquel ont massivement adhéré les médecins français, d'autres sont partisans d'un interventionnisme chirurgical et proposent mammectomies radicales et ovariectomies afin d'empêcher un cancer de se développer. D'autres ne proposent « qu'une » ovariectomie et considèrent que la mammectomie n'est pas nécessaire. Ces cancérologues qui recommandent l'ablation des ovaires pour les femmes à haut risque dès 35 ans, ou après qu'elles ont eu des enfants, proposent de déclencher une ménopause prématurée en arguant du fait qu'il n'y a aucun moyen de détecter un cancer de l'ovaire précocement, à un stade où il serait encore curable. Toutefois, en dernier recours, ce sont les patientes dont le test BRCA s'est révélé positif qui ont le choix de décider en faveur de tel ou tel type de prise en charge préventive. La presse américaine se fait régulièrement l'écho de telles situations où le choix de ces patientes s'exerce dans un contexte psychologique éprouvant et avec des fortunes diverses au niveau des remboursements de ces soins par les assurances (Groopman, 1998).

---

[12] Archaïque puisque la tumorectomie était devenue ces dernières années la technique chirurgicale la plus utilisée. Cette chirurgie dite conservatrice étant sensiblement moins invasive que l'ablation du sein.
[13] Sur l'opposition des cancérologues français à l'usage préventif du Tamoxifène®, cf. F. Kutten : « Cancer héréditaire du sein et de l'ovaire et hormonoprévention », *in* Expertise collective INSERM, 1998 : « Risques héréditaires du cancer du sein et de l'ovaire. Quelle prise en charge ? ».
[14] cf. le rapport d'expertise collective de l'INSERM consacré à ce sujet en 1998.

Gestion professionnelle et gestion individuelle du risque identifié (ou du risque identifiable), uniformisation des pratiques, accès aux services offerts, légitimité scientifique de ces services et pratiques, pertinence économique, remboursement des soins, législation assurantielle à l'égard de ces patientes qui redéfinissent l'étiologie même du cancer du sein : cette innovation génétique pose un certain nombre de questions qui dépassent substantiellement ses caractères biomédicaux. C'est alors qu'un second constat s'impose lorsque l'on observe et compare les contextes dans lesquels s'exerce la mise en place de cette médecine prédictive en France et aux États-Unis. Alors qu'en France cette évolution a lieu sans la mobilisation d'associations de femmes/patientes, de nouveaux acteurs occupent aux USA, depuis une dizaine d'années, le champ complexe des décisions sociétales concernant le cancer du sein. Ces questions nouvellement posées par l'innovation génétique sont donc également les leurs. On entre là dans une dimension spécifique de ce projet : la comparaison des différentes formes de mobilisation collective autour des gènes de prédisposition au cancer du sein. Si l'organisation des rapports entre les professionnels et les usagers est au cœur de l'action des associations de malades, comparer deux nations radicalement différentes du point de vue de la mobilisation associative permet de mettre en perspective les différences liées à l'existence ou à l'absence de ces mobilisations collectives. La plupart des questions posées par les associations ne sont pas spécifiquement américaines. Dans le cas des gènes de prédisposition au cancer du sein, ces questions concernent les problèmes d'accès aux soins – au sens le plus large : qui peut avoir accès aux tests ? Selon quels critères ? Pour quels types de suivi thérapeutique ensuite, et avec quelles conséquences – engendrés par ces innovations biomédicales récentes ?

Montée d'un mouvement social dans le domaine de la santé aux USA

Au tout début des années 1990 aux États-Unis, une alliance – composée de femmes issues du Congrès américain, de la profession médicale ou bien encore de groupes féministes – entreprend de transformer la politique fédérale en matière de recherche sur la santé des femmes, afin d'améliorer la qualité des soins qui leur sont accordés. Cette *Campaign for Women's Health*, formellement constituée en 1990 à Washington DC, entraîne, dans les années qui suivent, une série de changements sans précédent. La participation des femmes à toute entreprise de politique publique en matière de santé s'était jusqu'alors plus ou moins limitée à une position d'objet de recherche clinique (Weisman, 1998). Cette fois, un programme de développement de carrière des femmes dans les sciences biomédicales est mis en place, par le biais de réformes dans les études de médecine, tandis que des fonds considérables sont attribués à la recherche biomédicale sur la santé des femmes (Auerbach et Figert, 1995 ; Clancy et Massion, 1992 ; Rosser, 1994). Un certain nombre d'associations ou de coalitions qui ont vu le jour pendant cette période occupent dorénavant une place publique dans l'organisation des décisions en matière de santé. L'une d'entre elles : la *National Breast Cancer Coalition* (NBCC), devient particulièrement influente. La NBCC a ouvertement emprunté ses cadres d'action politique aux organisations de lutte contre le sida (Epstein, 1996). C'est en suivant leur principe d'activisme qu'elle a non seulement obtenu des fonds importants pour la recherche, contribué à établir des nouveaux programmes d'études médicales, milité avec succès en faveur de nouveaux standards de qualité pour les mammographies de prévention, mais également transformé certains processus de décisions de politique de santé en œuvrant afin d'y participer directement (Altman, 1996 ; Love, 1995)[15]. Au sein du *National Action Plan* auquel les lobbyistes de la NBCC participent, des tensions naissent entre les scientifiques et les non-spécialistes (Erikson, 1995). La NBCC institue alors en 1995 un programme d'éducation pour ces dernières : le projet LEAD[16], qui constitue un cadre de formation afin de préparer de futures avocates de la cause féminine et/ou féministe à prendre place dans les processus de décision publique (Dickersin et Schnaper, 1996). Ces processus comptent dorénavant avec la *National Breast Cancer Coalition*. A la fin des années 1990, la NBCC est devenue un interlocuteur privilégié, occupant une position de leadership au sein du plan national d'action contre le cancer et représentant une force sociale dont la communauté scientifique et les décideurs politiques doivent désormais tenir compte, même si elle est loin de faire l'unanimité, au sein même de la communauté qu'elle est censée représenter[17]. Un certain nombre d'associations féministes militent par exemple pour le libre choix des femmes à disposer des tests quand la NBCC revendique, pour sa part, un encadrement clinique et professionnel de ces mêmes tests. Quoi qu'il en soit, la question des désaccords sur les causes et formes de mobilisation est particulièrement intéressante puisqu'elle rencontre un problème symétrique au sein de la communauté scientifique : sécurité, efficacité et équité sociale sont diversement appréciées par les médecins eux-mêmes[18].

Les femmes identifiées à risque en France : sans parole collective structurée

Si les différentes modalités adoptées par les activistes américaines afin de façonner à la fois offre et demande de santé dans le domaine du cancer du sein constituent une partie importante de cette recherche, il s'agit toutefois de comparer cette situation au

---

[15] La NBCC obtient par exemple la représentation de femmes ayant eu un cancer du sein dans le *National Cancer Institute's National Cancer Advisory Board*. Elle revendique parallèlement un plan national stratégique pour lutter contre le cancer du sein et l'obtient en 1993 (NIH, 1994). Ce *National Action Plan* inclue, à côté d'experts scientifiques, des membres qui sont d'anciennes malades et dont l'influence se fait sentir dans l'attribution de bourses à des projets jusqu'alors négligés (Weisman, 1998). Ces projets concernent aussi bien l'épidémiologie (étiologie des cancers, facteurs environnementaux), que la prévention, ou encore les questions éthiques et légales induites par les diagnostics génétiques.

[16] C'est-à-dire : Leadership, Education, Advocacy et Development.

[17] Tout semble se passer comme si le mot d'ordre essentiel était désormais celui de l'accès aux services. C'est en tout cas ce que pensent certains sociologues : « L'expérience de la récente réforme nationale de santé semble avoir transformé beaucoup de femmes activistes en "lobbyists" qui se consacreraient à obtenir toujours plus pour leurs électeurs. Les sujets de sécurité, d'efficacité ou d'équité sociale ont disparu récemment, ou du moins, apparaissent submergés par l'attention accordée à l'accès au service ». (Ruzek, 1995).

[18] On rappellera, afin de souligner l'importance des alliances possibles entre experts et non-professionnels, celles des féministes et des médecins réformateurs des années 1970 engagés conjointement dans la lutte contre l'orthodoxie chirurgicale qui prévalait encore à l'époque aux USA celle de l'ablation totale du sein, en faveur de la simple tumorectomie (Montini et Ruzek, 1989).

contexte français. La diversité des positions à l'intérieur même du mouvement activiste concerne la question très globale de l'accès aux soins et, en conséquence, la question également de la qualité, de la légitimité et de la solvabilité de ces soins. Comment ces questions vont-elles être prises en compte, – ayant trait à l'intérêt des malades – dans les sphères de décisions publiques françaises ? Il faut en effet constater que la question de la gestion collective des tests BRCA se pose en France à partir du constat d'absence des représentant(e)s de malades ou de personnes à risques dans cette décision. On peut d'ailleurs émettre l'hypothèse que l'homogénéité médicale du modèle français de prise en charge des tests génétiques repose sur une alliance d'experts qui rencontre peu de controverses d'usagers. Les processus d'isolement des patients mis en œuvre par l'organisation hospitalière dans des services anticancéreux ont déjà été étudiés (Ménoret, 1999)[19]. Sans parole collective structurée, l'intérêt des malades se trouve déterminé selon des standards décidés par les médecins, et négocié, le cas échéant, au cas par cas dans les services. En est-il de même en amont, pour ce qui concerne la décision publique dans le domaine du cancer du sein ? Il est tentant de faire cette hypothèse. En examinant comment différents types d'organisations, en l'occurrence français et américains, forgent les relations entre non-spécialistes et experts dans le champ de la santé, on souhaite analyser comment l'intervention *collective* des malades, ou des personnes à risque, transforme les modèles de prise en charge du cancer du sein, ce dans un contexte scientifique extrêmement mouvant. Cette étude invite en outre à analyser l'impact de ces structurations sur les femmes concernées et sur leur rapport aux médecins et à la science, mais également, dans un registre plus large, à la politique. Car comment penser les usages collectifs de ces innovations biotechnologiques sans s'inscrire dans le débat de la maîtrise sociale de leurs applications ? Là encore, la comparaison France/Etats-Unis est féconde pour comprendre nombre de déterminants sociaux à l'œuvre en termes de Santé publique.

Business, BRCA et lobbying

C'est peu dire que le contrôle des diagnostics puis des thérapeutiques à venir en matière de génomique représente un enjeu financier potentiel important. Guerres des brevets, luttes autour de propriétés industrielles, batailles entre laboratoires en attestent (Rifkin, 1998). Alors qu'en France ce sont les médecins qui détiennent encore, de fait, le monopole de l'activité du test oncogénétique, aux Etats-Unis, les laboratoires privés ont entrepris d'évincer cet intermédiaire professionnel entre eux et leurs clientes. D'un côté de l'Atlantique, nous avons une profession médicale qui régule l'accès aux tests en les fournissant dans le cadre hospitalier de consultations d'oncogénétique. De l'autre, nous avons des sociétés privées qui, afin d'étendre leur mainmise sur l'offre de soins – et sur leurs dividendes – transfèrent à la profession médicale le rôle de prestataire de service. De part et d'autre de l'Atlantique, nous avons des femmes dont le destin social de malades est assujetti à l'un ou l'autre de

[19] Le rôle tout puissant des experts dans le champ du cancer relève d'ailleurs d'une longue tradition si l'on se réfère à leur influence au sein même de la Ligue nationale contre le cancer (Pinell, 1992).

ces modèles : entre régulation professionnelle et régulation marchande. C'est dans ce débat que les associations de malades, les activistes du *Breast Cancer Movement,* peuvent faire valoir leur point de vue en termes de Santé publique. Les médecins en France sont d'ailleurs en train d'en prendre acte. Un des cancérologues de l'expertise collective INSERM de 1998 – qui encadre les pratiques autour des gènes BRCA – me déclarait lors d'un entretien récent : « Même si je ne suis pas de principe spontanément favorable au *lobbying*, il faut reconnaître qu'il y a un *lobbying* forcené sur les maladies génétiques en dehors du cancer du sein, alors que ça ne concerne que très peu de gens. Alors tout l'argent va à ces tout petits groupes-là de malades potentiellement concernés alors que, en termes de Santé publique, il y aurait à mon avis beaucoup mieux à utiliser ces deniers. C'est un problème de Santé publique, de choix politiques, le débat, il est citoyen. Des associations de malades du cancer du sein pourraient y contribuer en se faisant entendre ».

La construction des investigations

Que compare-t-on dans un projet de recherche comme celui-ci ? La présence d'un mouvement social riche, varié, complexe d'un côté et son absence ou, à tout le moins, les premiers pas d'un mouvement encore à naître de l'autre ? Un système de prise en charge fondé sur un projet ultra-libéral à dominante privée – dont les effets se conjuguent tant au niveau médical qu'assurantiel – et une médecine mixte, socialisée et contrôlée par l'Etat ? Un féminisme pragmatique d'une part, et un autre beaucoup plus théorique que concrètement investi sur le terrain activiste d'autre part ? Sans doute, d'une certaine façon, tout cela et bien autre chose. C'est pourquoi, lorsque l'on aborde le travail de terrain, deux questions fondamentales doivent être résolues. Que faut-il observer ? Que faut-il analyser ? Ces questions ont fait l'objet de nombreuses publications et l'une des plus célèbres est peut-être celle de W.F. Whyte qui, décrivant son propre itinéraire, raconte comment il a passé dix-huit mois sur le terrain avant de savoir où s'orientait sa recherche (Whyte, 1955). De fait, une posture empirique et inductive, comme celle qui est préconisée ici, implique un travail de longue durée. Comme l'écrit Schwartz, « le premier objet de l'enquête n'est pas de répondre à des questions mais de découvrir celles que l'on va poser, et il faut, pour cette simple découverte, du temps » (Schwartz, 1993). La recherche que je présente ici a un objectif général : la comparaison entre la France et les USA des débats portant sur l'utilisation des tests génétiques. A l'intérieur de cet objectif, trois paramètres d'investigation se dégagent aujourd'hui de façon précise dans l'architecture de ce projet. Le premier consiste à dresser l'état des lieux des positions médicales contrastées entre les pays ; le deuxième à examiner la situation de la mobilisation associative dans les deux pays, à pointer où et comment elle intervient dans les débats ; le dernier à analyser les interrelations entre professionnels et activistes : leurs alliances et/ou leurs oppositions dans ces négociations.

Pour dessiner la carte des prises de position des professionnels de la médecine et de ses usagers – en lien avec leurs rapports divers à la science, à l'Etat, au féminisme, à

la politique etc. – dans les débats sur les tests de prédisposition génétique au cancer du sein, j'ai adopté la méthodologie suivante.
Premièrement, pour examiner le registre des prises de position des professionnels, il faut étudier comment ils se regroupent : en associations, en fédérations, par hôpitaux, en réseaux, etc. Il faut aussi établir où s'expriment les opinions, voir également qui intervient, examiner quels acteurs collectifs apparaissent. Pour cela, on a adopté la méthode de l'entretien ciblé avec des acteurs sociaux choisis en fonction de leur participation au débat. Il ne s'agissait pas d'interroger des cliniciens – des opinions individuelles ou locales – qui n'y seraient pas intervenus publiquement. Côté français, on a donc choisi de procéder à l'analyse du *guideline* établi, en 1998, par des experts réunis sous l'égide de l'INSERM et de la Fédération Nationale des Centres de Lutte contre le Cancer. Cette analyse est basée sur des entretiens réalisés auprès des experts – médecins ou non – qui ont participé à la mise au point de ce guide de bonne conduite. Ceux-ci seront interviewés afin de donner leur point de vue sur l'expertise, sur le débat ainsi que sur leur propre participation à cette expertise. Il s'agit là d'analyser comment se structure l'espace de prise des positions des médecins. Côté américain, cette analyse sera basée sur des entretiens réalisés auprès des acteurs publics des programmes de génomique : ceux de l'*American Society for Human Genetics* – qui élabora des *guidelines* dès 1994 –, du *National Advisory for Human Genome Research* ; auprès, également, des cancérologues de l'*American Society of Clinical Oncology*, qui ont mis au point en 1996 leur propre « guide de bonne pratique médicale », aux positions substantiellement différentes de leurs collègues en génomique, notamment sur les points de vue concernant l'accès aux tests.

Pour le deuxième point qui consiste à étudier les mouvements sociaux dans le domaine de la santé, une enquête concernant la mobilisation des associations investies dans cette sphère sera réalisée. En 1830, Tocqueville évoquait déjà la fécondité de l'entreprise associative aux Etats-Unis. A cette époque, l'histoire des communautés américaines de femmes militant en faveur de la santé commençait avec le *Popular Health Movement*. Cette date constitue le point de départ d'une analyse de l'histoire, côté américain, de ces mouvements en faveur de la santé, histoire qui intègre évidemment en contrechamp celle de l'évolution des politiques publiques qui la façonnent. De fait, il s'agit moins dans cette partie, d'une enquête historique à proprement parler que d'un cadrage socio-historique qui sera réalisé à partir de travaux de seconde main. Il s'agira ici d'adopter un point de vue synchronique, de longue durée donc, afin de voir sur quels fonds va se structurer le mouvement activiste présent. Cette enquête s'appuiera pour une grande part sur une recherche bibliographique et sur l'analyse d'une littérature sociologique et historique existante, le rôle des associations de malades dans la gestion sociale des maladies ayant fait l'objet d'études nombreuses et détaillées au cours de ces dernières années, tant en France qu'aux États-Unis.

Le mouvement actuel sera ensuite analysé de façon plus circonstanciée en se focalisant sur l'émergence du *Breast Cancer Movement* des années 1990. L'analyse de cette émergence nécessitera des entretiens avec les acteurs sociaux impliqués dans ce mouvement : activistes et membres d'associations. On interrogera les nouvelles – ou ex – activistes qui « font » la *National Breast Cancer Coalition* établie très officiellement à Washington DC. Les entretiens seront réalisés afin de saisir les logiques, personnelles ou collectives, qui sous-tendent le fonctionnement de la coalition. En contrepoint, il sera nécessaire d'accéder directement au point de vue des contradicteurs du mouvement, eux-mêmes engagés dans le débat autour de la médecine prédictive dans le cancer du sein. Ceux-ci sont issus (il faudrait sans doute dire « celles-ci ») de groupes féministes qui refusent délibérément de participer à une coalition considérée par trop « lobbyiste » et dont il conviendra, le moment de l'enquête venu, de déterminer les appartenances. Parallèlement à ces mouvements, on analysera également le développement des progrès de la médecine en matière de dépistage et de *screening*. On ne peut en effet pas isoler les techniques innovantes des tests génétiques sans les inscrire dans un débat plus vaste qui est celui des politiques de prévention en matière de cancer du sein. Ces politiques seront analysées de part et d'autre de l'Atlantique.

Pour ce qui concerne la France, l'étude des mouvements sociaux dans le domaine du cancer réservera une part importante aux deux associations que sont la Ligue Nationale Contre le Cancer et l'Association de Recherche contre le Cancer. L'émergence d'une nouvelle coalition, européenne, consacrée au cancer du sein : Europa Donna, doit également faire l'objet d'une analyse, cette fois *in situ* par le biais d'une adhésion au mouvement et d'une observation participante au sein de ce nouveau paradigme associatif. Il s'agit là aussi d'établir les positions des acteurs de la structuration associative : des points sur lesquels ils sont amenés à prendre des positions, mais également des compétences auxquelles ils se réfèrent pour légitimer leurs prises de position, en tant que profanes, c'est-à-dire non experts, en tant que malades ou ex-malades, et/ou en tant que femmes.

C'est dans le même objectif qu'un travail sur la presse sera réalisé. Il aura pour but de contextualiser les positions respectives des différents acteurs impliqués dans l'organisation et la mise en œuvre de cette médecine prédictive : leur évolution, leurs revendications, leurs projets, leurs déterminations et motivations mais également leurs actions et les savoirs qui les entourent. On procédera dans cette optique au dépouillement systématique d'un certain nombre de journaux spécialisés : *Cancer*, *Bulletin du Cancer*, *La Recherche*, *Science*, *The Lancet*, le *New England Journal of Medicine*, l'*American Journal of Medical Association* notamment, et ce à partir de 1994, date de publication de la découverte du premier gène de prédisposition au cancer. On sera attentif aux informations traitées au sujet des gènes de prédisposition au cancer du sein mais également aux articles s'intéressant aux traitements hormonaux « préventifs ». On étudiera particulièrement la polémique qui opposa Européens, plus précisément Anglais et Italiens, et Américains à l'égard de l'efficacité préventive du Tamoxifène®[20]. Une attention particulière sera également apportée

[20] Anglais et Italiens contestant la décision américaine de stopper leurs enquêtes sur les effets préventifs du Tamoxifène® afin que toutes les femmes à risques puissent profiter de ce traitement. Le Tamoxifène®

aux publications du groupe Génétique et Cancer de la Fédération Nationale des Centres de Lutte Contre le Cancer, créé en 1991.
La presse associative sera dépouillée avec la même attention. La presse d'associations américaines est, en toute logique, beaucoup plus conséquente. On s'attachera à l'analyser dès le début des années 1990 avec l'émergence du *Breast Cancer Movement*. Les associations retenues pour étudier cette organisation sont de plusieurs types. La première, historiquement, est l'*American Cancer Society*, dont le rôle fut important dans les politiques du cancer aux États-Unis[21]. D'autres espaces, publics et associatifs, constituent aujourd'hui d'importants lieux de débats ainsi que des sources d'informations pour les patientes et seront donc retenus pour l'enquête. Il s'agit du *National Cancer Institute*, de la *National Alliance of Breast Cancer Organizations* (NABCO), de la *Susan G. Komen Breast Cancer Foundation*, du *National Women's Health Network* et bien sûr, de la *National Breast Cancer Coalition.* On n'oubliera pas les publications de *Breast Cancer Action*, association de la côte Ouest des Etats-Unis qui se positionne officiellement en dehors de la coalition de la NBCC et dont les points de vue sont différents, sinon opposés. Côté français, on étudiera les modes d'engagement de la Ligue et de l'ARC dans la mise en place des tests BRCA1 et BRCA2 : leurs publications et leurs campagnes nationales seront analysées.
Des événements parallèles à la découverte du gène BRCA1 – traités dans la presse associative – ont un intérêt évident pour l'objet de cette recherche. Côté américain, la réforme du plan de santé de 1994 est, par exemple, un de ces moments où les positions vont s'affirmer et les distinctions se préciser. On se centrera donc sur ce moment et ses représentations écrites. La polémique qui, au milieu des années 1990, entoure le HDC/ABMT (*high-dose chemotherapy with autologous bone marrow transplantation*) est également un moment particulièrement important pour saisir les positions divergentes des associations sur la question des essais thérapeutiques en cancérologie. Une analyse comparée des publications scientifiques et associatives à propos de cette polémique et de celle, évoquée, concernant le Tamoxifène® contribuera, en outre, à affiner la carte des alliances possibles entre spécialistes et non-spécialistes.
La presse générale enfin, sera examinée depuis 1994, ainsi que la presse dite féminine, cette dernière à la faveur d'une comparaison franco-américaine portant sur deux titres : « Elle » et « Marie-Claire ». De fait, ces magazines fonctionnent avec des équipes de rédaction autonomes qui éditent donc des journaux différents, l'un français, l'autre américain. On comparera la façon dont sont traitées les questions inhérentes aux gènes de prédisposition du cancer dans leurs versions distinctes.

était jusqu'alors utilisé afin d'enrayer la réapparition de cancers en rémission, c'est-à-dire auprès de patientes ayant déjà présenté une tumeur cancéreuse du sein. Depuis septembre 1998, la FDA autorise la mise sur le marché du Tamoxifène® en tant que traitement de prévention. Cette étape est extrêmement importante car il s'agit du premier médicament préventif de cancer.

[21] Rôle notamment de soutien à la recherche médicale et de soutien aux malades : l'ACS – comme d'ailleurs l'*American Heart Association* ou la *National Foundation for Infantile Paralysis* – a pris le relais des organisations caritatives qui fondaient leur influence sur de grandes campagnes publiques de collectes de fonds. Dès les années 1940, ces associations et fondations « laïques » ont fortement pesé sur la politique fédérale (Patterson, 1987).

L'objectif ici est de faire apparaître les représentations profanes dont ces magazines sont vecteurs, ainsi que les distinctions culturelles qui entourent ces représentations de chaque côté de l'Atlantique.
C'est afin d'approfondir cette question qu'une enquête sur le rapport des patientes à leurs prises en charge – sur leur rapport à cette médecine prédictive, à leur risque de développer un cancer, à leur identité façonnée ou pas en fonction du sentiment d'une appartenance ou non à un groupe, à un collectif – sera également envisagée dans le cadre de cette recherche. Je souhaite en effet procéder à des entretiens auprès de patientes personnellement concernées, à titre individuel, par ce dépistage de gènes de prédisposition à un cancer du sein dans des hôpitaux français et américains. Une quinzaine d'entretiens pourrait être réalisée dans chaque pays.

Conclusion

Il va sans dire que l'itinéraire de recherche qui vient d'être présenté est appelé à connaître des développements inattendus, des questions imprévues, voire de nouvelles directions, selon les lois de l'induction adoptée ici. Des auteurs critiques de la littérature scientifique – philosophes des sciences souvent très opposés par ailleurs – se sont accordés à considérer que l'article scientifique décrivait un mythe (Kuhn, 1970, Popper, 1972). Si l'itinéraire de recherche est parfois ce chemin pavé de mythes qu'ils contestent, c'est notamment parce que la version publiée d'un processus de recherche reflète souvent une logique reconstruite *a posteriori*. Rien de tel qu'un journal de terrain pour garder en mémoire les données nécessaires à une analyse de la recherche en train de se faire : reconnaissons là une pratique que la sociologie gagnerait sans doute à emprunter plus formellement aux anthropologues. Dans un exercice comme celui auquel on vient de se livrer, la logique de la recherche est construite *a priori* pour baliser le cheminement, mais le chemin se faisant en marchant, rien n'est jamais fixé dans cet itinéraire sauf peut-être son point de départ. C'est pourquoi dans sa mise en perspective, cet article a montré d'où l'on partait et d'où l'on parlait. Afin d'évoquer maintenant la direction de ce travail – la destination, pour filer la métaphore de l'itinéraire « chemin allant d'un lieu à un autre », en étant encore inconnue –, je reviendrai sur le point de vue de la comparaison internationale qui a été choisi.

La mondialisation – ou le *globalizing world* – semble s'imposer comme une notion incontournable pour penser le début du troisième millénaire et un monde que l'on dit en profonde mutation. Les univers de la science, de la technologie, du marché, de la loi, de la politique, de la santé sont des indicateurs de choix pour étudier de plus près ces changements qui sont censés affecter et forger ce nouveau monde. Sciences et technologie sont-elles massivement en train de le remodeler comme on l'entend communément ? Alors *quid* des frontières, culturelles ou autres, dans un tel contexte de remodelage ? La perspective comparative – en tant que dispositif d'enquête et d'analyse – fournit un éclairage important sur ces questions et il se trouve qu'à l'heure de conclure cet article, le terrain nous apporte des données qui étayent notre parti pris.

Le mardi 1er février 2000, en France, la Secrétaire d'Etat à la santé et à l'action sociale présente un programme cancer. Un des points du programme concerne, pour la première fois, l'organisation et l'accès aux tests de prédisposition génétique en cancérologie. Le vendredi 4 février, Jacques Chirac, Président de la République et Koichiro Matsuura, directeur général de l'UNESCO, sont les premiers signataires d'une Charte contre le cancer[22]. Ce texte est « destiné à être signé dans le monde entier par les malades, leurs familles, les politiques et les médecins ». Il s'agit d'une initiative privée lancée par les organisateurs du 10e *International Congress on Anti-Cancer Treatment* qui s'est tenu les jours précédents à Paris du 31 janvier au 3 février 2000. Le 2 février, une des sessions de ce congrès était consacrée au thème des *Patients Advocacy Groups*. Outre Fran Visco, Présidente de la *National Breast Cancer Coalition*, qui dirigeait les débats, douze délégués d'associations de patients étaient venus du monde entier pour représenter le nouveau mouvement social autour du cancer. Aucun Français n'était présent dans ce panel associatif, mais on pouvait observer de nombreux malades dans l'audience, exprimant le souhait de trouver une structure collective où apporter leur parole individuelle. Dans un autre cadre, strictement professionnel cette fois, le 9 février, une douzaine d'experts européens et américains se réunissent à Paris afin de tenter d'élaborer un code de « bonne conduite » au sujet de la mammectomie prophylactique. Ces experts concluent, lors d'une conférence de presse le lundi suivant, qu'ils « ne sont pas désireux de pratiquer ces mastectomies », mais « nourrissent des espoirs dans des thérapies géniques actuellement à l'étude », des espoirs dans des « chimioprophylaxies avec de meilleures molécules que le Tamoxifène® également à l'étude, et des espoirs dans la radiologie ».

Les frontières habituelles – privé/public, professionnels/politiques/grand public, Français/Européens/Américains, etc. – ne balisent plus guère ces échanges ou, en tout cas, sont beaucoup plus difficiles à appréhender. A l'heure où l'Etat français sort de son attentisme à l'égard des gènes de prédisposition au cancer et envisage de définir – avec les professionnels – l'organisation des tests de dépistage, les observations rapportées convergent. Elles laissent apparaître un monde dont les séparations et les balisages ne relèveraient pas de la connaissance scientifique mais plutôt de son organisation et de ses applications à l'intérieur de frontières non plus géographiques mais politiques, éthiques, culturelles et sociales. Un monde d'interactions complexes entre professionnels, usagers et pouvoirs publics où les frontières naturelles sont renégociées, les relations institutionnelles redéfinies et les identités reformulées dans des mouvements sociaux communautaristes. Dans une visée large, ce projet engage à réfléchir sur citoyenneté, culture et identité revues à l'aune des développements techno-scientifiques et de leurs implications.

[22] Le Monde, samedi 5 février 2000, « Signature à Paris d'une Charte contre le cancer ».

BIBLIOGRAPHIE

Altman R., 1996, *Waking Up, Fighting Back : The Politics of Breast Cancer*, Boston, Little, Brown.

Armstrong D., 1985, « Space and time in British general practice », *Social Science and Medicine*, 20, 7.

Armstrong D., 1995, « The rise of surveillance medicine », *Sociology of Health and Illness*, 17, 3.

Auerbach J.D., Figert A.E., 1995, « Women's health research : Public policy and sociology », *Journal of Health and Social Behavior*, extra issue, 115-131.

Bach M., 1995, « La sclérose en plaques entre philanthropie et entraide : l'unité introuvable », *Sciences Sociales et Santé*, XIII, 4, 5-44.

Barbot J., 1998, « Science, marché et compassion. L'intervention des associations de lutte contre le sida dans la circulation des nouvelles molécules », *Sciences Sociales et Santé*, XVI, 3, 67-96.

Carricaburu D., 1993, « L'association française des hémophiles face au danger de contamination par le virus du sida : stratégie de normalisation de la maladie et définition collective du risque », *Sciences Sociales et Santé*, XI, 3-4, 55-81.

Clancy C.M., Massion C.T., 1992, « American Women's Health Care : A Patchwork Quilt with Gaps », *Journal of the American Medical Association*, 268 : 1918-1920.

Conrad P., Gabe J., 1999, « Sociological perspectives on the New Genetics : an overview », *Sociology of Health and Illness*, 21, 5.

Dickersin K., Schnaper L., 1996, « Reinventing Medical Research », in K.L. Moss ed. *Man-Made Medicine : Women's Health, Public Policy, and Reform*, Chap. 3, Durham, NC : Duke University Press.

Epstein S., 1996, *Impure science: AIDS, activism, and the politics of knowledge*, PhD diss, Department of sociology University of California, Bekerley.

Erickson J., 1995, « Breast Cancer Activists Seek Voice in Research Decisions », *Science*, 269 : 1508-1509.

Fujimora Joan H., 1996, *Crafting Science. A Sociohistory of the Quest for the Genetics of Cancer*, Harvard, University Press, Cambridge, Massachusetts, London, England.

Gafni A., Charles C., Whelan T., 1998, « The Physician-Patient Encounter : The Physician as a Perfect Agent for the Patient *versus* the Informed Treatment Decision-Making Model, *Social Science and Medicine*, 47, 3.

Guadagnoli , P. Ward P., 1998, « Patient Participation in Decision Making », *Social Science and Medicine*, 47, 3.

Groopman J., 1998, *New Yorker*, « Decoding destinity », 9 february, 42-47.

Holtzman N.A., 1999, « Are Genetic Tests Adequately Regulated ? » *Science*, vol. 286, October.

Kuhn T.S., 1970, *The Structure of Scientific Revolutions*, 2nd ed., Chicago, Chicago University Press.

Kutten F., 1998, « Cancer héréditaire du sein et de l'ovaire et hormonoprévention », *in* Expertise collective INSERM : « Risques héréditaires du cancer du sein et de l'ovaire. Quelle prise en charge ? »
Love S.M., 1995, *Dr Susan Love's Breast Cancer Book*, 2d ed. Reading, Mass. Addison-Wesley.
Ménoret M., 1997, *Temps et cancer dans l'hôpital : les trajectoires de l'expectative*, Thèse pour le Doctorat de Sociologie, Ecole des Hautes Etudes en Sciences Sociales.
Ménoret M., 1999, *Les Temps du cancer*, Paris, éditions du CNRS.
Montini T., Ruzek S., 1989, « Overturning Orthodoxy : the Emergence of Breast Cancer Treatment Policy », *Research in the Sociology of Health Care*, Greenwich (CT) : JAI Press, 3-32.
National Institutes of Health, 1994, *Proceedings : Secretary's Conference to Establish a National Action Plan on Breast Cancer.* Bethesda, MD, National Institutes of Health.
Odgen J., 1995, « Psychosocial theory and the creation of the risky self », *Social Science and Medicine*, 40, 3, 409-415.
Paterson F., Barral C., 1994, « L'association française contre les myopathies : trajectoire d'une association d'usagers et construction associative d'une maladie », *Sciences Sociales et Santé*, XII, 2, 70-111.
Patterson J.T., 1987, *The Dread Disease,* Harvard University Press.
Pinell P., 1992, *Naissance d'un fléau. Histoire de la lutte contre le cancer en France (1890-1940)*, Paris, Métailié.
Pollack M., 1991, « Histoire d'une cause », *Autrement*, 130, 24-39.
Popper K., 1972, *The Logic of Scientific Discovery*, London, Hutchinson.
Rapport d'expertise collective de l'INSERM, 1998, *Risques héréditaires de cancers du sein et de l'ovaire. Quelle prise en charge ?,* éditions INSERM.
Rifkin J., 1998, *Le Siècle biotech*, Paris, La Découverte.
Rosman S., 1994, « Entre engagement militant et efficacité professionnelle : naissance d'une association d'aide aux malades du sida », *Sciences Sociales et Santé*, XII, 2, 113-139.
Rosser S.V., 1994, *Women's Health - Missing from US Medicine*, Bloomington, Indiana University Press.
Ruzek S., 1978, *The Women's Health Movement*, New York, Praeger Publishers.
Ruzek S., 1995, « Technology and Perceptions of Risk : Clinical, Scientific and Consumer Perspectives in Breast Cancer Treatment », *ECRI*, January, 1-6.
Schwartz O., 1993, « L'empirisme irréductible », post-face de Anderson N. (1993), *Le Hobo. Sociologie du sans-abri*, Paris, Nathan.
Sciences Sociales et Santé, 1998, « Les associations de malades : entre le marché, la science et la médecine », 16, 3, septembre.
Skolnick M.H. and al., 1994, « A Strong Candidate for the Breast and Ovarian Cancer Susceptibility Gene BRCA1 », *Science*, 266, 66-71
Weisman C. S., 1998, *Women's Health Care. Activist Traditions and Institutionnal Change*, The Johns Hopkins University Press, Baltimore, London.

Whyte W.F., 1955, *Street Corner Society*, University of Chicago Press.

Le discours anthropologique et la santé. Itinéraires et terrains amérindiens.

Ilario Rossi
Anthropologue
Université de Lausanne[1]

« Parler d'itinéraire, c'est parler du départ, du séjour et du retour, même s'il doit être entendu qu'il y eut plusieurs départs, que le séjour fut aussi voyage et que le retour n'a jamais été définitif »
(M. Augé, 1987 : 8)

Resume

Aborder la santé dans une perspective anthropologique implique d'inscrire ce concept dans le décodage du fonctionnement des êtres et des cultures. En ce sens, la définition, voire la construction de la santé ne sauraient s'effectuer sans tenir compte de la complexité du rapport entre identité, altérité et pluralité. Aussi s'agit-il de reconsidérer les instruments que nous utilisons pour appréhender la réalité d'autrui. Dans cette optique, certains courants de l'anthropologie contemporaine effectuent un retour, ou encore un détour, en se penchant sur les lieux à partir desquels s'est jusqu'ici façonné leur regard. Dans ce « repatriement », la prise en compte des enjeux liés au terrain est indissociable du contexte qui les forge. Ainsi, les savoirs et les pratiques qui définissent la santé dans les cultures du chamanisme amérindien interagissent avec les savoirs et les pratiques du discours anthropologique, ce qui fait de la santé une construction toujours renouvelée du rapport entre le même et l'autre. Dès lors, le chamanisme amérindien se donne à lire comme un système permettant de comprendre le passage d'une conception du corps à une conception de l'être humain. C'est donc moins une logique du possible et du pensable qui se déploie à travers le chamanisme qu'un mode de production du corps et de la personne, qui conditionne intimement, jusque dans la chair, toute construction d'identité.

La santé est-elle un objet scientifique dont on peut définir *a priori* les critères méthodologiques censés la définir ? Comment le discours anthropologique met-il en perspective cette problématique et contextualise-t-il les concepts qui la théorisent ?

Pour tenter de répondre à ce double questionnement, ce texte se propose de suivre un processus réflexif, qui constitue l'aboutissement d'un parcours personnel, tout en étant ancré dans un moment historique précis. Ce moment est en même temps mouvement, dans la mesure où il s'inscrit dans le dépassement d'une étape

[1] Département de médecine et santé communautaire, Faculté de médecine. Département d'Histoire et Sciences des religions, Faculté de théologie

spécifique de l'histoire européenne, celle de la rencontre unilatérale, basée sur la violence et le préjugé, de l'Occident avec l'altérité plurielle. Il y a eu, au départ, un seul regard occidental braqué sur une multitude de cultures autres ; un regard qui s'est voulu scientifique, neutre et objectif. En ce sens, l'appréhension de la différence s'est vue pendant longtemps le plus souvent soumise à l'autorité de la raison occidentale qui, au détriment des autres cultures, imposait son savoir comme une référence universelle et absolue. La conception hiérarchique sous-jacente à cette lecture distingue, *ipso facto*, savoir local, indigène, et savoir global, anthropologique, à visée générale et objective, faisant du premier l'instrument de la légitimité du second. En effet, il est souvent tenu pour acquis que la culture d'autrui procède d'un ordre préétabli, qui se reproduit, produit des faits empiriques, et se prête donc à l'observation et à l'analyse. Cette coupure épistémologique donne au chercheur l'illusion d'occuper une position dénuée de toute subjectivité, perçue de fait comme parasitant le processus de recherche. Elle alimente un discours sur l'autre qui, dans le cadre indépassable de références établies, ne fait que se reproduire lui-même, en reproduisant ses propres fondements théoriques.

Pour rompre avec cette vision unilatérale, un détour épistémologique s'impose : il s'agit de remettre en perspective à la fois le statut et la définition de l'objet anthropologique et le rôle de cette discipline. De fait, les enjeux liés à la « post-modernité » induisent progressivement de nouvelles appréhensions analytiques et systémiques de la diversité culturelle et, plus spécifiquement, du dualisme opposant savoir scientifique et savoir populaire. Pour cela, il convient d'échapper aux rhétoriques galvaudées de l'altérité et de substituer au relativisme intégral une vision plus complexe des sociétés et des cultures, ainsi que de leurs interactions, par une opération de critique pondérée de la raison scientifique. C'est ainsi que certains courants de l'anthropologie effectuent un retour, voire un détour, en se penchant sur les lieux à partir desquels s'est jusqu'ici façonné leur regard. Dans ce « repatriement », ils sont inévitablement amenés à s'interroger sur ces impasses théoriques que sont l'exotisme et l'altérité, ainsi que le relativisme qui les caractérisent. L'ensemble de ces réflexions a contribué à canaliser et développer le renouveau réflexif de l'anthropologie (Bourdieu, 1992 ; Kilani, 1994), qui prend en compte la crise des objectifs de la discipline, développe une remise en question des représentations sur lesquelles notre culture fonde ses pratiques et cherche à promouvoir une révision des instruments et des méthodes de son discours.

Traduire c'est trahir, écrire c'est réduire. Ce lieu commun a pris toute sa pertinence dans le cadre de nos tentatives de restitution textuelle de nos relations instaurées avec les *Huichol* (Mexique)[2]. En effet, les *Huichol* des ethnologues sont toujours des

[2] Dans leur langue, l'*uto-nahuatl*, les individus de ce groupe se nomment *Wixaritari* [prononcer virraritari] (*Wixarica* au singulier [prononcer virra'rica]), ce qui signifie, selon les personnes et les témoignages récoltés sur place *curanderos* (ceux qui guérissent, guérisseurs), êtres humains, hommes oiseaux, hommes médecins, *cantadores* (chanteurs). La littérature présente la même variabilité de traduction ; le sens, quant à lui, renvoie au thème de cet article : soigner, pouvoir se soigner. Les *Huichol*

« constructions » de ce que sont les *Wixaritari* de la Sierra Madre mexicaine. Dans ce sens, il nous semble important de valoriser les modalités à travers lesquelles les interactions – qui ne sont plus une source de référence et d'information pour décrire un objet, mais un objet d'étude en soi (Rossi, 1997a) – se sont définies, et ont permis de construire progressivement le cadre qui permet de passer de la pratique à la théorie. Pourtant, nous le savons, l'appréhension scientifique de la réalité est à la fois une traduction des *stimuli* que nous recevons du monde extérieur et une reconstitution mentale, d'abord sous forme perceptive, puis à travers des mots, des idées et des théories : « la science est une *façon de percevoir* et de donner ce qu'on peut appeler "un sens" aux choses perçues » (Bateson, 1984 : 35). L'idée d'une connaissance, même scientifique, qui soit le reflet définitif de la réalité, s'avère dès lors irréalisable. L'anthropologie, telle qu'elle évolue dans le temps et dans l'espace, contribue à renforcer ce constat, d'où la nécessité de réévaluer les instruments que nous utilisons pour aborder la réalité d'autrui. Admettre que le point de vue crée l'objet, c'est postuler que le décodage du fonctionnement des êtres et des cultures, qui constitue l'enjeu propre de l'anthropologie, ne saurait s'effectuer sans tenir compte de la complexité du rapport entre identité et altérité. Ou encore, que la traduction des savoirs et des pratiques issus de cultures du chamanisme par le discours anthropologique se définit comme une construction toujours renouvelée du rapport entre le même et l'autre. En ce sens, la prise en compte des enjeux liés au terrain ne peut se dissocier du contexte qui les forge.

L'option d'un regard réciproque relativise ainsi, dans la pratique des enquêtes, les hiérarchies habituelles et le jeu des positions entre les acteurs. Il en découle que penser l'autre, c'est aussi penser simultanément l'écart qui nous sépare de lui. Ainsi, l'approche de la santé dans les cultures amérindiennes ne peut faire l'économie du postulat selon lequel ces « objets » spécifiques du regard anthropologique peuvent aujourd'hui être déterminants aussi pour l'élaboration d'un savoir renouvelé.

L'anthropologie entre savoirs et pratiques

Adopter ce savoir revient à reconnaître que les interprétations ethnologiques qui surgissent du terrain ethnographique sont le produit d'une pratique qui est en même temps une conduite d'intention. Il s'agit ainsi d'explorer les procédures par lesquelles l'activité interactionnelle « fabrique » de la connaissance (Strauss, 1992a, 1992b). En ce sens, c'est au sein de la pratique anthropologique, notamment telle

---

font probablement partie de ces groupes d'Amérindiens qui, lors des premières rencontres avec les Occidentaux et la culture européenne au XVIe siècle, occupaient les régions de la Sierra Madre. Toutefois, les hypothèses concernant leur localisation originelle, formées à partir de données linguistiques, mythologiques, archéologiques, ethnographiques – à savoir, en particulier, l'utilisation religieuse d'un cactus hallucinogène, le *peyotl* – débouchent sur des avis divergents. Ceux-ci convergent toutefois sur l'hypothèse que les *Huichol* sont issus de deux grandes familles amérindiennes – les nomades des plateaux désertiques du nord et les ethnies *nahuatl* du centre du Mexique – compte tenu du fait qu'ils ont su préserver des traits culturels caractéristiques qui les situent à cheval entre le monde des sacrifices des chasseurs-cueilleurs des premiers et la cosmologie obsessionnelle de la dégradation et du renouvellement de l'univers chère aux populations mésoaméricaines.

qu'elle se structure entre le chercheur et ses informateurs, que le sens de la société et de la culture se dévoile et se constitue. L'activité de terrain cesse dès lors de relever d'une capacité d'observation innée, voire d'une aptitude unique et générale, ou encore d'un ensemble de techniques censées gérer au mieux l'expérience pratique. Au contraire, rien ne permet de supposer qu'il existe un comportement universel et uniforme pour tous les chercheurs. En anthropologie, comme dans d'autres domaines, le discours ne prend du « sens » qu'à travers la spécificité du parcours des « ethnographes », chacun ayant ses références et ses comportements publics et privés. On peut dès lors postuler que « toutes les enquêtes ne se valent pas, [que] toutes les données ne sont pas égales en validité, [que] tous les énoncés descriptifs n'ont pas une même véridicité, et [que] la plausibilité des assertions interprétatives varie aussi en fonction de la qualité des références empiriques qu'elles s'autorisent » (Olivier de Sardan, 1995 : 109). Le terrain est ainsi interprété et rien n'indique jamais que deux chercheurs produisent la même interprétation d'un même événement.

Le choix d'un terrain est souvent lié à l'intérêt pour une « ethnie », pour ses particularités ou pour ses domaines encore inexplorés et inconnus. Plus précisément, tout auteur qui produit un savoir sur une communauté humaine se trouve confronté à l'obligation d'insérer sa recherche dans l'ensemble des connaissances préalables. En s'inscrivant dans cette optique, le chercheur renouvelle l'expérience de ses prédécesseurs et, tout en opérant dans la continuité, s'octroie le droit de définir son propre travail comme autonome et original par rapport à la réflexion qui a été menée jusque-là. Le terrain est ainsi conçu comme un « laboratoire », au sein duquel la récolte de matériel ethnographique fournit les « pièces justificatives » du discours théorique. C'est bien là une des déformations les plus flagrantes de la pensée anthropologique, à travers laquelle « les images que la rhétorique de chaque ouvrage met en place relèvent d'une structure culturelle déjà donnée, qui désigne à l'avance les différentes places, en nombre réduit, où elles peuvent venir se loger » (Kilani, 1994 : 71). L'ethnie et les thèmes choisis deviennent ainsi un objet préalable à l'enquête et permettent de développer un discours « sur » une culture et de fonder l'autorité monologique qui confère au chercheur son statut d'expert.

Ces considérations conduisent à remettre en question le postulat selon lequel légitimer la santé comme objet de recherche suffit pour assurer l'accès aux logiques qui les définissent. Il arrive ainsi souvent que les accomplissements pratiques et l'enquête de terrain amènent à n'exploiter que les éléments favorables aux hypothèses du chercheur, ou encore à défendre l'opinion d'après laquelle la raison d'être des phénomènes passe par la description des choses données à l'observation. *A fortiori*, il faut éviter de se laisser entraîner dans certaines dérives contemporaines qui maintiennent une distance artificielle dans les procédures narratives et nourrissent l'illusion qu'on peut transformer l'exploration de sa propre expérience en l'instrument d'une anthropologie authentique. Ces approches résiduelles – réduire les autres à sa propre mesure – se retrouvent notamment dans le cadre de la relation aux Amérindiens, où elle a donné naissance aux courants néo-chamaniques. Parmi les ouvrages les plus représentatifs de ce glissement, on peut citer ceux des anthropologues américains Harner et Halifax ; ces productions reposent sur une simulation ontologique et obéissent à une logique de l'offre et de la demande qui transforme le chamanisme, d'un produit social et culturel, en un ensemble de techniques corporelles et spirituelles.

Les théories répondent aux terrains et inversement ; le rapport dialectique qui les unit montre comment les enquêtes peuvent être, comme nous le rappelle Devereux (1980), le résultat des égarements des théories et comment celles-ci ne peuvent émerger qu'en réaction aux errances des premières. Il devient donc prioritaire de dévoiler la construction et les différentes facettes du « montage » de la production du discours anthropologique, ainsi que ses engrenages, afin d'expliciter les modalités qui permettent de créer des relations, de récolter les informations, ainsi que de les formaliser, en faisant de la collaboration dialogique entre le chercheur et les informateurs le noyau de toute recherche. Il en découle que tout anthropologue se trouve aujourd'hui confronté à la nécessité de prendre en considération le rapport entre « terrain » et « texte », entre expérience pratique et connaissance théorique. L'écriture se définit alors comme le pendant du terrain face à l'expérience vécue, le texte fonctionne comme un pivot opérant une boucle réflexive qui le ramène du savoir qu'il étudie au savoir qu'il produit. Cette boucle réflexive et la double dynamique qui l'anime déterminent ainsi les fondements épistémologiques de la démarche anthropologique, selon laquelle tout phénomène culturel ne peut désormais se concevoir que comme un fait expérimenté « anthropologiquement » sur un terrain et interprété par la suite « anthropologiquement » dans un savoir. Dans cette perspective, l'enquête de terrain ne peut plus être vue comme un travail « sur » une culture, mais plutôt un travail « de » culture, qui « ne serait plus cette chose dont nous parlons, mais ce lieu à partir duquel nous parlons » (Harstrup, 1993, cité par Kilani, 1994 : 24).

Quelles méthodes, quels outils et quels concepts peuvent-ils être convoqués en vue d'un tel processus réflexif ? En premier lieu, il s'agit de respecter le principe de réciprocité et d'équité propres aux relations interculturelles. Ainsi, c'est au niveau de la pratique du terrain que le savoir trouve le fondement de son renouvellement : en interrogeant l'expérience, on explicite la connaissance, de même que les références épistémologiques et méthodologiques qui la légitiment. Cette optique s'inscrit dans un double processus qui, d'une part, se rattache à une évolution des conceptions théoriques propres à la discipline et, d'autre part, vise au dépassement du regard unilatéral et des rapports de forces manifestes et latents entre sujet enquêteur et objet enquêté : l'anthropologie s'inscrit dans l'histoire et, par elle et à travers elle, change de visage et s'interroge, tout comme elle questionne son objet de réflexion.

La relation entre discours anthropologique et santé dans un contexte amérindien apparaît dès lors moins comme un objet institué que comme une problématique interactionnelle instituante ; cette considération nous amène à concevoir la santé chez les *Huichol* de la Sierra Madre mexicaine non pas comme le prérequis de l'enquête anthropologique mais plutôt comme le résultat d'une pratique de l'anthropologie.

Itinéraires ou comment les anthropologues sont des acteurs de l'Histoire

Si l'on suit cette optique, il convient de tenir compte des modalités selon lesquelles se déroule l'insertion au sein de la société *huichol*. En effet, le rapport entre les Amérindiens et les Occidentaux repose sur un déchirement historique perpétuellement renouvelé et réactualisé, sur une incompréhension mutuelle fréquente et même une dégradation progressive dont l'anthropologie a été et est encore, paradoxalement, un des opérateurs les plus performants : l'anthropologue légitime son expérience de terrain par la finalité de l'écriture, c'est-à-dire ce que bon nombre de *Huichol* ont toujours considéré comme sa tare essentielle, écrire équivalant à « ruiner le monde ». D'emblée leur culture, par l'absence de fondement écrit, s'oppose à la nôtre. Il serait donc naïf de penser que les *Wixaritari* portent un regard neutre sur les visiteurs qui désirent séjourner chez eux. L'idée qu'ils se font des Occidentaux et des Mexicains dérive directement de leur trajectoire historique et du clivage culturel qui les sépare de ceux-ci (Rossi, 1997b). L'étranger fait ainsi l'objet d'un discrédit nourri par la conscience des nombreux préjudices subis, et renforcé par le rejet des valeurs et des références qui, selon l'optique endogène, le caractérisent tant au niveau des expériences que du discours : dans son déroulement quotidien, l'enquête de terrain montre, force est de le constater, qu'il est impossible de signifier l'autre sans exercer une pratique sur lui.

Or, souvent, l'intégrité amérindienne ne peut se préserver qu'au prix d'une réserve à l'égard de l'autre. Cette méfiance repose sur l'opinion, partagée par toute la communauté *huichol*, qui veut que les étrangers n'ont que des intérêts unilatéraux, comme en attestent ces propos censés rendre compte de leur attitude : « Dès qu'un Blanc vient par ici, c'est pour prendre et ne rien laisser ». Les anthropologues, aux yeux de nombre de *Wixaritari*, ne font évidemment pas exception. Il faut, pour comprendre l'évolution de cette méfiance à l'égard des représentants de la discipline, se reporter notamment au mode de comportement de ceux-ci et aux répercussions qu'il a pu avoir sur la perception que les indigènes ont eue de leurs « visiteurs ».

Deux événements, qui remontent aux années 1960, font figure d'emblèmes. Le premier est lié à l'œuvre des anthropologues américains Furst (1972) et Myerhoff (1974) qui, reprenant en partie les études monographiques de Lumholtz (1904) et de Zingg (1938), ont décrit la trilogie symbolique propre à cette ethnie, réunifiant le *peyotl*, le cerf et le maïs, et dévoilent les correspondances entre mondes divin, animal et végétal dans la vie des êtres humains. Les deux Américains sont montés dans la Sierra occasionnellement, selon les habitants de la région, et ont établi un contact privilégié avec Ramon Medina, un *Wixarica* habitant dans les faubourgs de Guadalajara puis de Tepic, où il se consacrait aux travaux agricoles. Excellent artisan de tableaux, il connaissait bien la tradition de son peuple. Furst affirme qu'il était chaman. Les entretiens avec Medina et la participation au pèlerinage ont donné lieu à des publications qui ont fait connaître mondialement leurs deux auteurs. Selon les gens de la Sierra toutefois, Ramon Medina n'était pas un chaman, et ses révélations à Furst et Myerhoff n'avaient jamais été discutées préalablement avec les *kawiteros*, les gardiens de la tradition. Il a été tué à coups de machette en 1971, sur les contreforts des *mesetas* qui surplombent le Pacifique. On a expliqué cet assassinat, comme beaucoup d'autres, en invoquant un accrochage pour des questions de propriété et de terre entre deux autochtones. En réalité, il semble, selon les témoignages récoltés, que Medina ait été tué pour avoir trop parlé avec des étrangers et avoir monnayé le dévoilement de la mythologie et de la ritualité *Huichol*. J'ignore ce que Furst et Myerhoff, désignés comme « *los antropologos del Medina* » ont pu penser des « bruits » qui circulaient dans la Sierra à propos de leur production littéraire ; mais il est préoccupant de constater que le savoir anthropologique peut atteindre un prix si élevé.

Le deuxième événement concerne la participation en 1965 de deux des « spécialistes » des *Huichol* les plus connus au pèlerinage de la communauté de Las Guayabas (San Andrès Cohamiata). Cet événement constituait un précédent absolu, aucun étranger n'ayant jamais été admis auparavant. Il s'agit de Benzi, un Italien vivant en France qui avait été mandaté par l'Instituto Nacional Indigenista de Mexico D. F. pour effectuer des reportages sur les ethnies de la Sierra Madre occidentale (Benzi, 1972), et de Benitez, un Mexicain auteur de plusieurs ouvrages sur la vie des Indiens autochtones, notamment des *Huichol*. À travers les ouvrages qu'ils tireront de cette expérience, ils vont contribuer, par l'image et par le texte, à faire connaître à la pensée occidentale, dont fait partie le Mexique urbain, un rituel d'origine préhispanique. A vrai dire, les deux hommes ont davantage imposé leur présence qu'ils n'ont été invités. Voici ce qu'a raconté Benitez : « il [le chaman de las Guayabas], me demande de les abandonner. Il nous est impossible de les suivre jusqu'au Cerro Quemado [montagne sacrée et lieu de l'apogée rituel annuel, N. d. A]. Pour leur part ils rentreront à pied et peut-être les reverrons-nous à nouveau à las Guayabas. Je comprends son souhait et me l'explique par son désir de s'éloigner de la source d'impureté que nous représentons, mais je ne peux renoncer au voyage et je défends mon droit à le continuer ; il se trouve dans un état délicat, tout immergé dans l'émotion religieuse, et ne désire pas perdre de temps en discutant. [...] Il accepte avec la résignation et le fatalisme avec lesquels certains stoïques doivent ouvrir les portes de l'enfer » (Benitez, 1989 [1968] : 65). L'intrusion face à la différence, la revendication des droits du sujet, la non-reconnaissance des implications qu'un tel geste peut avoir mettent ainsi en lumière la difficulté d'articuler deux visions et deux vécus ; le rapport de force et la confrontation d'intentions antithétiques que cette attitude implique reproduit et réactualise les mécanismes de catégorisation et d'exclusion par lesquels les Occidentaux rejettent les autres hors de leur humanité, de leurs repères. Benitez a terminé son pèlerinage et a publié son ouvrage ethnojournalistique, Benzi en a fait de même, dans un style plus ethnologique. L'un et l'autre ont ainsi contribué à façonner la perception conflictuelle que les indigènes ont des représentants de l'anthropologie.

Ce dernier épisode revêt encore une autre signification, qui se rattache au rapport de rivalité qui peut s'établir entre les professionnels eux-mêmes. Ainsi Benzi ne citera pas le livre de Benitez, publié pourtant quatre ans avant le sien, tandis que Benitez n'évoquera Benzi qu'au passage, en mentionnant son statut de « photographe officiel » de l'expédition (1989 [1968] : 69). L'Européen, à la recherche d'un exotisme jusqu'alors inexploré, n'a apparemment pas pardonné au Mexicain – chargé de faire connaître à son peuple ses co-nationaux de culture différente tout en disposant des mêmes droits – d'avoir tiré profit des résultats de son travail en reprenant à son compte nombre d'informations qu'il lui avait transmises amicalement. Au-delà des rapports de compétition et des incompatibilités personnelles, l'anecdote révèle aussi un aspect caché de la relation qui peut s'instaurer entre chercheurs de nationalités différentes opérant sur le même terrain. Face aux *Wixaritari*, un anthropologue mexicain n'éprouve pas forcément les mêmes sentiments qu'un collègue européen. La revalorisation du concept d'ethnicité et d'identité a contribué à engendrer, au sein de la société mexicaine, une attention croissante pour les différences culturelles et a provoqué un vaste débat en faveur de leur défense politique, juridique et culturelle et de leur insertion dans le tissu des relations nationales. D'après ce nouveau regard, il faut comprendre le mot ethnie en s'affranchissant de la vision liée à l'utilisation de notions telles que « race », « païen », « indien » (au sens dépréciatif), auxquelles les Mexicains ont eu recours pour acculturer, différencier, contrôler, subjuguer, exploiter, évangéliser, stratifier, marginaliser et maintenir à distance socio-économique les groupes ethniques amérindiens autochtones. Or le concept d'identité ethnique fait partie de ce long processus par lequel les différences culturelles ont été revalorisées dans le pays ; à ce titre il est invoqué pour légitimer les composantes du « pluralisme culturel » national qui réunit et englobe ces différences contre certaines tentatives d'absorption culturelle ou d'intégration. Le concept d'ethnicité est ainsi utilisé par la majorité des anthropologues mexicains qui en font le fondement de la « promotion » des droits d'une population marginalisée ; pour les Amérindiens, dont les *Wixaritari*, ce concept est devenu en conséquence une arme pour défendre la valeur de leur culture et un mot d'ordre pour argumenter en faveur du droit à la différence.

Ainsi le terrain finalisé à une approche de la santé doit non seulement résoudre les problèmes nés des déchirures de l'Histoire, de l'appartenance à une culture, à une discipline et à une corporation, mais aussi de l'appartenance à un continent. De plus, le passé et le présent de la discipline surgissent ; ancêtres et collègues doivent cohabiter avec leurs objectifs différenciés, leurs méthodologies divergentes, leurs conflits d'intérêts. Nous ne sommes pas seulement ce que nous voulons être, nous sommes aussi ce que voient les autres. On peut se plier ou bien contester cette perception que les autres – l'altérité, la diversité – ont de nous, mais elle fait partie de la vérité de notre existence. La nécessité de se positionner face à ses propres héritages est ainsi indissociable de ce que les *Huichol* décrètent à propos des Occidentaux et plus particulièrement les anthropologues : « *no tienen alma* » (n'ont pas d'âme).

Itinéraires et interactions

Les raisons de cette mauvaise opinion sont multiples, et parmi les principales, la déformation professionnelle, qui conduit souvent les enquêteurs à focaliser leur recherche sur la pièce manquante du puzzle qu'ils sont en train de fabriquer pour rendre cohérents leurs travaux. L'observation de tel rituel ou la retranscription de tel mythe ne prennent alors leur sens qu'à travers la nécessité de donner une structure scientifiquement acceptable aux éléments ethnographiques. Par ailleurs, le réalisme dogmatique de l'observateur occidental peut alimenter une attitude de fermeture, qui consiste à développer une résistance intellectuelle et méthodologique face à certaines pratiques de l'altérité. Cette imperméabilité met au jour une manière de voir sélective qui se borne à prendre en considération la croyance des autres, opérateur instrumental du discours anthropologique. Ces mécanismes poussent non seulement à procéder sur un mode d'addition perverti, à l'addition d'éléments ethnographiques, mais amènent également à pourchasser de manière obsessionnelle les informations manquantes, en provoquant ainsi le plus souvent le repli des membres du groupe. Une autre raison réside dans les rapports de « collaboration » qui peuvent s'instaurer avec les autochtones. Il s'agit alors, dans le but de récolter des informations, de créer, avec certains individus, un partenariat sous la forme – parfois institutionnalisée – d'un marchandage, qui n'est pas exempt de dérapages. Les *Wixaritari* sont conscients aussi bien des effets de cette logique de l'offre et de la demande qui rend monnayable une image d'eux-mêmes, que du processus qui permet de transformer leur vécu en prestige académique. Ils se sont dès lors donné pour consigne de soumettre l'acceptation de tout étranger à la discussion collective ; afin de parer aux aléas de cette sélection, les anthropologues tendent à trouver un recours dans l'argent qu'ils proposent de verser comme contrepartie à leur présence. Pour les communautés autochtones, cette question reste délicate, contradictoire et fait plus que jamais l'objet de débats[3], elle provoque en effet des réactions antithétiques, à l'origine de tensions internes parfois extrêmement violentes. En payant des informateurs, l'enquêteur peut en effet induire des mouvances dont il ne pourra pas gérer les conséquences, qui peuvent aller jusqu'à la rupture des liens de réciprocité entre les communautés autochtones. De même, le choix par l'anthropologue d'un groupe plus ouvert aux étrangers qu'un autre, plus porté au partage et au dialogue, peut causer des fractures et des réactions dont toute la catégorie professionnelle, sans distinction, sera tenue pour responsable. Il faut encore relever, pour expliquer la tendance unilatérale du regard anthropologique, les alliances que chaque *teiwari* (étranger) cherche à instaurer sur le terrain. De fait, la plupart des visiteurs étrangers qui rejoignent la communauté *huichol* sont obsédés par l'idée de rencontrer un *mara'akame* (le chaman *wixarica*) afin d'obtenir de la

[3] Les *Wixaritari* ont besoin d'argent (*tumini*) pour survivre, mais ils ne sont pas prêts à l'obtenir n'importe comment. Ils doivent se plier, par exemple, à d'énormes sacrifices financiers pour permettre le déroulement dans des conditions pour eux idéales de leurs fêtes collectives ou des rituels familiaux. Ils ont besoin de matériel qui servira pour les offrandes, d'animaux à sacrifier, de bougies de toutes grandeurs, de nourriture, de tabac et d'alcool.

part de celui que l'on se représente comme la référence charismatique du groupe, des informations supposées légitimes et utiles. Cela se traduit par une surévaluation de la figure du chaman, dont l'anthropologue, par ses sollicitations répétées, renforce le statut aux yeux des autres autochtones, en lui fabriquant, souvent arbitrairement, une nouvelle condition et un nouveau pouvoir sociaux[4]. De leur côté, les *Wixaritari* jugent les étrangers au travers de paramètres qui les placent d'emblée dans une situation d'infériorité évidente, puisqu'ils les considèrent avant tout en fonction de leur connaissance du milieu et de leur capacité à survivre dans la Sierra, à se débrouiller dans les travaux de tous les jours, et à accepter la vie en communauté. Il s'agit là à vrai dire d'une question épineuse, car il arrive souvent que l'anthropologue dédaigne la dimension concrète du vécu et ne participe pas aux activités quotidiennes, oubliant les principes qui règlent la vie dans un contexte écologique difficile. À cet égard, l'image qu'il renvoie à ses hôtes est déterminante : il ne suffit pas d'être motivé pour pouvoir séjourner dans la Sierra, il faut encore faire parler sa force de travail.

« Dans la Sierra on travaille ». Cette affirmation lapidaire constituait une des règles définies par mes hôtes, qui se relayaient pour me signifier ce que j'étais tenu de faire, de respecter et de partager. Ce n'était évidemment pas la seule consigne ; les autorisations de séjourner chez eux ont été assorties de restrictions bien précises : on m'a ainsi interdit d'utiliser un magnétophone ou un appareil photographique, tout comme de prendre des notes sous leurs yeux, de participer à certains rituels ou encore de fréquenter les femmes. Par ailleurs, le rayon de mes déplacements a été limité, de même que ma liberté d'expression : « Surtout, ne dévoile pas nos secrets ». En outre, je me suis retrouvé flanqué de deux accompagnateurs, et l'on m'a fait comprendre que je ne pourrais pas résider trop longtemps dans une communauté, mais devrais passer de l'une à l'autre. Cela revenait à dire qu'il était préférable que je ne me lie pas à un groupe en particulier, afin d'éviter de reproduire ce qui s'était déjà passé trop souvent : l'utilisation par certains *Wixaritari* de leurs relations avec les étrangers à des fins qui allaient à l'encontre des intérêts du groupe. La coexistence, négociée et contrôlée en permanence, fut, dans mon cas, rythmée par des affirmations dissuasives : « Dans la Sierra tout le monde sait tout de tous », « Passe et ne dérange pas », « Comme le temps et le vent, ici tout peut changer d'un moment à l'autre », « Ici, dans la Sierra, rien n'est sûr ». L'incertitude et la précarité règnent souveraines. L'ignorance des règles peut coûter cher. Ma présence dépendait ainsi de ma capacité à respecter les conditions imposées, à ne pas altérer les équilibres sociaux de la communauté et à faire preuve de discrétion. Si les *Wixaritari* vous permettent de rester chez eux, ils ne se départissent pas pour autant de leur

---

[4] Ce thème est ici seulement effleuré mais il constitue un révélateur majeur des changements qui s'instaurent dans la reproduction sociale du groupe. En effet, la portée sociopolitique de l'activité des *mara'akate* (chamans) implique une utilisation croissante de l'argent comme moyen d'acquérir du prestige social, voire d'assurer la réussite du mandat public : offrandes au monde autre et aux hommes. Désormais, sans argent, plusieurs *mara'akate* échouent dans l'accomplissement de leur devoir pour avoir été incapables de gérer financièrement, et donc politiquement, les savoirs ancestraux parallèlement aux transformations de la modernité.

méfiance, vous mettant constamment à l'épreuve, guettant vos réactions. Pour un rien ils peuvent vous sommer de partir, et sans forcément utiliser de gants : on n'efface pas l'histoire avec un sourire ou de la bonne volonté, à tel point qu'il est conseillé de reprendre à son compte l'avertissement de Lumholtz, le premier ethnographe à s'être aventuré dans la Sierra à la fin du XIXe siècle, qui conseillait « d'observer autant de circonspection que si l'on était parmi des Européens bien éduqués ». Ainsi, « l'autorité professionnelle » ne constitue-t-elle pas, de loin, un motif d'acceptation suffisant, au contraire. Et chez les *Wixaritari* nombreux sont ceux qui l'ont explicité, notamment dans un registre littéraire : « Toutes les théories étaient fausses, tous les mots enflés qu'on avait mis dans ma tête ne servaient à rien. C'est facile à comprendre, c'étaient des mots muets, des perroquets aphones. Douter c'est croire : j'ai glissé hors du doute. Je suis *stupéfait*. Je bouge à peine. [...] Quels sont les hommes qui vont m'apprendre quelque chose ? Plus j'avance dans l'espace, plus les hommes se reculent » (Le Clézio, 1969 : 249-250).

Les relations interculturelles qui se nouent entre *Wixaritari* et Occidentaux relèvent donc d'une dynamique contradictoire. Pour les premiers, l'expérience de l'altérité est involontaire et prend la forme d'une contrainte : celle d'une reconfiguration forcée de soi liée à la présence imposée d'autrui. Dans ce sens et à leurs yeux, les anthropologues ne se distinguent probablement pas beaucoup des missionnaires. Les uns comme les autres sont animés par le projet commun de maîtriser l'altérité et de se l'approprier pour transformer la pluralité en unité, qu'elle soit scientifique ou religieuse. En conséquence, les *Wixaritari* sont, paradoxalement, mieux placés que nous pour décoder, à leur façon, la convergence entre deux champs qui s'opposent en apparence – la foi et la science – mais qui représentent « deux branches d'une même famille, deux tendances au sein d'une même civilisation » (Laplantine, 1994 : 29). Par ailleurs, science et religion chrétienne, malgré leur dualité, n'ont jamais négligé de s'appuyer sur le pouvoir idéologique, voire politique, de l'Occident pour cautionner leurs pratiques. Les autochtones ne l'ont à l'évidence jamais oublié.

Les sources de la santé ou la fabrication des données ethnographiques

Il est fréquent que les chercheurs écartent ce qui n'entre pas docilement dans des modules préfabriqués, linéaires et déterministes : l'accidentel, l'incertain, le conflictuel, l'aléatoire. Ce qui est taxé de « dérives exotiques » passe à la trappe, étant évacué de cette « illusion rétrospective » que nous appelons la longue durée. Pourtant, celles-ci peuvent être aussi riches d'enseignement que les trajectoires plus continues qu'ont préféré mettre en valeur les anthropologies dominantes.

Dans mes itinéraires, les prescriptions principales concernaient la quête d'informations : « Ne pose pas de questions, nous n'aimons pas ça ». Les *Wixaritari* détestent généralement se perdre en bavardages inutiles, et plus encore répondre à des demandes ciblées, aux relents d'interrogatoire policier. Ils m'ont ainsi signifié qu'ils ne me parleraient que lorsqu'ils le jugeraient nécessaire et que, le cas échéant, ils m'informeraient sur ce qui se passait. Au fond, ce qu'ils m'ont fait comprendre peut se résumer en ces termes : « reste tranquille et quand tu t'y attendras le moins les choses arriveront ». Et je me le suis tenu pour dit. Tout au long de ces séjours, je fus amené – comme par un compromis – à trouver un fragile équilibre entre les exigences de l'académisme et l'intensité du vécu, à travers les deux modalités d'interactions les plus fréquentes qu'eux et moi avions instaurées : le silence et le regard. L'un et l'autre représentent moins, dans l'optique du terrain, une absence censée évoquer le vide, qu'ils ne constituent des attitudes anthropo-phénoménologiques des plus révélatrices. Le silence n'est pas un état mort et son contenu ne peut se manifester qu'au terme d'un parcours qui amène de l'extérieur au creux le plus intérieur. Le sujet que je suis ne pouvait ainsi redonner épaisseur à l'altérité qu'à travers le constat que l'ampleur du silence suppose qu'il y a quelque chose qui échappe radicalement à la raison et qu'en même temps devrait apparaître parce que cela a du sens. Le regard, quant à lui, constitue une des expériences fondamentales de toute relation humaine ; caractérisé par une multitude de résonances touchant différents plans du vécu et de l'apparence, le regard de l'observant appréhende l'observé dans ce qu'il paraît être d'abord : une puissance d'investissement subjectif. Chez les *Wixaritari,* le regard frappe : pénétrant, jamais absent, puissant, signifiant, il renvoie à de profondes racines socioculturelles. Pourtant, « même le regard le plus profond ne parle qu'en surface, car voir et être vu ne constituent pas des réalités symétriques ou équivalentes » (Kilani, 1994 : 299). En effet, le regard crée des réalités complémentaires. Mais dans la différence et dans les évocations qu'il peut véhiculer, il reste perméable et définit une modalité de communication interpersonnelle. Les regards amérindiens changeaient d'intensité et de direction en fonction de mes comportements, de mes mots et de mes attitudes et venaient ainsi constituer une sorte de langage par lequel les *Wixaritari* m'exprimaient leur réprobation ou leur consentement, par lequel ils me renvoyaient à mes origines. Cette évidence, que je constatais empiriquement, m'a poussé à prêter une attention particulière aux mouvances du langage métaverbal. Le silence et le regard me le confirmaient : négliger les effets des interactions humaines au profit des techniques d'expression propres à mon contexte culturel signifiait considérer l'altérité comme une source de déformation et de marginalisation de mes propres références et non comme la production instantanée d'une forme d'humanité.

Si, d'une part, regard et silence véhiculaient rejet et refus, dénonçaient l'intrusion, affirmaient la volonté de ne pas entrer en relation, enjoignaient à l'éloignement, d'autre part, je constatais qu'ils représentaient aussi une des facettes les plus marquantes de leur vécu, où le recours à la parole était mesuré et où l'échange passait par des moyens de communication qui ne relevaient généralement pas de mon univers culturel. Souvent, autour du feu, à la nuit tombée, le moment le plus calme de la journée, regard et silence pouvaient être porteurs d'informations claires, dont l'ambiguïté des formes relativisait mes habitudes et ma sensibilité. Observer autrui me renvoyait à mes propres instruments d'observation, le regard que je posais sur eux se reflétait dans leurs yeux, me faisant comprendre, comme par un effet de boomerang, ce qu'ils voulaient peut-être eux-mêmes me faire comprendre : le corps parle à travers le silence et le regard, et l'expérience corporelle est une fonction directe du possible délimité par la symbolique sociale. Partager leur vécu ne pouvait plus se réduire à un simple exercice de style visant à la récolte méthodique et soigneuse de données. C'était d'abord et surtout ce constat : le silence et le regard m'affranchissaient des contraintes de la communication orale en m'amenant à me pencher sur le véhicule de notre rencontre, le corps, qui à travers nos différences ne fait que refléter le contexte social et culturel dans lequel nous baignons habituellement : « le corps est un vecteur sémantique par lequel se construit l'évidence au monde : activités perceptives, expressions des sentiments, étiquettes de mises en jeu dans les rites d'interaction, techniques du corps, relation à l'hygiène, à l'esthétique, représentations et imaginaires du corps, affections "mentales" ou "organiques" et manière de les vivre ou de les combattre avec des modes de thérapeutiques diversifiés, séduction, relation à la souffrance, à la douleur, relation à la pudeur [...] » (Le Breton, 1992 : 13). Le poids des corps permettait de redonner sens au choc des « cultures » et de relativiser, voire expurger, les préjugés nourris par la recherche universitaire. Le besoin d'un travail « sur » le corps allait de pair avec un travail « de » culture. J'ai ainsi privilégié une démarche visant à restituer la cohérence de l'ensemble du langage du corps autochtone à travers une succession d'événements censés redonner une logique syntagmatique et structurelle. J'ai cherché par là à répondre aux inductions et aux intuitions auxquelles m'avaient sensibilisé mes itinéraires, ce qui m'a amené tout naturellement à considérer comme prioritaire la compréhension du paradigme corporel autochtone sous-jacent à tout événement rituel. Plus que dans une perspective d'accumulation de données rituelles, répondant au paradigme du langage ethnographique habituel, les itinéraires et l'enquête se sont inscrits dans une perspective d'accumulation d'expériences continues répondant au paradigme de l'échange interactionnel. Comme pour contrebalancer le sentiment de « réconfort », nourri par le constat que ce que je voyais correspondait bien à ce que j'avais pu lire dans les ouvrages, s'imposa peu à peu l'impression que ce savoir que je croyais posséder relevait de l'ordre de la fiction, et que cette pensée rigoureuse qui s'était attachée à traduire le monde des *Wixaritari*, si elle circonscrivait bien son sujet, en délimitait en même temps les frontières, et si elle en restituait le sens, elle ne faisait que rester en surface, sans en saisir l'épaisseur. C'est à cette épaisseur justement que je me trouvais désormais confronté.

Dès lors, en partant de ce contexte ethnographique spécifique, j'ai commencé à m'intéresser à « l'information » la plus évidente : parler relève d'une logique sociale mais aussi culturelle : « Langage : code secret. Voilà de quoi donner à penser aux ethnographes, anthropologues, linguistes » (Le Clézio, 1969 : 251). Dès lors, entre proximité sociologique et distanciation anthropologique, quelle est l'importance du corps et de sa parole, qu'est-ce que le langage du corps pour cette culture chamanique ?

Ainsi la relation entre parole et corps a commencé à émerger comme le pivot signifiant du terrain. En même temps elle a servi de mesure pour évaluer le sens des témoignages, des dialogues et de toute communication verbale. Les informations reçues dépendaient du bon vouloir des *Wixaritari* ; bien que distillées, elles n'en étaient pas moins d'une richesse anthropologique considérable, tout d'abord parce qu'elles n'ont jamais été le fait d'un informateur isolé ni le résultat d'un compromis entre individus. Elles circulaient après décision communautaire, transmises par des acteurs chaque fois différents et aux moments les plus surprenants, au contraire de ce qui se passe généralement sur un terrain, où l'anthropologue réunit informateurs et informations. Ce mode d'approche s'est ainsi détaché radicalement de l'observation des faits et du sens qu'ils véhiculent pour se concentrer sur le processus inductif qui amenait « les paroles » transmises à construire du sens.

Prenant mes distances avec les approches et les thématiques privilégiées jusque-là par les confrères anthropologues, je me suis proposé de suivre un parcours méthodologique et théorique différent : appréhender cette forme spécifique du chamanisme comme l'expression d'une vision du monde articulée autour d'une conception du corps faisant du paradigme du centre son principe fondamental. L'élaboration du discours chamanique *wixarica*, à travers un processus convergent qui réunifie les mots, les rites et les expériences corporelles, définit l'identité comme une dynamique tendant à régénérer en permanence cette composante centrale du corps humain qu'est l'*iyàari.* Ce principe qui, dans sa sémantique plurielle, ébranle nos références habituelles, participe à une construction symbolique du corps reposant sur l'unité de la personne et l'indissociabilité entre individu et communauté. Cette dernière, en tant que produit d'une imbrication entre culture orale et culture ancestrale, fait l'objet d'une ample documentation ethnographique ; en revanche, les processus païens sur lesquels repose son équilibre restent, encore et toujours, opaques. L'orientation du regard proposée ici est ainsi motivée par le souci de rendre intelligibles les enjeux d'un cheminement rituel trop souvent réduit à sa structure, et rarement abordé selon les prémisses du pragmatisme autochtone. C'est seulement à partir de cette mise en perspective que l'on peut interroger le langage du corps des Amérindiens *wixaritari*, partant de l'hypothèse que cette culture s'exprime principalement par le corps.

L'approche anthropologique se donne dès lors pour finalité discursive de distinguer ce qui relève de la représentation de la réalité de ce qui relève de la réalité vécue et, en même temps, de saisir dans quelle mesure ces deux niveaux sont liés ou opposés, perméables ou contradictoires, ou encore comment ils influencent la vie sociale de la communauté et des individus. En ce sens, ces Amérindiens nous invitent à une approche du langage, plus particulièrement de sa conception prescriptive, voire créative, portant sur les processus conscients des croyances indigènes. Celles-ci convergent en effet vers l'implication pratique de la parole. Comme dans d'autres cultures amérindiennes, la parole renvoie pour les *Huichol* à une signification, qui permet à ses utilisateurs d'accéder au domaine de l'expression, voire de l'expérience : la réalité empirique des systèmes dits prescriptifs ne prend ainsi son sens qu'en la rapportant au modèle pragmatique élaboré par les indigènes eux-mêmes.

En ce sens, il convient de noter que la langue vernaculaire, appelée *tewi niuquiiyàari* (la parole des ancêtres qui donne du cœur) s'inscrit dans un langage culturel et rituel, le *yeiyàari* (le chemin du cœur), qui permet aux *Huichol* d'agir dans le monde grâce au corps, le *vay iyàari* (la chair qui a du cœur). C'est par la mise en perspective de ces trois niveaux qu'ils lient individu et communauté, monde des humains et « monde autre », formulation ethnologique désignant l'ensemble des ancêtres et des divinités de leur panthéon païen. Ces liens s'expriment dans le cycle rituel annuel, qui s'oppose à la période des travaux agricoles, et au cours duquel les *Huichol* relient en permanence le réseau de significations « profanes » et « sacrées », au moyen d'offrandes et de sacrifices qu'ils font circuler constamment dans l'espace et le temps[5]. Aussi, de même que l'espace dessine les trajectoires humaines, dans les lieux de la mythologie, la temporalité chamanique, à travers son cycle répétitif et l'alternance du jour et de la nuit ainsi que des saisons, libère l'homme de l'obsession de la linéarité pour dévoiler la portée de sa loi : un temps des signes, où chaque individu marque son devenir, l'humanise, se l'approprie afin d'appréhender la source inépuisable des signes que constitue le monde extérieur. Le temps, présent pour l'être humain, et l'espace, présence de l'être humain, fusionnent en lui.

Dans ce contexte, le concept plurisémantique d'*iyàari*, qui se traduit notamment par « cœur », « mémoire », « force », « puissance », « chaleur », constitue le fondement à partir duquel prennent forme le savoir mythologique, les pratiques rituelles et les représentations du corps, voire de la personne. Cela revient à dire que le symbolisme de cette culture chamanique réunit en un même terme le dire, le faire et le corps. En ce sens, la fonction première de l'*iyàari* est de permettre le passage entre connaissance et expérience, entre mythe et rite, et de redonner cohérence et logique au langage autochtone. L'activation constante de l'*iyàari* est en effet la condition de l'opérationnalité de la pensée symbolique endogène. On comprend alors que l'*iyàari* soit associé à la genèse du langage.

La tradition mythique locale peut en effet être interprétée comme le moyen permettant de transformer les êtres humains en des acteurs d'un système rituel de correspondances structurant le milieu social et naturel dans lequel ils évoluent. Pour cela, ces Amérindiens organisent leur processus rituel en l'associant étroitement au destin et à la mémoire de leur écosystème. Le corps, quant à lui, tient lieu d'émetteur et de réceptacle, ainsi que d'instrument de transformation, métamorphose et transmutation, et permet d'accomplir la synthèse entre une réalité interne, le corps individuel, et une réalité externe, le corps communautaire et le milieu par le biais de l'acquisition d'*iyàari*, manifestation corporelle de la puissance du soleil et du feu de

---

[5] A titre d'exemple, la divinité du feu (*Tatewari*) et celle du soleil (*Tao*) se trouvent dans les grottes de Teacata, au centre de la région habitée par les *Huichol*. *Taramara*, divinité de l'eau, est située près de l'Océan Pacifique, à San Blas. *Caiumarri*, ancêtre dépositaire du savoir des soins, réside, quant à lui, à *Wiricuta*, à quelque cinq cents kilomètres de la Sierra Madre, dans le désert septentrional mexicain. C'est dans la pérégrination d'un lieu à l'autre que ces Amérindiens accomplissent la coutume, respectant le savoir ancestral en le réactualisant chaque année (cf. Rossi, 1997b).

la terre. Le langage païen se présente ainsi comme un processus dynamique inscrivant les marques de sa logique dans le corps.

Abordés sous cet angle particulier, la langue vernaculaire (*tewi niuquiiyàari*), l'accomplissement rituel de la coutume (*yeiyàari*) et la composante corporelle *iyàari* peuvent être appréhendés comme un ensemble qui englobe représentations et actions, pensée et praxis. Le corps apparaît, en conséquence, comme « un pourvoyeur central de signification », et donc comme une mesure du monde. Ce constat amène à comprendre la culture indigène comme un ensemble de savoirs et de pratiques qui conduisent chaque individu à penser moins avec sa langue qu'avec son corps. De ce fait, « les représentations du corps et les savoirs qui l'atteignent sont tributaires d'un état social, d'une vision du monde, et à l'intérieur de cette dernière d'une définition de la personne. Le corps est une construction symbolique, non une réalité en soi » (Le Breton, 1990 : 13). Le discours chamanique se développe à partir de ces postulats, permettant de comprendre le passage d'une conception du corps à une conception de l'être humain. C'est donc moins une logique du possible et du pensable qui se déploie à travers le langage de la culture *wixarica* qu'un mode de production du corps et de la personne, qui conditionne intimement, jusque dans la chair, toute construction d'identité.

Pour illustrer cette manière de voir, je me suis focalisé sur une lecture du phénomène qui tienne compte des enjeux et des innovations propres au pluralisme médical. En effet, les ambivalences du corps, générées par la pluralité de ses expressions culturelles, bénéficient aujourd'hui des apports de l'interculturalité et de l'ouverture à la co-disciplinarité. C'est dans ce dernier domaine que l'hypothèse d'un corps qui « parle », par des expressions à la fois culturellement acquises et biologiquement innées, trouve des analogies possibles et des perspectives d'élaboration nouvelles. La problématique qui structure cette approche de la santé a émergé graduellement, au fur et à mesure que la pratique du terrain et la réflexion théorique se nourrissaient, respectivement, d'expériences personnelles et professionnelles, et s'enrichissaient mutuellement. Plus particulièrement, l'articulation entre les concepts de corps, de personne et de santé, ici et ailleurs, doit beaucoup à la relecture qu'une immersion pratique dans des institutions socio-sanitaires suisses m'a permis de faire de l'enquête menée sur le terrain « exotique » en Amérique Latine. Ancré dans une double réalité, j'ai ainsi posé sur mes interrogations un regard porteur d'une double référence (Rossi, 1997b).

Loin de réduire l'altérité à nos propres logiques, cette option nous oblige, bien au contraire, à questionner nos propres savoirs, notamment dans le cadre des sciences de la santé, constat qui nous amène à nous interroger sur l'inné et sur l'acquis, sur la compatibilité des incompatibles et sur l'universalité de la nature humaine.

BIBLIOGRAPHIE

Augé M., 1987, « Qui est l'autre ? », *L'Homme*, 103, 7-26.
Bateson G., 1984, *La Nature et la pensée*. Paris, Seuil.
Benitez F. 1989, (1968), *Los Indios de Mexico*, (tome 2 : *Los Huichol*). Mexico D.F : ERA.
Benzi M., 1972, *Les Derniers adorateurs du peyotl. Croyances, coutumes et mythes des indiens Huichol*. Paris, Gallimard.
Bourdieu P., 1992, *Réponses : pour une anthropologie réflexive*. Paris, Seuil.
Devereux G., 1980, (1967), *De l'angoisse à la méthode dans les sciences du comportement*. Paris, Flammarion.
Furst P.T., 1972, « To find our Life : Peyote among the *Huichol* Indians of Mexico », *in Flesh of the Gods: The Ritual Uses of Hallucinogens*, (Furst P.T ed). New-York, Praeger, 136-184.
Kilani M., 1994, *L'invention de l'autre. Essais sur le discours anthropologique*, Lausanne, Payot, coll. Sciences humaines.
Laplantine F., 1994, *Transatlantique. Entre Europe et Amériques latines*. Paris, Payot.
Le Breton D., 1992, « Le corps : perspectives de recherches », *Intercultures, Corps et culture* I, 17, 11-36
Le Clézio J.-M., 1969, *Le Livre des fuites*. Paris, Gallimard.
Lumholtz C., 1981, (1904), *El Mexico desconocido*. Mexico D. F. : INI
Myerhoff B., 1974, *Peyote Hunt : the Sacred Journey of the Huichol Indians*. Ithaca : Cornell University Press.
Olivier de Sardan P., 1995, « La politique du terrain. Sur la production de données en anthropologie », *Enquête*, 1, 71-109
Rossi I., 1997a, « L'anthropologie médicale entre théorie et pratique », *Médecine Psychosomatique et Psychosociale*, 1-2/26, 2-9.
Rossi I., 1997b, *Corps et chamanisme. Essai sur le pluralisme médical*. Paris, A. Colin.
Strauss A.L., 1992a, *Miroirs et masques. Une introduction à l'interactionnisme*, Paris, Métailié
Strauss A.L., 1992b, *La trame de la négociation. Sociologie qualitative et interactionnisme*, (textes réunis par I. Baszanger), Paris, l'Harmattan
Zingg R.M., 1982 (1938), *Los Huicholes : una tribu de artistas*, Classico de Antropologia, Colleccion 12, tomo II, Mexico DF: Institut Nacional Indigenista.

Collégiens et sociologues : mangeront-ils ? Inconfort du chercheur contractuel et enjeux de méthode au sujet d'une étude sur la restauration scolaire

Christine CESAR
Sociologue
LADYSS-CNRS
Université de Paris-X-Nanterre

RESUME

Cet article se situe au croisement des sociologies de la santé et de l'éducation. Partant d'une commande sur la restauration scolaire, l'auteur montre que l'alimentation à l'école ne prend tout son sens qu'en regard des contextes sociaux. Elle développe particulièrement les rapports dialectiques entre recherche sur commande et itinéraire méthodologique. Les chercheurs contractuels peuvent répondre à des appels d'offres émanant de collectivités territoriales qui se font souvent l'écho d'une demande sociale. Tel est le cas de cette recherche qui s'est intéressée pendant cinq ans à la « restauration scolaire » dans les collèges de Seine-Saint-Denis. Dans cette situation, les conditions de production de la recherche ont des implications concrètes et souvent implicites sur la méthodologie développée, affectant même l'autonomie que le chercheur s'accorde à définir les questions les plus pertinentes.

Pris entre une adhésion inconsciente au pouvoir légitimant du commanditaire et une aspiration pratique à décliner la recherche en produits financiers dérivés (sous forme de prolongements de contrats, restitutions, « formations », communications, articles, etc.) l'itinéraire du chercheur contractuel s'apparente souvent à du cabotage car trop s'éloigner de la demande du commanditaire, c'est *in fine* se priver de ravitaillement. C'est dans l'élaboration de cet entre-deux que s'est construit l'itinéraire de cette recherche, cherchant à objectiver les effets de cette navigation contrainte, quitte à assumer les conséquences restrictives de la posture de pilotage revendiquée.

Pilotage ou cabotage

Au fil de ce parcours, la recherche a transformé la demande en problématisant les questions pour déboucher en partie sur des résultats « difficiles » pour les commanditaires qui préféreront alors limiter la diffusion et l'exploitation de cette production scientifique (pour eux-mêmes comme pour les chercheurs). En effet, travailler au départ sur les pratiques alimentaires des collégiens relevait pour le commanditaire et ses partenaires[1] d'un souci en matière d'équilibre nutritionnel, de sociabilité juvénile et s'appuyait implicitement sur une approche de l'élève construite sur le modèle économique du « client-consommateur ». Or, la collecte de telles prénotions et leurs déconstructions a conduit à montrer que l'alimentation, sujet bavard au pays de la grande gastronomie, ne pouvait constituer un objet d'étude qu'en s'inscrivant dans la rigueur des contextes sociaux qui lui donnent sens au croisement des sociologies de la santé et de l'éducation.

Avec le commanditaire, négocier le rapport à l'objet

Dans un département comme la Seine-Saint-Denis n'entre pas qui veut dans un collège (un seul des établissements visités, traversé par une allée municipale n'est pas doté d'une enceinte close) : il faut montrer « patte blanche » et multiplier par voix hiérarchique les procédures d'accréditations, fax et courriers à en-tête pour prévenir de sa visite – toutes ces opérations pouvant être redoublées lors de l'entrée physique dans l'établissement par un coup de fil cherchant justification de la présence de sociologues dans le sas d'entrée de l'établissement. Département « sensible », sporadiquement agité par des grèves (Poupeau, 2001) un certain nombre de données (comme le nombre de conseils de discipline par établissement, etc.) semblent classées « secret défense » et font l'objet d'un *veto* à l'Inspection d'Académie comme au Conseil Général : « *on craint la fuite et la polémique* ». La multiplication de ces barrières rend l'autorisation de recherche plus précieuse et, paradoxalement, tend à installer le chercheur comme dépositaire de la confiance du commanditaire. Ce sentiment « d'adoubement » induit chez le chercheur une adhésion – d'autant plus vive que le chercheur est lui-même le produit de l'institution scolaire à laquelle il peut toujours être rattaché comme enseignant ou comme doctorant – qui peut sombrer dans une fonction de légitimation du commanditaire si la méthode n'intervient pas pour orchestrer les ruptures nécessaires à un certain affranchissement.

Ainsi il a fallu d'abord prendre la mesure de la place attribuée par le commanditaire à l'étude pour prendre acte du fait qu'un sociologue, qui se rend dans un établissement scolaire sans prétendre rencontrer des enseignants, construit *a priori* un objet d'étude marginal par rapport aux préoccupations centrales de l'institution scolaire centrées sur l'enseignement ; ainsi entrer dans un établissement scolaire en s'installant dans la cuisine, le réfectoire et la cour n'apparaît pas comme une source de révélations potentiellement « dérangeantes » pour l'institution. Or, le phasage de la recherche, qui s'est déroulée en deux temps, a permis le dépassement de la demande du commanditaire et, en retour, a circonscrit certaines limites dans la réception et la diffusion des résultats. Les titres des rapports de recherche illustrent l'élargissement opéré : le premier rapport intitulé « *Mangeront-ils ?* » (César

---

[1] Cette recherche conduite par trois chercheurs (Gaubert, Larguèze et moi-même) a été financée dans le cadre des actions menées par le Conseil Général concernant la restauration scolaire et s'est déroulée en étroite liaison avec l'Inspection d'Académie.

Gaubert et Larguèze, 1999) porte sur les déterminants sociaux de la fréquentation des 16564 nouveaux élèves de sixième, l'auscultation des pratiques alimentaires et le travail dans les cuisines à partir de quatre monographies. Il a donné lieu à un article (César, Gaubert et Larguèze, 2001) et une série de restitutions orales dans l'ensemble des collèges du département. Le second « *Manger... mais pas seulement* » (César, Gaubert et Larguèze, 2000) s'est construit à partir des contacts établis pour la préparation des « journées de restitution » avec l'ensemble des établissements et s'interroge sur ce qui proprement lié à la vie de l'institution scolaire se passe autour du repas : ce rapport ne fait l'objet d'aucune diffusion écrite – en interne, comme en externe – car il dévoile des inégalités de traitement qui aboutissent au redoublement par l'institution des inégalités sociales.

Le récit d'une telle expérience tente ici de mettre au jour les effets des relations contractuelles sur la conduite de l'enquête et, en miroir, il souligne la nécessaire réflexivité sur les échecs et l'ambivalence d'un salarié précaire. Il s'agit ainsi de montrer dans quelles mesures et à quelles conditions « l'inconfort » des relations avec un commanditaire peut devenir un des moteurs de la réussite d'une recherche contractuelle et non plus seulement l'un de ses corollaires fatals.

Partir de la demande sociale : pourquoi un faible taux de rationnaires en Seine-Saint-Denis ?

La question de la désaffection avait déjà mobilisé l'attention de différentes instances, comme celle du Ministère de l'Éducation Nationale[2] et elle était aussi régulièrement à l'ordre du jour dans les médias comme un des marronniers journalistiques du mois de septembre. En effet, si au niveau de l'académie de Créteil le taux de demi-pensionnaires est de 44,5%, des disparités importantes existent entre les différents départements : la Seine-Saint-Denis compte 28% de demi-pensionnaires et le Val-de-Marne 55,1%. Partant de ce constat et dans le cadre des actions menées par le Conseil Général concernant la restauration scolaire dans les collèges de Seine-Saint-Denis[3], une première recherche sur la fréquentation de la demi-pension a été réalisée entre 1997 et 1999. Le projet de cette enquête s'est inscrit dans un contexte où le changement du mode d'attribution des bourses depuis 1994[4] apparaissait comme un facteur aggravant le phénomène de désaffection des cantines scolaires. Il s'est donc

[2] « Note relative à la fréquentation des cantines scolaires », Inspection Générale de l'Administration de l'Éducation Nationale, 1996 ; Rapport du Conseil Économique et Social de la région Île-de-France sur l'exclusion sociale et les exclus (mai 1995) ; CFES, « Alimentation des élèves issus de milieux défavorisés. Constats, enjeux, aide à la décision », mai 1996.

[3] Notamment l'abondement du Fonds Social Collégien.

[4] En septembre 1994, les aides à la scolarité pour les enfants de 11 à 15 ans ont été versées en une seule fois aux familles, au moment de la rentrée scolaire, par la Caisse d'Allocations Familiales. En septembre 1998, le versement de l'aide à la scolarité a de nouveau été pris en charge par l'établissement scolaire sur décision ministérielle. Elle est désormais accordée sous forme de bourses de collège par l'Education Nationale. Cette bourse, sauf demande contraire des parents, est affectée directement par l'établissement au paiement des frais de cantine.

avéré nécessaire de procéder au recensement des prénotions et des explications disponibles.

Les termes du débat alors proposés peuvent être illustrés par les propos d'un médecin scolaire de la Seine-Saint-Denis[5] interrogé par Deutsch, « les hypothèses pour expliquer un phénomène de malnutrition[6] sont celles émises pour la non-fréquentation de la cantine[7] (chômage, budget familial, subventions) ; les habitudes alimentaires liées à la culture de la famille (...) » (Deutsch, 2001). Plus généralement, la baisse de fréquentation était en effet rapportée à la pauvreté des familles, à la sociabilité des adolescents, aux habitudes familiales concernant les repas et à la qualité de la restauration scolaire proposée. Tout semblait se passer comme si un appauvrissement des familles, une transformation de la sociabilité et des goûts déterminaient directement (en suivant un raisonnement causal) la fréquentation de la demi-pension. Reprenant chaque point, la recherche a pu pondérer et compléter ces explications. Voici quelques éléments concernant les premiers ordres d'explications.

La pauvreté des familles

Les élèves de catégorie sociale « défavorisée » (ouvrier-retraité et autres inactifs[8]) sont plus nombreux en Seine-Saint-Denis puisque globalement, en 1996-97, collèges et lycées confondus, ils représentent la moitié des élèves du département, soit 10 % de plus qu'au niveau académique (Barre, 1997). Les données fournies par la Caisse Primaire d'Assurance Maladie (C.P.A.M., 1998) relatives aux indicateurs de pauvreté et de précarité soulignent la situation difficile du département : presque la moitié des ménages n'est pas soumise à l'imposition ; la proportion et l'évolution de la population de RMIstes est la plus importante d'Ile-de-France ; les jeunes chômeurs de moins de 25 ans représentent 20% des demandeurs d'emploi d'Ile-de-France, etc. Le taux de demi-pensionnaires qui varie d'un département à l'autre (cf. *supra*) peut être en partie rapporté à la distribution inégale des élèves des différents groupes sociaux selon les départements, la fréquentation augmentant avec la catégorie socioprofessionnelle du responsable principal de l'enfant.

Si on constate que le pourcentage de demi-pensionnaires lycéens est plus souvent supérieur à celui des collégiens[9], cette relation s'inverse pour le département du Val-de-Marne : 55,1 % des collégiens et 54,8 % des lycéens y sont demi-pensionnaires en 1996-1997, contre respectivement 44,5 % et 54 % pour l'ensemble de l'académie (Barre, 1997). Cette inversion peut s'expliquer par l'intervention du système d'aide à

[5] Ayant participé à une étude portant sur 242 élèves de 10 classes de CM2

[6] 18% de 242 élèves.

[7] Un tiers de ces 242 élèves mangent à la cantine.

[8] Typologie construite par les services du Rectorat.

[9] Ce qui s'explique généralement par l'accroissement de la distance entre le domicile des élèves et l'établissement qu'ils fréquentent car elle augmente quand ils passent des collèges aux lycées, lesquels sont moins nombreux.

la demi-pension, mis en place par le Conseil Général du Val-de-Marne, qui se caractérise par un volume conséquent (7 fois plus important que dans la Seine-Saint-Denis). La comparaison entre ces deux départements permet donc d'établir dans un premier temps que les facteurs économiques (revenus et subventions) ont un poids non négligeable dans la fréquentation de la demi-pension.

La sociabilité et les goûts de l'adolescent

Pour le sociologue, l'adolescence, comme « la jeunesse [qui] n'est qu'un mot » (Bourdieu, 1984 ; Choquet et Dressen, 1993) ne peut prendre tout son sens que si elle est resituée dans le cadre des groupes sociaux auxquels elle se rattache. La transmission de valeurs et de goûts propres à un groupe social est sans doute la fonction principale qu'assure la famille mais toutes les catégories sociales ne s'organisent pas autour des mêmes références et valeurs en matière d'éducation (Duru-Bellat et Henriot-Van Zanten, 1992 ; Kellerhals et Montandon, 1991).

De plus, sociabilité et goûts des adolescences doivent être inscrits dans le cycle de vie des individus pour comprendre notamment l'autonomie déléguée par les parents. Ainsi, ne peuvent être comparés des adolescents qui finissent leur scolarité au collège et sont proches du monde du travail avec des adolescents qui poursuivront leurs études pendant 3, 5 ou 10 ans (Beaud, 1997) et qui, de ce fait, voient leur jeunesse prolongée (Galland, 1993). Les travaux existants sur la gestion de l'argent de poche (Bordet, 1999 ; Aquatias, 2001) par les familles montrent qu'à âge égal, les milieux populaires laissent plus d'autonomie que les autres groupes sociaux à leurs enfants traduisant ainsi une volonté de responsabilisation plus précoce que dans d'autres milieux sociaux, plus prompts à la thésaurisation.

L'adolescence est donc une catégorie hétérogène (Mauger, 1994) tant du point de vue social, scolaire que sexuel (Passeron et de Singly, 1984) et n'est donc pas forcément susceptible de réactions uniformes quant à la restauration scolaire. Dans cette optique de différenciation, il devient indispensable de prendre en compte les transformations qui, à partir de 1985, affectent la population scolarisée[10] et ses mouvements d'un collège à l'autre[11].

Opérer la rupture par l'objectivation statistique

Le travail sociologique a consisté à confirmer ou infirmer ces principes explicatifs spontanément mobilisés pour rendre compte de la baisse (supposée générale) de la fréquentation des restaurations scolaires. Pour ce faire, plusieurs instruments de la recherche en sciences sociales ont été mis à contribution afin d'expliciter les

[10] La politique du « collège pour tous » a été moins subordonnée aux performances scolaires qu'à la demande sociale de poursuite d'études pour accueillir dans le secondaire des populations d'élèves qui auparavant trouvaient une place ailleurs (formation professionnelle, etc.) (Broccolichi, 1995).
[11] Jeu de concurrence entre les collèges qui contribue à augmenter la ségrégation entre les collèges (Broccolichi et Van Zanten, 1997 ; Thin, 1996).

mécanismes à l'œuvre en reformulant un certain nombre de questions auxquelles des réponses statistiques ont été apportées afin de mettre en perspective la situation. Ainsi l'enquête a cherché à savoir si la baisse de fréquentation était récente, si elle était en relation avec une chute des effectifs scolarisés, si elle était uniformément répartie sur l'ensemble des collèges, si le transfert des bourses aux familles en 1994 avait significativement modifié la fréquentation, etc. Pour toutes ces questions, les réponses ont été négatives. Le détail de ces résultats ne sera pas présenté ici (César, Larguèze et Gaubert, 1999) mais l'attention se portera sur l'axe de recherche qui a permis de déconstruire, en la complexifiant, la relation entre capital économique et fréquentation de la restauration scolaire, en mettant au jour la manière dont se structure la relation entre l'origine sociale de l'élève et son inscription comme demi-pensionnaire. Le travail statistique a mis en évidence une relation forte entre origine sociale et fréquentation de la cantine et a permis de fonder une typologie des établissements afin de raisonner l'échantillon des collèges dans lesquels s'est déroulé le deuxième temps de l'enquête par observations et entretiens.

Méthodologie et émergence d'une problématique

Travailler sur les données individuelles des 16564 nouveaux entrants en sixième[12] dans les collèges de Seine-Saint-Denis en 1996-1997 (redoublants exclus) permet de comparer les variations de pratique des élèves des différentes catégories sociales, puis les différences entre collèges, sans avoir à tenir compte des différenciations scolaires qui s'y opèrent au fil de la scolarité (filières technologiques en quatrième et troisième, etc.), ni des contraintes d'emploi du temps qui en découlent. Parmi l'ensemble des données disponibles, des variables caractérisant le profil sociodémographique des élèves ont été sélectionnées : année de naissance, sexe, profession du responsable principal, lien entre l'élève et le responsable de la famille (mère, père, les deux...), taille de la fratrie, commune de résidence, ainsi que des variables caractérisant le parcours scolaire : établissement d'origine, division, type d'option. Les traitements statistiques ont été opérés après recodage de chacune des variables. Cependant l'utilisation des données statistiques collectées auprès des établissements scolaires concernant l'origine sociale des élèves demande quelques précautions[13]. C'est pourquoi le raisonnement s'établira en premier lieu en opposant les deux extrémités de l'espace social (cadres et ouvriers) qui s'avèrent les données les plus fiables.

Les résultats soulignent le fait que la fréquentation ne suit pas la hiérarchie des revenus mais plus le capital culturel scolaire des ménages. En effet, les revenus moyens des employés sont sensiblement égaux à ceux des ouvriers et les revenus des professions intermédiaires sont sensiblement équivalents à ceux des artisans et plus faibles que ceux des commerçants (Fall et Lattès, 1993 ; Malpot, Paquel et Verger, 1993 ; Guillaumat-Tailliet, Malpot et Paquel, 1996 ; CERC, 1989). Pour

[12] Données brutes aimablement fournies par le service statistique du Rectorat de Créteil.
[13] Induites par l'analyse du mode de collecte des déclarations (Soulié, 1997)

valider cette hypothèse des hiérarchies, deux analyses supplémentaires ont été réalisées afin d'explorer : les pratiques des enfants d'enseignants, dont la proximité au système scolaire et les chances d'accès à un niveau plus élevé du système scolaire sont connues ; les pratiques des enfants ayant choisi l'allemand en Langue Vivante I (LVI), qui est moins un indicateur d'excellence que de maîtrise d'une stratégie.

Il s'avère alors que les enfants d'enseignants (professeurs et instituteurs), si on les distingue de l'ensemble des enfants de cadres et professions intellectuelles supérieures, sont ainsi ceux qui fréquentent le plus la demi-pension (Tableau 1).

Tableau 1 : la fréquentation de la demi-pension en fonction du groupe social (en distinguant les enseignants)

	RÉGIME (%)		
PCS	D.P.	Ext.	Total
enseignants (professeurs, instituteurs)	**64,7**	35,3	100
3 cadres et professions intellectuelles sup.	**60,8**	39,2	100
4 professions intermédiaires	**49,9**	50,1	100
5 employés	37,3	62,7	100
2 artisans, commerçants, cadres interméd.	34,5	65,5	100
6 ouvriers	21,6	**78,4**	100
Total Général	33,3	66,7	100

Source : Données du Rectorat de Créteil. Champ : nouveaux entrants en 6° en 1996-97. D.P. : demi-pensionnaires. Ext. : externes.

Les enfants pratiquant l'allemand en LVI fréquentent plus la demi-pension que les autres (Tableau 2), ils sont 49,9 %, contre 31,6 % des élèves apprenant l'anglais[14] (les élèves qui apprennent l'allemand sont aussi plus souvent issus des classes supérieures)[15]. Si l'âge – le fait d'être « en avance » – est un indicateur indirect de la valeur scolaire, il s'avère que les élèves apprenant l'allemand sont nettement plus jeunes que les élèves apprenant l'anglais, corroborant ainsi l'hypothèse du choix de cette LVI comme signe d'adhésion aux normes scolaires et donc de proximité à l'institution.

[14] Les élèves apprennent majoritairement l'anglais (89,9 %), contre une minorité qui apprend l'allemand (9,6%).

[15] 23,5 % des germanistes (contre 7,3 % des anglicistes) sont enfants de cadres et professions intellectuelles supérieures ; 23,8 % (contre 14,6 %) appartiennent aux professions intermédiaires ; à l'opposé, seulement 12,5 % (contre 33,2 %) sont enfants d'ouvriers. Entre les deux, 18,1 % et 6,7 % (contre 19,2 % et 7,6 %) sont enfants d'employés ou d'artisans, commerçants.

Tableau 2 : Pourcentages de demi-pensionnaires par PCS et langue étudiée

	Langue étudiée			Écart entre	Rapport entre
PCS	Allemand	Anglais	Ensemble	% extrêmes	% extrêmes
Artisans, com.	**46,7**	33,3	34,5	13,4	
Cadres sup.	**66,1**	59,6	61,3	6,5	
P. interm.	**55,8**	49,7	50,6	6,1	
Employés	**49,8**	35,9	37,3	13,9	
Ouvriers	**34,1**	20,8	21,6	13,3	
Total	**49,9**	31,6	33,3	18,3	1,57

Source : id. champ : id. En **gras** les pourcentages supérieurs en ligne (soit, pour chaque catégorie sociale, la langue correspondant à la fréquentation maximum de la demi-pension), soulignés les pourcentages supérieurs en colonne (soit, par langue étudiée, la catégorie sociale fréquentant le plus la demi-pension).

Cette relation se maintient quelle que soit la configuration familiale, la taille de la fratrie (mais s'inverse à partir de 3 enfants), la distance du collège au domicile, l'âge et le sexe (César, Larguèze et Gaubert, 2001). Le taux de fréquentation des restaurations scolaires selon l'origine sociale peut donc être proposé comme un indicateur de l'inégale intégration des élèves à l'institution scolaire ; plus avant, le taux de fréquentation peut être considéré comme un indicateur du degré d'anomie[16] d'un établissement.

L'enquête de terrain

La recherche s'est nourrie d'une observation prolongée du fonctionnement des restaurations scolaires, réfectoires et leurs abords d'un côté, approvisionnement et travail dans les cuisines de l'autre. Une centaine d'entretiens ont été effectués auprès d'élèves des deux sexes, sélectionnés au hasard ou sur recommandations des surveillants, pour établir la plus large diversité d'origines sociales, d'âges, de niveaux, d'options, de résidences, de pratiques méridiennes (déjeunant, ne déjeunant plus, n'ayant jamais déjeuné). Des entretiens se sont aussi adressés systématiquement à tous les responsables et personnels des établissements scolaires, engagés plus ou moins directement dans l'activité de restauration.

L'espace des collèges

L'échantillon des collèges enquêtés est extrait d'une typologie qui croise fréquentation et évolution de la fréquentation de la demi-pension pour les 108 collèges. Le pourcentage des demi-pensionnaires au sein de chaque collège en début de période (soit 1990-1991) avait permis, en divisant la population des collèges par

[16] En suivant l'interprétation que propose Durkheim du taux de suicide (Durkheim, (1897), 1985).

quartiles, de distinguer quatre groupes de collèges[17]. Puis l'évolution de la fréquentation (sur la période 1990-1996) mesurée en rapportant la différence des pourcentages de demi-pensionnaires au pourcentage initial de ceux-ci a aussi permis de distinguer les collèges en effectuant une pondération de l'évolution par rapport à l'importance relative de l'effectif de départ – qui à même évolution pouvait être élevé ou bas – [18]. Il s'est agit ensuite, pour sélectionner quatre sites contrastés, de maximiser certaines différences pertinentes sous l'angle du recrutement social et des performances scolaires (mesurées par le taux de réussite au brevet des collèges), d'une part, et du type de restauration (cuisine centrale, sur place ou prestataire extérieur) d'autre part.

L'échantillon contrasté se compose de quatre collèges : (A), un espace protégé de « classes moyennes-supérieures » et une cantine « high-tech » ; (B), élèves « petits-bourgeois » dans un établissement hétérogène et une restauration assurée par un prestataire extérieur ; (C), profil moyen d'un collège populaire sur le fil dont la cantine souffre de difficultés de gestion ; (D), stabilisation d'un collège ouvrier en déclin et d'une cuisine familiale à l'avenant.

[17] 27 collèges sur 108 (25 %) ont ainsi très peu de demi-pensionnaires – moins de 23,7 % ; 27 collèges en ont de 23,7 % à 34,1 % ; 27 de 34,1 % à 44,2 % ; enfin 27 ont beaucoup de demi-pensionnaires, soit plus de 44,2 %.

[18] En divisant de la même manière que précédemment la population en quartiles, on distingue quatre groupes de collèges. 27 collèges sur 108 pour lesquels l'évolution est positive, nulle ou faiblement négative, la différence de pourcentage étant supérieure à -5,8 % du pourcentage initial ; le quartile de collèges suivant, pour lesquels l'évolution se situe entre -5,8 % et -20,0 % du pourcentage initial ; celui pour lesquels elle se situe entre -20,0 % et -31,1 % ; et enfin celui pour lequel la baisse est la plus forte, la différence de pourcentage étant inférieure à -31,1 %.

Tableau 3 : L'échantillon contrasté des quatre collèges de l'enquête de terrain

	Collège A (++)	**Collège B (+)**	**Collège C (-)**	**Collège D (--)**
Situation de la DP				
Fréquentation	forte 74%	forte 35%	faible 21%	faible 12%
Progression entre 1990-96	en hausse de 61% à 74%	en baisse de 67% à 35%	stable de 24% à 26%	en baisse de 20% à 12%
Sectorisation	residentielle	résidentielle + une cité SNCF	cités en Zone urbaine sensible Contrat Ville	cités ZEP Contrat Ville
Elèves				
LV I allemand	10% (et filières musicale, sportive)	20%	7%	5%
Réussite Brevet	80%	70%	50%	45%
Absentéisme, conseil de discipline	(- -)	(- -)	(+ +)	(+ +)
Cuisine				
Type Liaison Menu	centrale chaude 4 entrées 2 viandes 2 légumes 2 desserts	prestataire privé froide 2 entrées 1 plat fruit ou laitage	sur place 1 entrée 1 plat dessert et laitage	sur place 2 entrées 1 plat dessert ou laitage
Equipe éducative				
Surveillants Assistante sociale Infirmière CDI (le midi) Clubs méridiens Enseignants « Turn-over »	Bac+3 oui oui ouvert nombreux + d'agrégés (- -)	Bac+2 non non ouvert un seul + de PEGC (-)	VSN+MDP mi-temps mi-temps fermé en déclin + de M.A. (+ +)	VSN+MDP mi-temps non ouvert en déclin + de premier poste (+ +)

CDI : centre de documentation et d'information, VSN : Volontaire du Service National, MPD : Maître de demi-pension, PEGC : Professeur d'Enseignement Général des Collèges, MA : Maître auxiliaire.

On peut donc opposer, à une extrémité, un collège au recrutement bourgeois (A), à un collège au recrutement ouvrier (D). Si les deux autres collèges (B et C) se situent dans une position intermédiaire concernant leur recrutement social (le collège B nettement plus petit-bourgeois, proche du collège A, le collège C nettement plus populaire, proche du collège D), ils se distinguent par l'hétérogénéité de leur population scolarisée, proche de la moyenne départementale pour le collège C (avec prédominance des enfants d'employés et d'ouvriers), plus hétérogène mais beaucoup plus élevée socialement pour le collège B (où coexistent professions intermédiaires, cadres, employés et ouvriers). Pour ces quatre collèges, plus le recrutement social est bas et plus les enseignants sont « nouveaux » au sein de l'Éducation Nationale et surtout sont arrivés d'autant plus récemment dans l'établissement, fréquemment depuis moins d'un an. Mais une homologie parfaite, voire caricaturale, ne s'établit pas entre caractéristiques des enseignants et caractéristiques des élèves. En effet, entre le recrutement social des élèves et le recrutement des enseignants selon leur grade, s'interpose l'histoire du collège (ancien CEG ou non, etc.), et les politiques d'éducation (collège en ZEP, Zone sensible, etc.) qui nuancent et complexifient les situations.

Imbrications des temps et des définitions : échecs dans les entretiens

La rédaction d'un rapport de recherche peut rarement revenir sur la temporalité spécifique de son déroulement et les difficultés d'analyse (ou de non analyse) qu'elle génère. En effet, elle s'attache à recomposer et reconstruire de façon pseudo-linéaire une démarche qui ne l'est pas toujours dans sa réalisation. Dans le cas d'une recherche fort contrainte par l'accès limité au terrain[19] et par l'étroitesse des 6 mois de contrats[20], toutes les phases de l'enquête sont conduites de front. Cela signifie que l'analyse des données statistiques n'est pas complètement aboutie quand arrive enfin la possibilité de se rendre sur le terrain ; en retour, le travail d'observation suggère d'analyser d'autres variables. Ces allers-retours font partie des affres ou des flous d'une certaine précipitation qui peut participer à entretenir dans le « rapport » au terrain la persistance de la demande sociale du commanditaire.

Les premiers entretiens avec les élèves ont été réalisés conformément au souhait du commanditaire auprès d'élèves de tous niveaux déjeunant à la cantine, n'y déjeunant plus ou n'y ayant jamais déjeuné. La consigne initiale s'est spontanément organisée autour de ce qui se passait pour l'élève pendant l'heure du déjeuner en cherchant à mettre l'accent sur ce qu'ils mangent. Cette approche rétrospectivement très naïve s'est traduite par un cuisant échec : tous les entretiens étaient courts, redondants et validaient le modèle *« Mac Donald »* comme organisant l'ensemble des discours. Le

[19] Le calendrier scolaire, les temps d'examens, les réunions académiques, le temps méridien du repas contraignent les possibilités de séjour.

[20] Toujours retardés par la longueur de certaines procédures administratives déconnectées du calendrier scolaire. De plus, la signature du contrat est pour les partenaires la seule possibilité d'engagement physique car ils tiennent à s'assurer de la légalité de la couverture sociale en cas d'accident sur le terrain.

sentiment diffus d'être confronté à un discours stéréotypé se renforçait d'un degré quand il s'agissait du petit-déjeuner, tant les descriptions étaient proches de l'archétype publicitaire. Le caractère parfois abstrait, souvent caricatural de ces réponses, la difficulté à opérer des relances fructueuses et la pauvreté des matériaux recueillis ont forcé à repenser la consigne de départ. Pour tenter de désamorcer des réponses toutes faites, la consigne s'est enracinée dans la description exhaustive de l'ensemble des activités d'une journée d'un collégien : il s'agissait de lui demander de décrire son quotidien de la veille en suivant un fil chronologique. Sur cette base, les relances permettaient à souhait de mettre l'accent sur les prises alimentaires, mais cette nouvelle consigne de départ a surtout permis de comprendre la place et le rôle de la cantine pour les différents collégiens. Dans ce cadre de temps élargi, les collégiens faisaient nettement la différence entre leurs goûts de l'ordinaire et leurs goûts des moments plus exceptionnels. Ainsi, quand ils parlent du *« Mac Do »*, ce qui est prépondérant est le caractère festif de cette *« sortie »* et donc bien son caractère exceptionnel. Si le *« Mac Do, c'est la fête »*, c'est parce que ces occasions sont rares et font toujours rêver.

C'est donc à partir d'un échec que la phase des entretiens a pu se ressaisir de la dimension centrale du rapport à l'institution que l'analyse statistique n'avait pas encore dégagée au moment de ces séjours sur le terrain.

Travailler sur la *restauration scolaire* et l'alimentation ou sur la *cantine* et la pause méridienne ?

Si les mots de *restauration scolaire* et de *cantine* peuvent sembler interchangeables, ils ne le sont pas et il faut un certain temps à l'enquêteur pour se dégager du terme administratif utilisé, un peu protocolairement, par une grande partie des adultes de l'institution. Dans les entretiens réalisés avec les collégiens, le terme de *cantine* a le monopole et l'enquêteur se garde bien d'injecter le terme plus « technocratique » de *restauration scolaire* ; seulement il commet la traduction dans ses commentaires écrits, mettant cette opération sur le compte d'un changement de niveau de langue (Lepoutre, 1997) alors qu'il opère à son insu une véritable conversion. Or, ce qui est neutralisé, euphémisé dans la *restauration* c'est l'emprise de l'institution là où elle est consubstantiellement imbriquée dans la *cantine* : l'une veut tendre vers le monde adulte, l'autonomie (cf. l'usage de la barre de self), l'autre renvoie définitivement à un univers infantile de nourrissage et de temps contraint.

Dans cette conversion, l'enquêteur accepte tacitement de se focaliser sur les pratiques alimentaires et devient sourd à certaines dimensions structurantes quitte à évacuer dans un premier temps les réponses jugées comme « tombant à côté ». C'est par exemple le cas quand la réponse porte sur autre chose que l'alimentation.

- *« Qu'est-ce que tu aimes le plus à la cantine ?*
- *Jouer au foot »* (William)[21]

Effectivement, la durée de la cantine ne mobilise que pour un tiers ou un quart de son temps des questions de nourriture. La cantine est d'abord pour les collégiens un moment partagé. C'est d'ailleurs cette sociabilité que l'on regrette quand on décide de ne plus manger à la cantine.

- *« Et qu'est-ce qui te plaisait le plus à la cantine ?*
- *Manger avec mes amis... parce que manger tout seul, ce n'est pas très marrant tandis que quand on mangeait avec les copains on parlait de ce qu'on avait fait dans la journée, le week-end, on se remémorait les soirées qu'on a faites entre nous... ça manque un peu .. »* (Julien)[22].

Les collégiens mangent d'abord avec des copains rappelant que la construction étymologique de ce mot suit celle de compagnon (*« companio, onis »* qui mange son pain avec) et donne ainsi *co-pain*. Ainsi au centre de tout projet de vie en collectivité se situe l'organisation de la sociabilité particulièrement portée par l'institution scolaire pendant la pause méridienne.

La cantine, un révélateur du climat d'une collectivité ?

S'intéresser aux pratiques alimentaires des collégiens sur le temps méridien suppose de prendre en considération ce qui se passe pour les élèves à l'intérieur de l'établissement comme ce qui s'organise pour eux à l'extérieur. De ce fait, l'établissement se construit *a priori* comme une barrière poreuse laissant croire à la libre détermination des circulations et des choix dont ils sont l'expression. Or, l'immersion dans les cantines fait apparaître l'institution scolaire comme résultant de l'imbrication de mondes clos, les cuisines constituant un monde à part, avec sa propre hiérarchie, ses catégories de personnels, ses propres horaires et ses préoccupations non scolaires. Tout semble indiquer que la pause méridienne est un temps suspendu, ritualisé, loin du rapport pédagogique et de la transmission des savoirs. Ce cloisonnement correspond à la vision ordinaire du commanditaire et s'appuie sur un découpage fonctionnel, mais comme chercheur, s'y enfermer c'est à coup sûr s'y noyer. Pour sortir de cette imbrication de « poupées russes » (où il apparaissait cependant nécessaire de comprendre ce qui se passe dans les cuisines, ce qui conditionne les possibilités de réaliser – ou pas – un ensemble de plats), il a fallu revoir l'architecture du rapport pour le centrer sur une préoccupation majeure et commune à l'ensemble de l'institution : la gestion des flux d'élèves. L'établissement

[21] William, n°51 ; Collège C ; Classe : 5° ; Age : 15 ans ; Profession père : Policier ; Profession mère : OEA cantine ; Taille et place dans la fratrie : 3 enfants, aîné ; Domicile : 15 mn à pied.
[22] Julien, n° 16 ; Collège C ; Classe : 3° ; Age : 16 ans ; Profession père : Représentant en café ; Profession mère : Coiffeuse ; Taille et place dans la fratrie : Enfant unique ; Domicile : proche.

scolaire a été alors schématisé sous l'angle d'une « organisation » gérant des flux d'élèves.

Dans cette perspective, il apparaît que c'est moins la liberté de choisir son menu que la possibilité de ne pas être astreint[23] à l'institution et à l'enceinte du collège qui constitue le *fast-food* en pôle d'attraction. De plus, si la cantine est régulièrement décrite comme *« ignoble », « mauvaise », « dégoûtante »*, ces réactions ne sont pas caractéristiques du seul univers des collégiens. Les travaux de J. Maho et P. Pynson sur les cantines en général invitent à élargir l'analyse. Ils soulignent que les repas méridiens servis dans un restaurant d'entreprise, d'université, etc. sont ressentis presque toujours comme intrinsèquement mauvais. Selon ces auteurs, l'image de la cantine cristalliserait les mécontentements et servirait de bouc émissaire. Le principal reproche qu'on lui fait implicitement n'est autre que de faire partie intégrante de l'univers du travail (Maho et Pynson, 1989). D'ailleurs, à l'hôpital, à l'armée, en prison, cette fonction de bouc émissaire peut parfois se radicaliser. Ainsi, la cantine d'un collège peut fonctionner comme un révélateur, un analyseur du climat social d'un établissement et le récit d'une journée ordinaire permet de distinguer des élèves inégalement distants à l'univers scolaire, sentiment développé par rapport au groupe-classe, existence d'activités para-scolaires, etc. Apparaissent alors des jugements contrastés sur les repas de la cantine où les élèves les plus intégrés à l'univers scolaire s'accommodent de ce qui leur est servi alors que les moins intégrés n'y adhèrent pas. Ainsi les enfants « conformes » au système scolaire – c'est-à-dire proches de l'institution – se présentent comme des enfants faciles sur le plan alimentaire et peuvent mobiliser un registre médical pour justifier leurs dégoûts.

> - *« Qu'est-ce que tu aimes ?*
> - *Les pâtes, le riz tout ça, bon ça c'est passable quoi. Chez moi, c'est pas très ce qu'on mange... En fait, j'aime un peu de tout quoi. (...) je mange de tout sauf les œufs.*
> - *Tu n'aimes pas les œufs ?*
> - *Non, je suis allergique aux œufs.*
> - *Tu es allergique ?*
> - *Juste aux œufs, pas aux matières qui peuvent être faites avec de l'œuf. »*
> (Kévin)[24]

Ces collégiens « accommodants » même s'ils trouvent certains menus *« passables »* déclarent, comme Pierre[25], qu'ils *« n'aiment pas ça... mais qu'ils le mangent quand même... »*. Cela les conduit à rechercher les légumes, le poisson.

---

[23] Prêter attention aux propos tenus par les élèves sur « une cantine idéale » permet de l'entendre crûment : la cantine idéale est extérieure au collège et toujours dans un espace sans contrainte, où l'on peut aller et venir à sa guise.

[24] Kévin, n°15 ; Collège C; Classe : 3° (redouble) ; Age : 16 ans ; Profession père : Juriste ; Profession mère : chômage (mais Bac+5) ; Taille et place dans la fratrie : deux enfants, aîné ; Domicile : proche.

- « *Je trouve qu'on mange de tout sauf que des fois ils ne font pas des brocolis (...) La ratatouille, y en a pas beaucoup qui aiment la ratatouille mais moi j'ai mangé.*
- *Comment ça se fait que tu aimes tout comme ça ?*
- *Parce que mes parents m'ont habitué à manger de tout. A cette époque, tout le monde n'aime pas tout, souvent tout ce qui est haricot vert, tout ce qui est légume souvent ils n'aiment pas.* » (Pierre).

A l'opposé, beaucoup d'élèves ayant cessé de fréquenter la cantine se présentent spontanément comme « *difficiles* » en matière alimentaire. Les enfants de milieu populaire disent plus facilement « *j'aime pas...* » (là où d'autres parleront « *d'allergie* »). Cette présentation de soi, récurrente, est importante à comprendre. Elle signifie que ceux qui « n'aiment pas » les menus proposés par la cantine reconnaissent leurs goûts comme déviants par rapport à la norme. Julien, ex-demi-pensionnaire n'aime pas tout ce qui est « léger » : « *j'aime pas le poisson, j'aime pas le chou-fleur, les épinards* ».

- « *Sinon, quand c'est bon, c'est : petits pois, steak, frites... poulet... raviolis, tout ça ça va... mais je trouve que y'en a pas assez de nourriture... on a des petites rations... Donc, c'est un peu embêtant (...) Dans le primaire, ils donnaient plus, ils donnaient plus de choses consistantes qui restaient pendant la journée. Tandis que là, quand je mange à la cantine, après 4 heures - 5 heures, j'ai encore faim.* » (Julien).

Parmi les légumes, il préfère les petits pois aux haricots verts, ce qui est tout à fait révélateur d'un système de goût[26] comme le montrait déjà P. Bourdieu dans son analyse de la surconsommation par les classes populaires de la banane dans la catégorie des fruits frais (Bourdieu, 1979). Ainsi, les collégiens sont formés par les goûts de leurs parents et des groupes sociaux auxquels ils appartiennent et la ritualisation des conduites de table ne revêt pas les mêmes formes dans les différents univers sociaux ou culturels : convient-il de se resservir deux fois et de roter pour faire honneur à la cuisine ou sied-il de manifester retenue et distance en privilégiant de sortir de table « en ayant encore un petit creux » ? On le voit les attentes concernant les effets que peuvent produire les aliments doivent, pour être plus compréhensibles dans leur diversité, être réinscrites dans les différents rapports au temps et au corps qui peuvent exister : attend-on de l'alimentation des profits immédiats et concrets (force du corps pour l'effort...) ou différés et plus abstraits (équilibre et harmonie...) ? A-t-on lors d'une migration quitté une situation de

---

[25] Pierre, n°41 ; Collège C ; Classe : 6°; Age : 11 ans ; Profession père : Cadre / industrie pharmaceutique ; Profession mère : Idem ; Taille et place dans la fratrie : 3 enfants, aîné ; Domicile : proche (pavillon).

[26] Les petits pois font partie des légumes secs qui possèdent une valeur énergétique très supérieure à celle des autres légumes.

pénurie alimentaire chronique (liée à une guerre, un conflit, une sécheresse, un appauvrissement...) ?

Ce que manger veut dire

Les entretiens avec les élèves font ressortir que manger ne signifie pas la même chose pour les uns et les autres. Le poids des déterminants sociaux s'imprime sur les différentes définitions et recoupe la hiérarchie des classes sociales : s'oppose alors le « bien manger » (valorisant la réplétion) au « manger bien » (plus proche du diététiquement correct).

Au centre de toute entreprise d'éducation se situe la domestication des appétits du corps, véritable *processus de civilisation* (Elias, 1973). Les fonctions biologiques sont alors progressivement encadrées par des règles sociales de savoir-vivre et de bienséance dont l'institution scolaire est un vecteur puissant. Au sein de l'établissement les différents intervenants directs de la demi-pension (le cuisinier, le gestionnaire, le nutritionniste et l'infirmière) occupent chacun des pôles techniques aux rationalités propres. On s'attardera juste ici sur les effets d'une approche nutritionniste normative en disséquant les fascicules d'une société privée assurant la *restauration scolaire* d'un des établissements explorés. Explicitement, la société X agite la peur qu'une cantine publique ordinaire priverait les élèves des avancées de la « science nutritionnelle ». L'exigence scientifique érigée par la société X est posée comme supérieure aux exigences légales en vigueur dans l'institution scolaire. La caution scientifique vient alors légitimer la construction des menus.

> *« Afin de vérifier la pertinence de ces critères par rapport aux recommandations nutritionnelles officielles, nous avons demandé au Docteur Z, nutritionniste, d'évaluer les apports nutritionnels des menus élaborés par la société X pour les enfants de 6 à 12 ans.(...)*
> *L'Institut Y du docteur Z insiste sur le juste apport journalier en protéines, lipides, glucides, fer et fibres alimentaires, et si l'on peut remarquer un petit déficit en calcium pour les enfants de 10-12 ans, il est naturellement compensé au petit-déjeuner et au goûter (...) ».*[27]

L'utilisation de l'adverbe « naturellement » souligne avec force le caractère idéologique et rhétorique de cet argumentaire qui naturalise des inégalités avant tout sociales en occultant que la possibilité d'avoir accès quotidiennement à quatre repas par jour n'est pas une évidence économique dans tous les milieux. De même l'institution scolaire tend à reprendre à son compte l'essentiel des canons alimentaires en vigueur dans les milieux favorisés et donc à marginaliser le goût des classes populaires taxé de « non diététique : gras, sucré, lourd ». Dans ce sens, les menus et les orientations proposés par la plupart des cantines sont conformes au

[27] Fascicule de la société X, p. 2.

goût dominant, c'est-à-dire celui des classes dominantes. Le goût des classes populaires constitue alors une résistance efficace au discours idéologique du « diététiquement correct » qui ne réussit donc pas à araser toutes les pratiques sociales pour les dissoudre dans un unique modèle. Ceux qui sont les plus en adéquation avec l'univers scolaire sont aussi ceux qui se montrent les plus enclins à apprécier ce que propose la cantine, du moins, s'en satisfont-ils de façon plus durable.

Dans les établissements, des spirales aux effets cumulatifs se mettent en place redoublant les facteurs positifs ou négatifs de ceux-ci. Ainsi, les collèges au recrutement populaire jouissent de peu de rationnaires et n'ont donc qu'un faible volume de budget ; dotés de peu de personnel de cuisine, ils sont souvent limités pour la réalisation de leurs menus aux promotions d'un seul fournisseur de surgelés. Ils doivent gérer les quantités au plus près, au risque d'occasionner des ruptures d'approvisionnement sur la barre de self pour les élèves qui passent en dernier car les commensaux, essentiellement des enseignants déjeunant au ticket, parfois plus nombreux que prévus passent plus tôt. A l'opposé, les établissements déjà dotés d'une sectorisation favorable comptent proportionnellement le plus de demi-pensionnaires assurant ainsi des volumes de budgets confortables qui permettent des relations diversifiées avec un ensemble de fournisseurs (attentifs à un gros « marché »). Cela permet à une équipe fournie en personnel de présenter une abondance de mets variés, donnant ainsi aux « meilleurs » établissements des cantines fort attractives.

Nouvelles formes d'accompagnement de la paupérisation

L'ensemble des établissements, classés par taux de boursiers, fait apparaître que ce taux évolue inversement au taux de demi-pensionnaires ; autrement dit, là où les difficultés financières sont les plus grandes, l'accès à la demi-pension est le plus limité. On a montré qu'interfère un ensemble de facteurs, comme la distance sociale à l'institution, auquel s'ajoute le poids de la définition légitime du goût. Mais s'interposent aussi les effets des nouvelles formes d'encadrement mises en place par l'institution scolaire pour « accompagner » la paupérisation d'une part croissante de sa population d'élèves. Il s'agit notamment des politiques concernant la gestion des fonds sociaux, le montant des aides (ou encore des logiques attenantes à la construction des cantines, la possibilité d'accéder à une salle de permanence, à un Centre de Documentation et d'Information, la mise en place de clubs ou d'animations et la formation des personnels de service et des aides-éducateurs).

La « nouvelle pauvreté » et la précarisation massive d'une importante part de la population constituent une situation nouvelle, surtout par leur ampleur (cf. le nombre des impayés) pour l'institution scolaire. Or, la gestion publique de cette situation n'est pas clairement explicitée : absence de critères homogènes pour le calcul et l'attribution des fonds sociaux, etc. Elle donne lieu à la mise en place de formes de « gestion privée » qui varient considérablement d'un établissement à l'autre :

rétention idéologique, thésaurisation frileuse, distribution pragmatique (en opérant d'office la déductibilité de la bourse) ou méticuleuse (et dévoreuse de temps en proposant sa non-déductibilité). A l'intérieur de l'établissement, la gestion de la paupérisation a transformé la division du travail d'encadrement en imposant peu ou prou au principal, au gestionnaire, au conseiller principal d'éducation de s'improviser comme travailleurs sociaux, sans toutefois en avoir les compétences. Cela a aussi pour conséquence de modifier (de contaminer ?) les relations entre les différents acteurs de l'institution scolaire et les élèves à aider. Cette confusion des rôles entre la relation pédagogique liée à la transmission des savoirs et une « mission » de travailleur social peut renforcer les effets de stigmatisation.

Pour le commanditaire et ses partenaires, tous ces derniers éléments, liés aux retentissements ambivalents au sein de l'institution de la précarisation économique de sa population d'élèves, n'étaient pas attendus. De même, il est peu fréquent dans la littérature scientifique de prendre en compte l'impact des cadres financiers qui s'imposent aux recherches alors que, comme on a tenté de le montrer, ils bousculent une posture professionnelle qui est de plus en plus ballottée entre nécessités de méthode et nécessités alimentaires. La pureté de l'objet, la beauté de la démonstration risqueraient-elles d'être altérées par un travail réflexif sur les conséquences méthodologiques des relations contractuelles ?

Très prosaïquement, si on constate que cette recherche, qui s'est étalée sur deux fois deux ans (soit quatre années, évidemment pas toujours à temps plein), n'a été financée que pour deux fois six mois (soit un an), on comprend que la majorité du travail a été réalisée sur un temps de *chômage*. Le chercheur contractuel (tout comme bien souvent l'artiste) est alors contraint de financer la réalisation de ses recherches sur fonds propres, c'est-à-dire concrètement grâce aux subsides que lui versent les ASSEDIC. Se donnant ainsi les moyens pour conduire jusqu'à son terme la traversée de la demande sociale, le chercheur s'est retrouvé entravé dans la diffusion des résultats car son statut n'est plus protégé par l'autonomie qui conviendrait. Les développements ainsi produits lui permettent de ne pas sombrer dans la frustration, en cultivant le sentiment de l'art pour l'art qui peut le conduire à dénier parfois les conséquences des conditions sociales de ses productions. Ainsi, la multiplication de ces pratiques contractuelles participe des nouvelles formes de précarité et de pauvreté qui touchent maintenant des franges de la population qui en étaient auparavant préservées.

Ce brutal constat économique fait du chercheur contractuel une nouvelle sorte d'intermittent du spectacle, au régime d'affiliation près. Pour se maintenir, il lutte contre la dégradation du système de la recherche publique et pluraliste (faible nombre d'embauches, etc.) et participe de la précarisation des conditions de l'activité scientifique allant grossir le lot du sous-prolétariat intellectuel de nouveaux *intermittents de la recherche en sciences sociales*.

BIBLIOGRAPHIE

Aquatias S., 2001, « Lien social, parents et argent », *Précarisation, risques et santé*, Coll. « Questions en santé publique », Éditions Inserm , Paris, 293-306.

Barre C., 1997, *Profil socio-démographique et destinée scolaire. L'étude des scolarités des élèves, collégiens et lycéens de l'Académie de Créteil, en fonction de leurs caractéristiques socio-démographiques.* ronéotypé, Créteil, Service statistique du rectorat de Créteil.

Caisse Primaire d'Assurance Maladie de Seine-Saint-Denis, 1998, *Pauvreté-Précarité en Seine-Saint-Denis*. Documentation générale 69/98, Bobigny.

Bordet J., 1999, *La Cité des poètes : comment lutter contre une dynamique de violence*, Les Editions Le temps des Cerises, Paris

Bourdieu P., 1979, *La Distinction, critique sociale du jugement*, Les Editions de Minuit, Paris

Bourdieu P., 1984, « La "jeunesse" n'est qu'un mot », *Questions de sociologie*, Les Editions de Minuit, Paris, 143-154

Broccolichi S., 1995, « Orientations et ségrégations nouvelles dans l'enseignement secondaire », *Sociétés Contemporaines*, 21, 15-27

Broccolichi. S., Van Zanten A., 1997, « Espaces de concurrence et circuits de scolarisation. L'évitement des collèges publics d'un district de la région parisienne », *Les Annales de la Recherche Urbaine*, 75, 5-17.

CERC, 1989. *Les Français et leurs revenus. Le tournant des années quatre-vingt.* Paris : La Découverte - La Documentation Française

César C., Gaubert C., Larguèze B., 2001, « Distance à l'univers scolaire, "autonomie de l'enfant" et fréquentation de la demi-pension : la désaffection des cantines scolaires dans les collèges de Seine-Saint-Denis », *Précarisation, risques et santé*, Coll. « Questions en santé publique », Éditions Inserm, Paris, 335-350.

César C., Larguèze B., 2000, *« Manger... mais pas seulement » : la pause méridienne au collège. Eléments pour un projet d'établissement : politique de construction, implication et valorisation des personnels, gestion des fonds sociaux,* (Seine-Saint-Denis), Rapport de recherche ronéotypé, 111 p.

César C., Larguèze B., Gaubert C., 1999, « *Mangeront-ils ?* » : *Étude sur la restauration scolaire en collège*, (Seine-Saint-Denis), Rapport de recherche ronéotypé, 275 p.

Choquet M., Dressen C. (dir.), 1993, « Comment définir l'adolescence, introduction sociologique », *in Adolescence plurielle*, CFES, Paris.

Deutsch P., 2001, « Le médecin scolaire face à la précarité », *Précarisation, risques et santé*, Coll. « Questions en santé publique », Éditions Inserm , Paris, 321-334.

Duru-Bellat M., Henriot-Van Zanten A., 1992, *Sociologie de l'école,* Paris, A. Colin.

Durkheim E., 1897, *Le Suicide. Etude de sociologie*, (9e édition), PUF, Paris, 1985.

Fall M. Lattès G., 1993, « Les revenus des ménages par catégorie socioprofessionnelle », *La Société française. Données sociales 1993,* Paris, Insee, 350-355.

Galland O., 1993, « Adolescence et post-adolescence : la prolongation de la jeunesse », *in* : Tursz A., Souteyrand Y., Salmi R., *Adolescence et risque,* Syros, Paris, 29-40.

Guillaumat-Tailliet F., Malpot J. J., Paquel V., 1996, « Le patrimoine des ménages : répartition et concentration », *Données Sociales 1996.* Paris, Insee, 354-362

Kellerhals J., Montandon C., 1991, *Les Stratégies éducatives des familles,* Neuchâtel, Delachaux et Niestlé.

Lepoutre D., 1997, *Cœur de banlieue*, Paris, Odile Jacob.

Maho J., Pynson P., 1990, « Les cantines, comment s'en débarrasser ? », *in* : « Nourritures, Plaisirs et angoisses de la fourchette », *Autrement*, 10.

Mauger G., 1994, « Unité et diversité de la jeunesse », *in* : G. Mauger, R. Bendit, C. von Wolffersdorf (éds.) : *Jeunesses et sociétés. Perspectives de la recherche en France et en Allemagne*, Armand Colin, Paris, 21-49.

Malpot J.J., Paquel V., Verger D., 1993, « Que possèdent les diverses catégories sociales ? », *Données Sociales 1993.* Paris, Insee, 385-394.

Passeron J.- C., de Singly F., 1984, « Différences dans la différence : socialisation de classe et socialisation sexuelle », *Revue Française de Science Politique*, 1, 50-69.

Poupeau F., 2001, « Professeurs en grève, les conditions sociales d'un mouvement de contestation enseignant », *Actes de la recherche en sciences sociales*, 136-137, 83-94.

Soulié C., 1997, « La chaîne statistique », *in* : Merllié D., Proteau L., Soulié C., *De la profession du responsable à l'origine sociale des élèves. Étude méthodologique.* Rapport pour le Ministère de l'Éducation National-DEP, 11-36

Thin D., 1996, « La scolarisation et ses enjeux à Bron », *in :* Van Zanten A., Thin D., Vincent G., *Politiques scolaires urbaines.*, Lyon, PRRSH, 70-140.

Enjeux épistémologiques d'une recherche sur les itinéraires thérapeutiques des Haïtiens infectés par le VIH en Guyane française

Éric GALLIBOUR
Anthropologue
CADIS - Université de Bordeaux II

RESUME

Nous avons considéré que faire l'épistémologie d'une recherche anthropologique sur le sida en Guyane française consistait d'une part à mettre en évidence l'influence du contexte médiatique et socio-politique sur le choix de l'objet et la construction de notre problématique. Il s'agissait d'autre part, de montrer les difficultés susceptibles d'être posées au chercheur confronté à ce type de terrain. Notre expérience témoigne que l'anthropologue est souvent l'objet d'enjeux et de représentations lorsqu'il intervient aux côtés des malades et des professionnels. Les résultats de nos travaux soulignent également que les cheminements théoriques et méthodologiques du chercheur ne visent qu'à répondre à la pluralité des itinéraires thérapeutiques suivis par les Haïtiens infectés par le VIH. Leur recherche d'efficacité thérapeutique illustre les rapports de domination socioculturelle existant au sein de la société guyanaise, tandis que la quête de l'anthropologue est révélatrice des enjeux épistémologiques que suscite une étude sur le sida. Les itinéraires épistémologiques suivis par l'anthropologue au cours de son expérience de recherche peuvent ainsi coïncider avec les itinéraires thérapeutiques des malades tout au long de l'expérience de la maladie.

Si la lutte contre le sida a constitué dans les années 1990 une des priorités des politiques de santé publique en métropole, il faudra attendre 1996, soit trois ans après la publication du rapport du Professeur Luc Montagnier adressé au Premier ministre, pour que le gouvernement s'intéresse aux conséquences de l'épidémie en Guyane française (Montagnier, 1993a). Nous verrons que ce retard pris par les pouvoirs publics dans la lutte contre le sida a pu expliquer les difficultés que nous avons rencontrées pour financer et conduire notre recherche sur les Haïtiens infectés par le VIH en Guyane entre 1992 et 1996. Les chercheurs en sciences sociales s'accordent aujourd'hui pour dire que le sida a contribué à développer de nouvelles perspectives en sociologie et en anthropologie (*Sciences sociales et santé*, 1997, 4).

Pour illustrer ces nouvelles perspectives, nous reviendrons tout d'abord sur notre expérience de terrain, afin de souligner les limites des principes méthodologiques auxquels ont généralement recours les anthropologues (Lévi-Strauss, 1983 ; Ségalen, 1989). Nous analyserons ensuite les enjeux et les représentations dont nous avons été l'objet dans nos rapports avec les soignants et les malades haïtiens. Nous rappellerons ainsi que l'anthropologue occupe une position au sein des hiérarchies sociales susceptible d'influencer les conditions dans lesquelles il effectue ses recherches (Barthélémy *et al*, 1993-94). Si les questions d'éthique et de déontologie professionnelles ont été largement débattues en anthropologie et dans les sciences sociales (Bonté, 1992-93 ; Gosselin 1992), les effets du partage du secret médical avec le médecin et le malade ont été jusqu'à présent peu traités (Vidal, 1996). Cette expérience nous permettra de souligner qu'au travers des façons différentes qu'ont les médecins et les anthropologues d'appréhender le rapport au malade s'exprime la confrontation de deux cultures professionnelles : celle de l'anthropologie et celle de la médecine (Bonnet, 1995 ; Raynaut, 1996). Enfin, la présentation des principaux résultats de notre recherche mettra en évidence les logiques de recours aux soins adoptées par les Haïtiens infectés par le VIH et l'influence que peuvent avoir sur leurs itinéraires thérapeutiques leurs différentes interprétations de la maladie.

Du choix de l'objet de recherche à la problématique

Les effets du contexte sociopolitique sur la conduite de la recherche

Différentes raisons ont contribué au choix de notre objet de recherche. Au début de l'épidémie, les interprétations médicales et scientifiques du sida ont entraîné aux États-Unis et au Canada des dérives xénophobes et racistes à l'encontre des immigrés haïtiens (Sabatier, 1989). Les Haïtiens ont notamment été stigmatisés par les médecins épidémiologistes nord-américains comme « un groupe à risque » aux côtés des homosexuels, des hémophiles et des héroïnomanes (Grmek, 1989). Il existe en Guyane une communauté d'immigrés haïtiens importante dont la plupart résident en situation irrégulière (Chalifoux, 1989)[1]. L'augmentation de l'immigration clandestine et des déclarations de sida a créé des tensions entre les différents groupes ethniques et contribué à rendre les immigrés haïtiens « responsables » de la diffusion de l'épidémie dans ce département (DGS-Division sida 1991 ; Chérubini, 1985). La plupart des recherches anthropologiques effectuées en Guyane portaient sur des problèmes de prévention du sida qui ne traitaient pas spécifiquement de la communauté haïtienne (Giraud et Gilloire, 1995 ; Vernon, 1996). La stigmatisation des Haïtiens dans la société guyanaise et l'absence de travaux anthropologiques sur les Haïtiens infectés par le VIH de Guyane nous ont incité à proposer une recherche de type ethnographique sur la prise en charge de ces malades à l'hôpital. Mais, à cette période, un grand nombre de ces travaux universitaires s'appuyaient sur des méthodes d'enquêtes quantitatives de type *Knowledges, Attitudes, Beliefs and Practices* (KABP) ou s'inspiraient de modèles nord-américains promus par l'O.M.S. (ANRS, 1998 ; Scrimshaw *et al.*, 1990). Si ces travaux comportaient de nombreux

---

[1] La Guyane est composée d'Amérindiens, de Noirs marrons (descendants d'esclaves en fuite des plantations de l'ancienne Guyane hollandaise ou de réfugiés de la guerre du Surinam), de Créoles guyanais (issus du métissage de la société esclavagiste, coloniale et pénitentiaire), de Chinois (main-d'œuvre venue de Macao et de Hongkong), de Hmongs (réfugiés des *boat-people* laotiens installés par le gouvernement français), d'Haïtiens, de Brésiliens, d'Européens (métropolitains et ressortissants de la CEE), ainsi que de quelques minorités ayant émigré d'Afrique, des Caraïbes et d'Amérique Latine. (Mam-Lam-Fouck, 1996).

biais qui ont été depuis largement critiqués par les anthropologues, notre proposition risquait de ne pas correspondre aux attentes des pouvoirs publics[2].

Au moment où nous désirions engager notre recherche, la Guyane était présentée dans les journaux de métropole comme « le département du sida, de l'immigration clandestine, des déficits publics et des malversations politiques » (*Les Dossiers du Canard*, 1996, avril). Le Conseil National du Sida avait été alerté par les médias à propos de médecins hospitaliers soupçonnés de pratiquer des dépistages systématiques alors qu'un débat public avait eu lieu en métropole sur les mesures que l'État devait prendre pour gérer des questions relatives au choix de systématiser ou non le test de dépistage du sida (CNS, 1996 ; Montagnier, 1993b). Cette représentation médiatique a eu pour conséquence d'engendrer un *statu quo* et de retarder l'application des politiques de lutte contre le sida en Guyane. En effet, la moindre décision prise par les responsables de santé publique était à cette période susceptible d'être interprétée par les élus locaux comme une action visant à stigmatiser la population guyanaise. Cette situation ne nous a pas permis d'obtenir des responsables de santé publique locaux les autorisations nécessaires pour mener notre recherche et ces difficultés ont entraîné une certaine dispersion dans notre travail. Nous avons alors choisi d'effectuer des recherches documentaires en rassemblant les travaux universitaires, les rapports produits par les associations impliquées dans la lutte contre le sida et les études menées par les administrations de santé publique de Guyane. L'analyse de ces documents montrait que les professionnels hospitaliers éprouvaient des difficultés dans la prise en charge des Haïtiens porteurs du VIH (Kerhoas et Nicolas, 1992 ; Pradinaud *et al.*, 1992). Une des finalités de notre recherche consisterait donc à mettre à la disposition de ces professionnels des données anthropologiques susceptibles de contribuer à l'amélioration de la prise en charge de ces malades à l'hôpital.

Les apports de la pré-enquête dans l'élaboration de la problématique

Nous avons ensuite obtenu l'autorisation de mener une pré-enquête auprès des professionnels du centre hospitalier de Cayenne où étaient pris en charge la plupart des Haïtiens infectés par le VIH de Guyane. Aucun des hôpitaux de Guyane ne possédait de service spécialisé sur le sida. Nous avons donc effectué plusieurs entretiens (auprès des chefs de services, des médecins, des internes, des infirmières et des aides soignantes), afin de vérifier si les témoignages de ces professionnels hospitaliers confirmaient nos analyses. La majorité des personnes rencontrées déclarent que les Haïtiens sont « incapables de comprendre la maladie d'un point de

[2] Nous n'avons pas obtenu, au départ, de financement pour mener nos travaux et c'est grâce à une réponse à un appel d'offres lancé dans le cadre d'un projet de recherche sur la politique de la ville que nous avons pu engager notre recherche en Guyane (Gallibour, 1996). La façon dont les chercheurs utilisent de manière cumulative des financements pour mener plusieurs recherches sur un même terrain est un sujet qui pourrait faire l'objet d'une étude anthropologique. Les résultats de cette étude seraient nous semble-t-il, particulièrement éclairants pour analyser leur influence sur les rapports « épistémologiques » qu'entretiennent les chercheurs à leur terrain.

vue médical et de suivre régulièrement un traitement ». De nombreux médecins s'interrogent sur les recours aux soins de ces malades, « qui après avoir été informés de leur séropositivité disparaissaient, pour ensuite être hospitalisés à un stade avancé de la maladie ». Certains d'entre eux estiment que ces conduites sont liées à des croyances culturelles et religieuses, les Haïtiens malades du sida utilisant souvent des remèdes traditionnels pour se soigner. L'ensemble des professionnels rencontrés considère que ces pratiques interfèrent avec les soins prodigués à l'hôpital et se plaignent souvent d'être confrontés à une opposition de la part de ces malades qui « résistent à l'observance des traitements prescrits en préférant ingurgiter des remèdes de bonnes femmes ». Ces témoignages montrent que l'interprétation de la maladie, le parcours et les stratégies de recours aux soins des Haïtiens infectés par le VIH sont au centre des préoccupations de ces professionnels, attestant ainsi de l'intérêt que peut constituer une problématique centrée sur les itinéraires thérapeutiques suivis par les malades haïtiens pris en charge à l'hôpital. Nous sommes donc parti du principe que l'analyse des itinéraires thérapeutiques suivis par les Haïtiens VIH + permettrait de comprendre les conduites qu'ils adoptent à la fois dans et en dehors de l'hôpital. Nous faisons également l'hypothèse que les logiques de recours aux soins adoptés par les malades haïtiens et leurs interprétations culturelles de la maladie sont susceptibles d'influencer leurs itinéraires thérapeutiques.

Après avoir fixé nos objectifs et défini notre problématique, il était capital de pouvoir élaborer une méthodologie adaptée à notre terrain. Le temps que nous allions consacrer au suivi des itinéraires thérapeutiques des malades haïtiens constituait à lui seul, un élément déterminant pour la réussite de notre travail. Une présence trop longue sur le terrain aurait pu émousser nos observations et nos entretiens. Inversement, des séjours trop courts en Guyane étaient susceptibles de modifier nos rapports avec les professionnels de santé ou de fragmenter nos relations avec les malades. Les itinéraires thérapeutiques risquaient alors d'être plus difficiles à reconstituer [3]. Nous avons finalement opté pour des missions d'une durée de trois à six mois que nous avons échelonnées sur une période de quatre ans. Mais conduire une recherche sur le sida confronte l'anthropologue à des situations relationnelles et psychologiques auxquelles nous n'étions pas préparé.

[3] Il s'est avéré que les choix des recours aux soins d'une personne au cours de son itinéraire thérapeutique relevaient d'un processus complexe difficilement déchiffrable au cours d'un seul entretien. Certaines informations nous ont été fournies par les personnes interrogées plusieurs mois après notre première entrevue. C'est donc la répétition de nos entretiens et de nos observations, répartis sur plusieurs mois, qui nous a permis de mettre en perspective l'évolution de ces itinéraires.

La méthode à l'épreuve du terrain

Les principes de l'échange avec les malades

Ayant séjourné auparavant en Haïti, nos entretiens auprès des malades ont tous été effectués en créole. Nous précisions à chaque rencontre avec les malades que nous n'étions pas médecin mais anthropologue, la transparence et la confiance garantissant l'éthique de notre recherche. Si la plupart des malades acceptaient facilement de nous parler, nous avons dû à plusieurs reprises les assurer que les propos échangés lors de nos rencontres restaient confidentiels. Toutes les personnes sollicitées étaient volontaires, c'est-à-dire libres de prendre l'initiative d'arrêter nos entretiens. Grâce à ce principe, nous avons pu nous entretenir avec des personnes qui se sont rendues disponibles tout au long de l'évolution de leur maladie et ce, jusqu'à la limite de leurs forces. Lors de notre première entrevue, nous expliquions généralement à la personne que nous voulions discuter avec elle de sa maladie, de son parcours, de ses relations avec son entourage et le personnel soignant. Nous avons eu des scrupules à fonder uniquement nos discussions sur le jeu d'une succession de questions et de réponses. Pour échapper au piège de ce type d'entretien, nous avons en priorité recherché à instaurer un dialogue avec les malades, ce qui nous a parfois conduit à aborder des questions relatives aux droits et aux prestations sociales et sanitaires dont ces personnes sont susceptibles de bénéficier. Face à des demandes médicales répétées de la part des malades, il nous est parfois arrivé, en l'absence du personnel hospitalier, de préciser les termes utilisés par les professionnels lors d'un diagnostic ou d'une posologie médicale. Mais les finalités de notre intervention n'étant pas médicales, nous avons le plus souvent préféré solliciter un médecin pour qu'il réponde à la demande de son patient. Il est arrivé que le malade hospitalisé se sachant condamné nous sollicite pour servir d'intermédiaire avec sa famille afin de divulguer sa séropositivité. Dans ce cas, nous avons adopté la même logique de médiation avec le corps médical. Quelles que soient les situations, nous nous sommes considéré comme un intrus, avec pour préoccupation majeure de réussir à observer le plus de choses possibles ou à placer des questions dans un cycle quotidien de vie et de relations qui n'étaient pas au départ conçues pour cela. Il a donc fallu nous adapter aux demandes de ceux qui nous accueillaient, apprendre à parler ou à nous taire quand il le fallait, nous faire discret ou au contraire apparaître si on nous le demandait.

Les limites de la distanciation

Nous connaissions déjà les difficultés propres à « l'inconfort du terrain » (De la Soudière, 1988) pour avoir mené des enquêtes dans les bidonvilles haïtiens, mais la rencontre avec les malades du sida pose à l'anthropologue le problème de la distance (Vidal, 1995). Adopter une attitude distanciée avec les malades était d'autant plus difficile que nous devions faire preuve d'une maîtrise de nos sentiments et de nos émotions en présence d'une détresse psychologique et d'une souffrance physique dont nous étions souvent le témoin. Inversement, le risque était grand de réduire l'autre à un objet de recherche face à des situations où nous assistions au décès de personnes auprès desquelles nous avions effectué des visites régulières, et parfois lié une amitié. Tout en conservant les règles d'une éthique propre à notre profession (Bonté, 1991), nous avons finalement adopté un mode de gestion spécifique de nos relations avec les malades qui nous a également rapproché du personnel soignant. Nous avons opté pour une sorte de *retrait empathique* qui nous a permis d'agir, sans toutefois nous laisser systématiquement envahir par nos émotions. Cependant, cette position n'était pas sans conséquence sur notre comportement. De temps à autre, nous avions en effet l'impression de nous regarder agir et de nous dédoubler (Cohen, 1999). Cette expérience nous a appris que le principe méthodologique de distanciation s'apprenait sur le tas et qu'il devait être adapté aux situations incommodes, douloureuses et parfois pathétiques, que l'anthropologue rencontrait (Vidal, 1992-93). L'évolution de nos rapports avec les malades et les soignants s'est également faite en plusieurs étapes qui rendent compte de notre processus d'intégration dans l'hôpital.

L'importance de la présentation de soi et du contexte de l'entretien

Au début de notre enquête, nous sommes présenté aux malades au cours de la visite journalière du médecin chef de service et de son équipe. Nous nous sommes également rendu à leur chevet après les soins du matin, accompagné d'un interne ou d'une infirmière. Il nous a fallu, pour des motifs sanitaires, porter une blouse blanche, si bien qu'aucun signe distinctif ne permet alors au malade de nous différencier d'un médecin ou d'un infirmier. Nous avons ensuite obtenu l'autorisation des médecins chefs de service de ne plus porter cet « uniforme ». Nous ne sommes pas non plus certain au départ que les malades haïtiens sont véritablement en mesure de refuser notre entretien en présence du personnel médical. Nous avons donc choisi par la suite de nous adresser à eux directement. En effet, nous avons remarqué que les soignants se préoccupent peu du « consentement des malades ». Ce comportement n'est-il pas susceptible d'expliquer les difficultés que rencontrent ces soignants avec les Haïtiens atteints du sida ? N'est-il pas également un indicateur de l'influence que peuvent avoir l'organisation et le fonctionnement des services hospitaliers sur les rapports qu'entretiennent les soignants avec les malades haïtiens ? Nos observations ont révélé par la suite que la charge de travail à laquelle sont quotidiennement soumises les équipes soignantes ne leur permet pas toujours de prendre en considération les demandes des malades haïtiens. Il existe également chez certains soignants un sentiment de frustration lié au fait qu'ils ne disposaient pas toujours « du temps nécessaire pour bien communiquer avec ces malades ».

Au cours de nos visites dans les services hospitaliers, nous attendons généralement que le malade soit seul dans sa chambre pour effectuer notre entretien. Il arrive que le voisin de chambre prenne de lui-même l'initiative de quitter la pièce, mais dans la plupart des cas, les malades ne peuvent se déplacer ou ne désirent pas quitter leur lit. Nous éprouvons alors des difficultés pour converser librement en présence d'une tierce personne. Le mode d'organisation interne des services hospitaliers n'a pas non plus facilité notre tâche, la personne étant susceptible à tout moment d'être visitée par des soignants. Nous avons rencontré des problèmes analogues au début de nos interventions à l'hôpital de jour et au CISIH (Centre d'Information et de Soins de l'Immunodéficience Humaine). La personne est sollicitée pour nous rencontrer après un bilan médical soit par une infirmière, soit par un médecin. Une fois notre entretien achevé, nous proposons généralement de la retrouver lors de sa prochaine venue à l'hôpital [4]. Contrairement à ce que nous aurions pu supposer, quel que soit le degré de proximité que nous avons pu instaurer avec les malades à l'hôpital, celui-ci n'a pas été suffisant pour qu'ils se présentent régulièrement à nos rendez-vous. Certains malades ont ainsi quitté l'hôpital sans nous signaler leur départ tandis que d'autres se sont absentés pendant une longue période, alors que nous avons effectué plusieurs entretiens avec eux auparavant. Il est aussi arrivé que des soignants nous informent du décès d'un malade dont nous n'avions plus de nouvelles après un premier entretien.

Les lieux où se déroulent nos rencontres avec les malades ont également perturbé le déroulement de nos entretiens. Au CISIH, nous sommes dans un bureau à l'origine destiné à une secrétaire, situé à côté du cabinet du médecin, de l'assistante sociale et de la psychologue. Cette situation fait qu'au départ, certains malades considèrent que l'entretien correspond à une nouvelle consultation. Les malades accèdent à ce bureau par une salle pourvue de deux sièges. Quand ils arrivent en retard à leur consultation, ce qui est souvent le cas, il est parfois nécessaire d'effectuer les entretiens dans un temps limité, afin d'éviter qu'une file d'attente ne se forme. Nous rencontrons les mêmes problèmes à l'hôpital de jour, où les entretiens se déroulent dans une chambre faisant office de salle d'attente. Cette chambre est située au même étage que le service de dermatologie au sein duquel sont hospitalisés la plupart des malades avec qui nous avons effectué des entretiens. Cette situation fait que nos conversions sont parfois troublées par certains d'entre eux qui viennent visiter notre interlocuteur ou qui n'hésitent pas à nous interpeller au cours de leur promenade dans les couloirs. Ce service étant tout proche, il arrive aussi qu'au cours des entretiens nous entendons les râles répétés d'un mourant ou les cris et les pleurs d'une famille d'un malade qui vient de décéder.

Les enjeux de la relation avec l'entourage du malade

Nous sommes également confronté à plusieurs difficultés au cours de nos visites au domicile des malades hospitalisés. Tout d'abord, le choix de notre lieu de résidence aurait pu influencer notre travail d'enquête. Un domicile situé à proximité de l'hôpital et des bidonvilles, où réside un nombre important d'Haïtiens infectés par le VIH, aurait pu créer dans nos relations avec le personnel hospitalier et l'entourage une

[4] Il convient ici de préciser que l'ensemble de nos entretiens possède une dimension récurrente. Nous pouvons à un moment donné rencontrer une personne dans le cadre d'une consultation, la retrouver dans un service lors d'une hospitalisation ou une association de lutte contre le sida dans le cadre d'un hébergement thérapeutique.

intimité que nous ne souhaitions pas *a priori* rechercher. Nous choisissons donc de ne pas résider avec les internes de l'hôpital comme cela nous a été proposé, mais dans un quartier proche du centre de Cayenne. Au départ, l'adresse des malades figurant dans les dossiers médicaux est souvent erronée ou correspond à une simple boîte à lettres, au domicile d'un voisin, d'un ami ou d'un parent. Après plusieurs échecs, nous jugeons préférable de fixer au préalable un rendez-vous avec le malade, afin de pouvoir l'accompagner à son domicile. La plupart des entretiens avec des malades se déroulent en présence d'un tiers (conjoint, parent, ami). Il arrive que des malades utilisent notre présence à leur domicile pour divulguer leur séropositivité à leurs proches. L'annonce de notre venue n'a, souvent dans ce cas, pas été faite par le malade à son entourage. Nous nous trouvons alors au cœur d'un drame familial, situation qui est restée heureusement très marginale. Les personnes qui nous ont sollicité souhaitent généralement que nous fassions connaissance avec des membres de leur entourage qui étaient déjà informés de leur maladie.

Notre présence régulière dans ces bidonvilles nous rend particulièrement visible et notre discrétion n'est pas non plus facilitée par la promiscuité des logements. Nos visites créent rapidement des suspicions de la part des habitants. Certains d'entre eux nous ont déclaré par la suite qu'ils se demandaient si nous n'étions pas là pour recueillir des informations sur les Haïtiens en situation irrégulière. La pratique courante de la langue créole et le soutien des membres des associations haïtiennes intervenant dans ces bidonvilles ont ensuite atténué les rumeurs et modifié les attitudes des habitants à notre encontre. Nous sommes perçu au départ comme une personne qui connaît Haïti et qui s'intéresse aux conditions de vie et à la culture des Haïtiens de Guyane. Notre présence suscite ensuite des demandes de la part des habitants qui ont quelquefois engendré des quiproquos. Certains habitants nous assimilent peu à peu à un *gran blan.* Le *gran blan* désigne en créole une personne que l'on doit respecter parce qu'elle occupe une position sociale, détient un savoir et bénéficie d'un certain prestige. Cette « notoriété » implique que nous disposons d'un pouvoir qui nous permet de résoudre des problèmes administratifs ou socio-économiques. Nous sommes ainsi sollicité à plusieurs reprises par les habitants pour régulariser une situation clandestine, faciliter une procédure de regroupement familial, trouver un emploi ou payer un loyer. Le fait que nous ne puissions souvent répondre à ces demandes provoque parfois des réactions violentes. Face à ce type de réactions, nous choisissons d'interrompre nos visites afin de ne pas embarrasser les malades et leur entourage.

L'objet de nos visites au domicile des malades n'a jamais été dévoilé, mais nous ne sommes pas dupe, ce secret ne peut être que très difficilement conservé au sein du bidonville. Notre présence comporte donc le risque de confirmer aux personnes extérieures leurs doutes sur la maladie de notre interlocuteur. Elle est également susceptible de contribuer malgré nous, à la stigmatisation des personnes infectées et d'engendrer des processus d'exclusion des malades. Dans les faits, aucune des personnes rencontrées n'a quitté le bidonville ou subi d'effets secondaires dus à notre présence. Nos visites sont au contraire plutôt perçues comme un témoignage de respect et de considération. Nous pouvons même considérer qu'elles participent à la gestion collective de la maladie dans les bidonvilles. Nos rapports avec les soignants sont également influencés par des enjeux qui se rapprochent de ceux que nous avons pu observer dans nos relations avec les malades et leur entourage.

Les représentations du rôle de l'anthropologue chez les soignants

A l'hôpital, nous choisissons d'adopter une position d'observation non participante. Sans que notre présence dans les services hospitaliers soit ouvertement remise en cause, cette position peut au départ, constituer un frein dans nos relations avec les infirmières et les aides-soignantes. Les rencontres régulières avec le directeur de l'hôpital, les médecins chefs de service et les responsables des associations de lutte contre le sida conduisent une partie de ces professionnels à s'interroger sur les objectifs de notre recherche. Certaines d'entre elles nous ont même confié qu'elles se demandaient au départ si nous menions « une véritable enquête » sur les Haïtiens infectés par le VIH, ou si notre travail ne consistait pas plutôt à évaluer leurs activités professionnelles. Ces opinions ne sont pas partagées par l'ensemble des infirmières et des aides-soignantes, mais elles sont révélatrices des enjeux que suscite notre présence à leurs côtés. Au fur et à mesure de nos investigations, nous devons restreindre notre champ d'étude à certains services du centre hospitalier de Cayenne malgré l'intérêt au départ manifesté par différentes équipes soignantes. Ce choix engendre des réactions de la part d'infirmières qui considèrent que notre présence dans ces services privilégie leurs collègues. Il faut dire que nous avons souvent été identifié par les infirmières comme « l'anthropologue du CISIH » ou « l'anthropologue de l'hôpital spécialiste des Haïtiens ». Ces représentations qui font de nous un expert culturel supposent également que notre rôle dans l'institution hospitalière soit celui d'un médiateur. Parmi les infirmières et les aides-soignantes que nous côtoyons, certaines d'entre elles nous posent régulièrement des questions sur les conduites des malades haïtiens, pensant que nous sommes là « pour leur expliquer la culture des Haïtiens et résoudre les problèmes qu'elles rencontrent avec ces malades ». D'autres nous reprochent au contraire d'être « trop proche » des Haïtiens et de leurs familles, notamment lorsque nous arrivons à nouer des relations avec des malades avec lesquels elles-mêmes ont du mal à communiquer. Ce reproche entraîne parfois des tensions dans nos relations avec ces professionnels.

Les représentations de notre rôle et les enjeux que soulève notre présence aux côtés des infirmières et des aides-soignantes se manifestent également dans nos rapports avec les médecins hospitaliers. Il apparaît normal à ces médecins que toute information relative aux malades haïtiens nous soit accessible, sans pour autant qu'il soit à chaque fois nécessaire de justifier du droit que nous avons à les consulter. Nous avons ainsi pu accéder à plusieurs types de documents (dossier médical et administratif, bilans de consultation, fiches médicales, etc.). La consultation de ces documents nous permet de bénéficier d'un certain nombre d'informations sur les situations administrative et socioéconomique des Haïtiens hospitalisés, ainsi que les commentaires effectués par les médecins sur leur conduite. En contrepartie, certains parmi ces derniers n'hésitent pas à nous solliciter pour obtenir des informations sur le contenu des entretiens menés avec leurs patients. Nous sommes l'objet de demandes similaires de la part des professionnels de santé intervenant au sein des associations de lutte contre le sida. Au sein de l'une d'entre elles, un agent de santé nous demande même de lui rendre compte, par écrit, des propos tenus par les malades au cours des entretiens effectués en son absence. Selon ses déclarations, ces entretiens sont susceptibles « d'interférer sur le choix des malades et de faire obstacle à la bonne marche de l'association ». Cette personne suspecte notamment les malades de « remettre en cause ses compétences et de nous faire des confidences sur le mauvais fonctionnement de l'association ». Cette attitude de suspicion est en fait représentative des situations de concurrence existant entre les associations luttant contre le sida en Guyane et des problèmes que rencontre ce professionnel avec les malades haïtiens, comportement que nous avons également rencontré dans nos rapports avec les assistantes sociales et les psychologues de l'hôpital. Ces professionnels tolèrent notre présence à leurs côtés, estimant que leur activité auprès des malades haïtiens, contrairement aux médecins, relève d'un secret professionnel qui n'est pas médical. Au moment de notre enquête, ces professionnels adoptent la même attitude envers des médecins hospitaliers qui remettent parfois en cause la légitimité de leur intervention auprès des malades. Ce refus est donc symptomatique des rapports que ces professionnels non médicaux entretiennent avec les médecins avec lesquels nous avions l'habitude de collaborer. Il est également révélateur des enjeux éthiques et relationnels que peut susciter notre présence aux côtés des médecins dans le cadre du partage du secret médical.

L'expérience du secret médical partagé

Le partage du secret médical avec le médecin et le malade instaure une relation de confiance, mais il impose également à l'anthropologue de gérer une double contrainte : celle de la confidentialité et celle de la collaboration interprofessionnelle. Au sujet de la confidentialité, nous avons vu précédemment quelle pouvait être la nature des conduites adoptées par les malades haïtiens et leur entourage. Il faut également rappeler que divers professionnels non médicaux (psychologues, policiers, gendarmes, travailleurs sociaux, agents administratifs, etc.) partagent déjà avec les professionnels médicaux des informations relatives aux personnes infectées par le VIH. Peut-être faudrait-il d'ailleurs parler ici *d'émiettement* du secret médical car celui-ci se trouve partagé entre plusieurs professions où seules l'éthique et la déontologie des individus qui les composent déterminent la confidentialité des informations diffusées. Cette situation serait, selon certains médecins hospitaliers, problématique en Guyane car les professionnels non médicaux qui participent à la gestion des informations sur le statut sérologique des malades, regroupent la majorité des emplois occupés dans ce département.

La contrainte de la collaboration interprofessionnelle suppose, quant à elle, que nous soyons susceptible de nous confronter à différentes attitudes de la part du médecin. Au cours de notre recherche, de nombreux médecins nous sollicitent souvent pour intervenir auprès des Haïtiens hospitalisés. Parmi les différentes situations rencontrées, notre présence au moment de l'annonce d'un résultat sérologique

effectué par le médecin à un patient haïtien hospitalisé illustre de façon exemplaire les problèmes qu'implique la réponse à ce type de demande. Il arrive ainsi qu'un médecin nous demande de commenter la façon dont il annonce à son patient sa séropositivité ou de cautionner les propos alarmants et virulents qu'il tient au malade. Notre position est d'autant plus délicate que nous ne pouvons, au moment de l'annonce de la séropositivité, ni anticiper les comportements des médecins, ni intervenir. Cette position fait de nous un « observateur complice » des attitudes adoptées par les médecins, et le témoin privilégié de la façon dont l'annonce d'une infection par le VIH peut être faite aux Haïtiens par les médecins à l'hôpital. Nous avons ensuite tenté d'en atténuer les effets en reparlant avec le malade de ce qu'il avait pu ressentir. Certains malades nous ont alors informé que les médecins ne s'étaient pas préoccupés de savoir s'ils acceptaient ou non notre présence. D'un côté, cette situation soumet les malades à la décision des médecins et relègue au second plan la question du consentement du patient, et de l'autre, elle illustre les rapports de domination existant entre les malades haïtiens et certains médecins hospitaliers. Elle signifie également que dans le cadre du secret médical partagé, l'anthropologue est un observateur privilégié dépendant de la pratique médicale, dont la présence est susceptible à tout moment d'interférer sur les comportements du médecin et de son patient. Si la plupart des médecins aspirent à plus de lisibilité dans leur pratique professionnelle, les raisons de ces demandes doivent être également recherchées dans les difficultés qu'ils éprouvent à exercer leur activité auprès des malades haïtiens. Ainsi, il arrive souvent que des patients haïtiens affirment ne pas être contaminés et que les médecins se rendent compte après avoir effectué un test de dépistage, que ces malades ont déjà été déclarés séropositifs. Certains médecins doivent également convaincre des Haïtiens hospitalisés qu'ils ont déjà procédé à l'annonce de leur séropositivité, alors que du point de vue de ces malades, ils n'ont fait que suggérer leur contamination par le VIH.
L'expérience du secret médical partagé nous permet donc de mieux cerner les difficultés rencontrées par les médecins dans la prise en charge des malades haïtiens à l'hôpital. Nous allons voir que les raisons de ces difficultés sont également liées aux logiques de recours aux soins que les malades haïtiens adoptent au cours de leurs itinéraires thérapeutiques.

Les principaux résultats de la recherche

Les acteurs professionnels et associatifs du réseau Ville-Hôpital guyanais ne constituaient qu'une partie des soignants auxquels les Haïtiens infectés par le VIH ont recours. Le système médical guyanais regroupe un ensemble d'acteurs dont la particularité est d'appartenir au champ de la médecine moderne et de la médecine traditionnelle (Coppo et Keita, 1990). Ce pluralisme médical propre aux sociétés créoles (Benoist, 1993) fait que les Haïtiens malades du sida s'adressent de manière diversifiée à ces différents acteurs. Ils peuvent tout au long de leur itinéraire thérapeutique consulter de façon alternative : un chaman amérindien, un médecin de ville, un tradipraticien haïtien, un médecin hospitalier, un tradipraticien noir marron ou un médecin intervenant au sein d'une association de lutte contre le sida. Les malades n'opposent pas ces acteurs entre eux et envisagent plutôt leurs soins de façon complémentaire. Ces recours à plusieurs acteurs du système médical guyanais implique que chaque soignant possède des savoirs et des savoir-faire thérapeutiques reconnus dans la société guyanaise. Il s'agit donc pour l'anthropologue de décoder les logiques de ces recours pluriels qui configurent en retour les itinéraires thérapeutiques suivis par les Haïtiens malades du sida (Benoist, 1996).

Des recours aux soins guidés par une recherche d'efficacité thérapeutique

Les recours aux soins des Haïtiens infectés par le VIH sont guidés par une recherche d'efficacité thérapeutique. La représentation de l'efficacité thérapeutique d'un tradipraticien haïtien pour lutter contre le sida peut ainsi correspondre à une hiérarchisation des compétences [5]. Une partie de ces malades n'hésitant pas à se rendre en Haïti pour se faire soigner, ils peuvent également considérer que les thérapeutes haïtiens de Guyane les plus efficaces pour lutter contre le sida sont ceux qui ont un degré de parenté ou une relation particulière avec des guérisseurs reconnus en Haïti. Certains praticiens haïtiens sont également pasteurs et ce statut est parfois envisagé par ces malades comme un gage d'efficacité supplémentaire pour lutter contre cette maladie. Au cours de leur itinéraire de soin, la plupart des Haïtiens malades du sida attribuent donc une grande efficacité thérapeutique à la médecine traditionnelle haïtienne, mais ils jugent également que la médecine pratiquée par deux autres communautés, les Noirs marrons et les Amérindiens, possède des vertus thérapeutiques particulières. La connaissance de la forêt amazonienne des tradipraticiens amérindiens fait qu'ils sont censés pouvoir lutter plus efficacement contre le sida, tandis que la proximité culturelle des spécialistes noirs marrons avec l'Afrique « terre des ancêtres des Haïtiens », est supposée leur donner des pouvoirs thérapeutiques plus grands pour lutter contre cette maladie. Tout se passe comme si les Haïtiens malades du sida estiment que les groupes ethniques qui sont, en Guyane, les plus proches de la nature et les plus éloignés culturellement de la modernité détiennent des pouvoirs thérapeutiques plus importants. Les processus de dénomination et de classification des malades haïtiens justifiant leurs recours à tel ou tel tradipraticien, manifestent également une tendance croissante pour l'unité malgré

---

[5] Les tradipraticiens haïtiens sont : le *dokté-fey* (docteur-feuille) qui traite les maladies dites « naturelles » en ayant recours à différents remèdes traditionnels. Il est historiquement l'héritier du *pè savann* (père savant) qui, en Haïti, occupait la fonction de sacristain ou de bedeau. Le *pè savann* possédait des connaissances à la fois religieuses et médicales acquises auprès des prêtres et des religieuses responsables des dispensaires. Le *doktè-zo* est un *dokté-fey* qui s'est spécialisé dans le traitement des entorses et des fractures. Le *houngan* ou la *mambo* (prêtre et prêtresse vaudou) sont généralement sollicités pour des maladies dites « surnaturelles » et peuvent également exercer l'activité de *dokté-fey*. Les accouchements se faisant généralement à l'hôpital en Guyane, la *fanmsaj ou matronn* (accoucheuse traditionnelle) s'occupe plutôt des maladies infantiles. Elle dispense également des conseils thérapeutiques aux femmes enceintes et prescrit des remèdes aux mères de jeunes enfants. Enfin, le *pikurist*, est capable d'effectuer des injections ou de procéder à des scarifications. Peu nombreux en Guyane, ce sont souvent des anciens agents de santé primaire qui ont été formés dans les dispensaires en Haïti ou ont participé à des programmes de vaccination pilotés par des organisations non gouvernementales (Métraux, 1958).

la reconnaissance de la diversité des médecines, chaque praticien finissant par posséder les attributs de tous les autres. Ce phénomène est à rapprocher de l'hénothéisme décrit par Marcel Mauss (1950) [6]. Mais l'évaluation de l'efficacité thérapeutique des praticiens intervenant dans le champ de la médecine traditionnelle concerne également les médecins. Les malades haïtiens attribuent notamment une plus grande efficacité thérapeutique aux médecins chefs de services hospitaliers qui bénéficient d'une notoriété publique. Souvent proches du pouvoir politique et administratif local, ces médecins sont présentés par les médias locaux comme des spécialistes du sida et occupent une position sociale élevée dans la société guyanaise. On peut donc dire que le prestige et la position sociale du médecin hospitalier conditionnent en partie la représentation de leur efficacité thérapeutique par les malades haïtiens. En revanche, les Haïtiens résidant en Guyane en situation irrégulière ont tendance à ne pas recourir à ces médecins. Ils considèrent en effet que la position occupée par ceux-ci peut constituer une menace vis-à-vis de leur situation, et qu'ils risquent l'expulsion en s'adressant à eux. La plupart des malades haïtiens accordent également à certains médecins de ville une grande efficacité thérapeutique en fonction de critères culturels et médicaux. Les médecins de ville sont jugés plus efficaces pour lutter contre le sida s'ils sont d'origine africaine, parlent le créole haïtien ou prescrivent des médicaments (*Bactrim*®) et des formes de traitements (injections) également utilisés en Haïti.

Les recours des malades haïtiens aux différents acteurs du système médical guyanais ne relèvent donc pas d'une stratégie de consommation sur le « marché » que constitue la médecine moderne et traditionnelle, mais d'une construction sociale de l'efficacité thérapeutique (Taverne, 1996). Les recours aux soins des Haïtiens infectés par le VIH sont conduits sur la base de critères d'efficacité déterminés par le contexte social et culturel dans lequel ils se réalisent. Ils sont ainsi révélateurs des rapports sociaux et des relations interculturelles institués au sein de la société guyanaise. Les groupes ethniques qui occupent dans la hiérarchie sociale les positions les plus basses et qui sont de culture très ancienne sont notamment considérés par les malades « d'un point de vue médical » comme les plus efficaces pour lutter contre le sida. Cette construction sociale de l'efficacité thérapeutique du soignant est, somme toute, l'expression d'une inversion symbolique dans le champ médical des rapports de domination sociale et culturelle existant dans la société guyanaise.

Des itinéraires thérapeutiques influencés par des interprétations spécifiques de la maladie

Les itinéraires thérapeutiques suivis par les malades haïtiens sont également influencés par l'évolution d'une maladie qui fait l'objet d'interprétations culturelles.

---

[6] L'hénothéisme est utilisé par Marcel Mauss pour caractériser la mythologie brahmanique, processus qui manifeste une tendance croissante pour l'unité et qui implique une classification instable où le genre devient facilement l'espèce et inversement. Il consiste à confondre peu à peu les identités de plusieurs dieux, si bien que chaque dieu finit par posséder les attributs et les noms de tous les autres.

Pour comprendre ces interprétations, nous devons rendre compte du « sens que les Haïtiens donnent au mal » (Sindzingre, 1983). Il faut pour cela adopter un cadre d'analyse anthropologique autorisant le passage de l'anthropologie médicale à l'anthropologie religieuse afin de relier « maladie et sacré », « médecine et religion », « guérison et salut » (Laplantine, 1992). Le processus d'interprétation de la maladie participe généralement de la production d'un langage scientifique (biomédical), profane (populaire) ou sacré (religieux), qui retranscrit le rapport entre l'individu et la société. Il suppose une vision du monde, une cosmologie (Bonté et Izard, 1991) dans laquelle les individus et les groupes, qu'ils soient soignants ou soignés, opèrent de manière consciente ou inconsciente des catégorisations et des diagnostics. La cosmologie qui influence les itinéraires thérapeutiques de la plupart des Haïtiens infectés par le VIH est celle du vaudou. Le recours à la cosmologie vaudou dans le champ des représentations idiosyncrasiques de la maladie permet d'abord aux malades haïtiens de se rapporter à une représentation du monde « en concordance » avec leurs identités culturelles (Hurbon, 1994). La cosmologie vaudou possède en effet une dimension sociale et psychologique qui s'appuie sur une conception spécifique de l'individu [7] et de la société (Métraux, 1958). L'individu est considéré comme indissociable de ses géniteurs, de sa lignée et de sa communauté, ce qui explique pourquoi les itinéraires thérapeutiques des Haïtiens infectés par le VIH sont particulièrement dépendants des diagnostics effectués par leur entourage. La cosmologie vaudou suppose également que l'individu se conforme à un ordre social, religieux et écologique qui délimite le sacré et le profane, tout en produisant un lien entre l'homme et la nature, la société et le monde de l'invisible (Kerboull, 1977) [8]. Le surnaturel étant inhérent à la vie de l'individu dans la cosmologie vaudou, le sens que

[7] Dans la cosmologie vaudou, l'individu est composé de plusieurs éléments qui ne forment pas une totalité psychique indivisible, ce qui permet à l'être humain de se dédoubler à certains moments de son existence et offre des possibilités que nous nommerons para-humaines : voyance, bilocation, métamorphose, etc. Parmi ces éléments, le *gwo bon nanj* peut sortir du corps et faire des rencontres spirituelles avec toutefois le risque d'être capturé. Un sorcier vaudou peut ainsi mettre en œuvre des pratiques magiques qui visent à enfermer dans une bouteille le *gwo bon nanj* pour nuire à un individu et à sa santé ou encore *zombifier* une personne, c'est-à-dire se rendre maître de son âme, de son corps et de sa volonté. Lieu de la transe, c'est par l'activité du *gwo bon nanj* que le vaudouisant peut « voir » pendant son sommeil l'étiologie de sa maladie. Le *kadav-ko* est la partie de la personne qui se désintégrera après sa mort. Le *lonbraj* représente l'ombre, les marques et les empreintes que laisse le corps. Le *nanm-m* correspond à tout ce qui anime et actualise la personne, tandis que le *ti bon nanj* symbolise le *loa*, esprit protecteur de l'individu qui réside dans sa tête, plus communément appelé le *loa-têt*. En rapportant ces éléments constitutifs de la personne à une typologie médicale, on peut considérer que le *kadav-ko* et le *lonbraj* correspondent à la dimension biologique et physique, le *ti bon nanj* à la dimension spirituelle et le *gwo bon nanj et le nanm-m* à la dimension psychosomatique (Tremblay, 1995).

[8] La cosmologie vaudou détermine les règles de l'échange avec les *loas* (esprits et divinités). Ces échanges spirituels et symboliques se font sur la base d'une réciprocité obligatoire, sinon la maladie et le malheur sont susceptibles de frapper l'individu ou son entourage, la transgression des règles et les infractions aux codes issus de la tradition coutumière vaudou générant automatiquement une purification ou une sanction. Aux *loas* traditionnels des confréries vaudous peuvent s'ajouter des *loas éritaj* transmis à chaque famille de génération en génération. Le fait d'honorer ces *loas éritaj* suppose de se conformer à des règles et des interdits qui prennent part au quotidien de la famille (alimentation, sexualité, sang, gestuels, rites funéraires, conduites sociales à tenir, etc.) (Kerboull, 1977).

les malades haïtiens donnent au sida est donc susceptible de s'appuyer sur un registre d'expériences personnelles d'ordre ésotérique. Le rêve, la possession, la transe, la divination, constituent ainsi des supports fréquents aux malades pour interpréter l'origine de la contamination, le mode de transmission, les phénomènes corporels relatifs à l'évolution biologique de la maladie ou à sa persistance. Dans un monde où les morts ont des projets sur les vivants, les malades rencontrent souvent les dieux sur le chemin de la souffrance et de la mort. La cosmologie vaudou intégrant des éléments de la religion chrétienne, la foi en Dieu est fréquemment considérée par les malades comme la défense la plus puissante contre la maladie (Hurbon, 1972). Les causes du sida peuvent également être interprétées comme l'expression d'un destin gouverné par le divin, la conséquence d'une sanction liée à une faute ou une impiété excessive vis-à-vis des principes de la religion chrétienne ou la punition d'une transgression de normes et de valeurs religieuses vaudou. Au cours de l'évolution de la maladie, les causes avancées pour expliquer l'apparition de stigmates et la persistance de phénomènes corporels sont souvent imputées à une persécution « maléfique » d'un *loa* (esprit) dans l'histoire familiale, ou la conséquence d'un sort envoyé par un tiers, plus communément appelé *kout poud.* En règle générale, l'interprétation du sida relève d'une conception à la fois « peccative[9] et persécutive » de la maladie (Farmer, 1996). Soit l'individu estime avoir commis un péché et entre dans un processus de culpabilisation et le malade adopte alors un itinéraire thérapeutique qui participe d'une logique de purification ou de rédemption, chaque recours visant à expier sa faute. Cet itinéraire mène souvent le malade à recourir plus fréquemment aux soignants intervenant dans le champ de la médecine moderne. Soit il considère être la victime d'un tiers, et dans ce cas, l'itinéraire prend part à une recherche de protection. Alors, le recours aux acteurs du champ de la médecine traditionnelle domine.

Les différentes interprétations du sida des malades haïtiens se réfèrent également à un modèle étiologico-thérapeutique constitutif d'un ensemble de croyances et de représentations populaires. Les travaux de l'anthropologue canadien Raymond Massé auprès des Haïtiens de Montréal rendent compte de cette étiologie et cette nosologie populaire haïtienne. Lorsque la maladie est de courte de durée, les Haïtiens parlent de *maladie péi* (maladie pays), et de maladie *loa* (esprit) ou *diab* quand la maladie est plus grave. Pour la première, « les causes du mal » sont généralement considérées comme naturelles, le malade peut alors avoir recours à la médecine moderne, tandis que pour la seconde, les causes sont « surnaturelles » et le malade doit alors être traité par le *houngan* (sorcier vaudou) (Massé, 1995). Les Haïtiens infectés par le VIH de Guyane ne se réfèrent pas systématiquement à ce modèle mais oscillent plutôt d'un registre à l'autre. La plupart des malades considèrent le sida comme une maladie naturelle parce que *kontagieuz* (contagieuse) et une maladie surnaturelle, *loa* ou *diab* à cause de ses effets physiologiques notamment sur le sang, qualifié de *movè san* (mauvais sang). Certains malades ont également recours à une explication ontologique et localisatrice de la maladie. Le virus est décrit comme un être que l'on

---

[9] Terme utilisé par P. Farmer définissant tout ce qui est relatif au péché.

peut voir et sentir circuler dans son corps. Ces malades ont ainsi tendance à se réapproprier la représentation médicale du virus (sphère composée de piquants) pour en faire un être vivant (un animal, un microbe ou insecte) contre lequel ils doivent lutter. Les logiques de recours aux soins qui configurent les itinéraires thérapeutiques des malades haïtiens ne consistent donc pas seulement à regrouper des signes et des symptômes pour donner du sens à la maladie dans un schéma ou un diagnostic préétabli. Le passage du guérisseur au médecin, de l'ordonnance aux remèdes, produit à chaque fois des discriminations et des réinterprétations singulières des symptômes de la maladie au travers d'un ensemble de modèles étiologico-thérapeutiques où les frontières entre les différentes causes du mal n'existent pas. Ces logiques plurielles de recours aux soins sont à la fois complexes et singulières car elles ne relèvent pas d'une cohérence systématique mais d'un réajustement continuel (Werner, 1996). Elles participent en définitive d'une expérience de la maladie qui se construit dans le cadre d'un débat identitaire à la fois personnel et collectif, où l'identité du malade se transforme en mettant en jeu – et parfois en cause – les relations sociales qu'il développe avec son entourage et avec l'ensemble des soignants du système médical guyanais. Dans l'expérience de la maladie comme « forme élémentaire de l'événement », tout est finalement susceptible de concourir à son interprétation, y compris les épisodes qui surviennent au cours des histoires de vie (émigration, accident, divorce, etc.) (Augé, 1983). À l'absence de rigidité entre les registres d'interprétation de la maladie correspondent des recours aux soins multiples et diversifiés.

Pour comprendre les itinéraires thérapeutiques des Haïtiens malades du sida, une analyse anthropologique des logiques de recours aux soins exige donc de dépasser une simple description des circulations spatiales pour inscrire les malades dans un espace social (Condominas, 1980). Les malades haïtiens construisent leur itinéraire thérapeutique dans cet espace social en fonction de situations qui informent ou structurent l'individu dans un monde symbolique qui n'est pas donné une fois pour toutes, mais se réalise au travers d'accomplissements pratiques qu'il convient à l'anthropologue de décoder et de traduire de manière intelligible. Ces itinéraires participent également des rapports que la société guyanaise entretient avec l'épidémie et les malades. Ils témoignent d'actions orientées vers autrui qui servent à maintenir un lien social au sein de la communauté haïtienne et de l'ensemble des groupes culturels composant la société guyanaise (Benoît, 1997). À la complexité des itinéraires thérapeutiques des Haïtiens infectés par le VIH ne peut en fin de compte que correspondre celle de l'itinéraire épistémologique de l'anthropologue.

BIBLIOGRAPHIE

ANRS, 1998, *10 ans de recherches sur le sida en France : 1988-1998*, Paris, ANRS, éd. Anibal, novembre.

Augé M., 1983. « Ordre biologique, ordre social : la maladie comme forme élémentaire de l'événement », *in* : Marc Augé, Claudine Herzlich, *Le Sens du mal*, Paris, Archives Contemporaines, coll. Ordres Sociaux, 35-92.

Barthélémy T., Sélim M., Bonté P., 1993-1994, « De la hiérarchie et de ses évitements », *Journal des Anthropologues,* Ethique professionnelle et expérience de terrain, 53-54-55, 13-20.

Benoist J., 1993, *Anthropologie médicale en société créole*, Paris, PUF, (dir.).

Benoist J., 1996, *Soigner au pluriel, Essais sur le pluralisme médical*, Paris, Karthala.

Benoît C., 1997, « Sida et itinéraires thérapeutiques à Saint-Martin : représentations culturelles ou pratiques sociales ? », *Dérades*, 1.

Bonnet D., 1995, « Les relations anthropologues/médecins dans les projets de recherche : les termes de l'échange », *Journal des Anthropologues*, Anthropologie de la santé et de la maladie, 60, 77-79.

Bonté P., 1991, « Questions d'éthique en anthropologie », in *Sociétés contemporaines*, 7, 73-85 ;

Bonté P., 1992-1993, « La dimension éthique de l'anthropologie », *Journal des Anthropologues,* Ethique professionnelle et expérience de terrain, 50-51, 51-60.

Bonté P., Izard M., 1991, *Dictionnaire de l'ethnologie et de l'anthropologie, in : Cosmologie,* PUF, Paris, 178-180.

Chalifoux J.-J., 1989, *Chercher Lavi en Guyane Française. Témoignages d'Haïtiens et d'Haïtiennes émigrés*, Université d'Anthropologie de Laval, Québec, Canada, 102-103.

Chérubini B., 1985, « L'évolution des relations inter-ethniques et la fermentation de la société guyanaise », *Les Dossiers d'Outre-mer,* 81, 4e trimestre, 95-103.

Chevalier E., 1996, « Quelles questions pose-t-on aux anthropologues ? », *in* : Jean Benoist, et Alice Desclaux (dir.), *Anthropologie et sida. Bilan et perspectives*, Paris, Karthala, 57-62.

Conseil national du sida, 1996, *Spécificités et inégalités. Le sida dans les départements français d'Amérique,* multic., Paris, Conseil national du sida.

Cohen P., 1999, *Le chercheur et son double. Réflexions de terrain à partir d'une recherche sur le vécu des jeunes face au sida à l'île de la Réunion*, GRIS, document de travail.

Condominas C., 1980, *L'espace social. A propos de l'Asie du Sud-est*, Paris, Flammarion.

Coppo P., Keïta A., (dir.), 1990, *Médecine traditionnelle, acteurs, itinéraires thérapeutiques*, Paris, L'Harmattan, E. Edizioni.

D'Ans A.-M., 1987, *Haïti, paysage et société*, Paris, Karthala.

De la Soudière M., 1988, « L'inconfort du terrain, « Faire » la Creuse, le Maroc, la Lozère... », *Terrain*, 11, 94-105.
Desclaux A., 1992, « Le "RAP" et les méthodes anthropologiques rapides en santé publique, *Cahiers de santé*, 2, 5, 300-306.
Dgs-division sida, 1991, *Surveillance du SIDA. Situation au 31 décembre 1991*, Ministère des Affaires Sociales et de la Solidarité.
Farmer P., 1996, *Sida en Haïti. La victime accusée*, Paris, Karthala.
Gallibour E., 1996, *Du bidonville au logement social. L'accès des immigrés haïtiens à l'habitat en Guyane française*, Rapport, Pir-ville-Cnrs, Université de Bordeaux II - Maison des Sciences de l'Homme d'Aquitaine, Bordeaux, décembre.
Giraud M., Gilloire A., (dir.), 1995, *Les Comportements sexuels aux Antilles-Guyane*, Rapport d'enquête ANRS, Paris, juin.
Grmek M. D., 1989, *Histoire du sida*, Paris, Payot, Coll. Petite bibliothèque.
Gosselin G., 1992, *Une éthique en sciences sociales : la limite et l'urgence*, Paris, L'Harmattan.
Hurbon L., 1972, *Les Mystères du vaudou*, Paris, La Découverte Gallimard.
Hurbon L., 1994, *Dieu dans le vaudou haïtien*, Paris, Payot.
Kerboull J., 1977, *Vaudou et pratiques magiques*, Paris, Belfond.
Kerhoas B., Nicolas C., 1992, *L'infection VIH chez la mère et l'enfant en Guyane française ou des insuffisances aux incohérences de la prise en charge de l'expression hétérosexuelle de l'infection par le virus de l'immuno-déficience humaine*, Thèse de Doctorat en médecine, Université de Bretagne occidentale, faculté de médecine de Brest.
Laplantine F., 1992, *Anthropologie de la maladie*, Paris, Payot.
Levi-Strauss C., 1983, *Le Regard éloigné*, Paris, Plon.
Mam-Lam-Fouck S., 1996, *Histoire générale de la Guyane française*, Cayenne, éd. Ibis Rouge.
Massé R., 1995, *Culture et santé publique*, Paris, Gaétan Morin, Montréal.
Mauss M., 1985, *Sociologie et anthropologie*, Paris, PUF, (1° éd. 1950).
Métraux A., 1989, *Le Vaudou haïtien*, Paris, Gallimard, (1958).
Moatti J. P., Dab W.,1994, *Groupe KABP France*, « Quelques leçons des enquêtes françaises sur la perception sociale de l'infection à VIH : de la tolérance normative à la discrimination rampante », *in* : Collectif, *Connaissances, représentations, comportements. Sciences sociales et prévention du sida*, Paris, ANRS, Décembre, 11-26.
Montagnier L., 1993a, *Rapport à Monsieur le premier Ministre sur le Sida*, Rapport de la Mission Sida, Ministère des Affaires Sociales, de la Santé et de la Ville, Ministère délégué à la Santé, 1er décembre
Montagnier L., 1993b, *Le Sida et la société française*, La documentation française, Paris, décembre.
Pradinaud R. *et al.*, 1992, *Rapport d'activité CISIH-Guyane : 1991-92*, Cayenne, Document Interne, Décembre.

Raynaut C., 1996, « Quelles questions pour la discipline ? Quelle collaboration avec la médecine ? », *in* : Jean Benoist, et Alice Desclaux (dir.), *Anthropologie et sida. Bilan et perspectives*, Paris, Karthala, 31-56.

Sabatier R., 1989, *SIDA. L'épidémie raciste*, Paris, Institut Panos, L'Harmattan.

Scrimshaw SCM., Carballo M., Carael M., Ramos L., Parker RG., 1990, *Rapid Assessment Procedures : Rapid Anthropological Approaches for Studying AIDS Related Beliefs, Attitudes and Behaviours*, Geneva, World Health Organization's Global Program on AIDS.

Ségalen M., 1989, *L'autre et le semblable*, Paris, éd. Cnrs.

Sindzingre N., 1983, « La nécessité du sens : l'explication de l'infortune chez les Senufo », *in* : Maux du corps, mots du lignage, Marc Augé, Claudine Herzlich, *Le Sens du mal*, Paris, Archives Contemporaines, coll. Ordres Sociaux, 93-122.

Taverne B., 1996, « La construction sociale de l'efficacité thérapeutique, l'exemple guyanais », *in* : Jean Benoist (dir.), *Soigner au pluriel. Essais sur le pluralisme médical*, Paris, Karthala, 19-35.

Tremblay J., 1995, *Mères, pouvoir et santé en Haïti*, Paris, Karthala.

Vernon D., 1996, « Un exemple d'anthropologie adaptée : un programme de prévention du sida pour le Noirs Marrons de Guyane », *in :* Jean Benoist et Alice Desclaux, *Anthropologie et sida. Bilan et perspectives*, Paris, Karthala, 117-128.

Vidal L., 1992-1993, « L'épreuve du sida, une anthropologie entre éthique et terrain », *Journal des Anthropologues,* Ethique professionnelle et expérience de terrain, 50-51, 121-128.

Vidal L., 1995, « L'anthropologie, la recherche et l'intervention sur le sida en Afrique. Enjeux méthodologiques d'une rencontre », *Sciences sociales et santé*, 13, 2, 5-26 ;

Vidal L., 1996, *Le Silence et le sens. Essai d'anthropologie du sida en Afrique*, Paris, Anthropos.

Werner J. F., 1996, « D'un itinéraire thérapeutique à l'autre ou les incertitudes du savoir ethnographique », *in* : Jean Benoist (dir.), *Soigner au pluriel*, Paris, Karthala, 363-392.

Les Dossiers du Canard, 1996, « Les cocotiers de la République. Enquête dans les eaux troubles de la France exotique », 59, avril.

Sciences sociales et santé, 1997, *Sida : nouvelles perspectives en anthropologie et en sociologie ?*, 15, 4, décembre.

Les constructions sociales de l'enfance « à problèmes »

Jacqueline GATEAUX-MENNECIER
Sociologue
GEPECS, Paris V-Sorbonne

RESUME

La recherche présentée concerne les transformations institutionnelles et conceptuelles qui s'opèrent à la fin du XIXe siècle et au début du XXe siècle entre la médecine mentale et l'institution scolaire, conditions d'émergence et d'évolution du champ de l'enfance dite anormale, puis inadaptée, ou en difficulté aujourd'hui. La réflexion privilégie une distanciation en regard des dénominations spontanées, appréhendées ici comme manières de penser instituées. D'orientation constructiviste, l'analyse vise à élucider les conditions d'élaboration de celles-ci, à mettre au jour leur dimension idéologique et leur fonction de régulation sociale. La démarche de recherche met aux prises sociologie et histoire ; elle en souligne la complémentarité heuristique.

La recherche présentée ici est composée de lignes de réflexion complémentaires et coordonnées qui ont l'ambition de la cohérence. Elle concerne les conditions d'émergence et l'évolution des institutions et des pratiques sociales constitutives du champ de l'enfance inadaptée et de l'éducation spécialisée en France. Plus précisément, l'analyse porte sur les transformations institutionnelles qui s'opèrent entre l'asile au XIXe siècle et l'institution scolaire au XXe siècle, évolution corrélative de la constitution du « médico-pédagogique » (Gateaux-Mennecier, 1989) et sur l'émergence consubstantielle de catégories de pensée pathologisantes et ségrégatives dans l'institution scolaire, en particulier des configurations symboliques relatives à la santé mentale des écoliers.

Cette recherche restitue la genèse de la « débilité légère », notion ambiguë qui a peuplé théoriquement les classes de perfectionnement instituées par la loi du 15 avril 1909, alimenté la pratique d'experts, légitimé leur rôle et conforté la fonction sélective de l'institution scolaire. L'analyse met au jour les conditions épistémologiques de la construction du concept et le glissement sémantique qui s'opère, à la faveur de conflits d'expertise, entre l'arriération de l'asile et qui deviendra à l'époque contemporaine et jusqu'à nos jours, la « déficience intellectuelle légère » dans l'institution scolaire. Il s'agit d'une analyse sociologique critique des dénominations relatives à l'enfance considérée comme « anormale » au XIXe siècle, « inadaptée » dans les années 1960, désignée « handicapée ou en difficulté » de nos jours, et de leur efficacité structurante, tant sous l'angle des représentations collectives que du point de vue des institutions et des pratiques sociales.

L'hypothèse générale qui guide cette recherche est que les catégories du discours et les institutions de gestion de l'enfance inadaptée qui les cristallisent sont les termes et les conditions de la régulation sociale. La problématique concerne la façon dont l'idéologie investit les pratiques sociales et contribue à les structurer ; elle est adossée à l'idée selon laquelle les processus de relégation sociale reposent sur des théories fausses ou douteuses, ou indûment interprétées, sur des théories pseudo-scientifiques (Gateaux-Mennecier, 1990).

Questionnement initial et problématique

Initiée par une enquête comparative de populations scolarisées dans des réseaux contrastés du premier cycle secondaire (cycle normal, Sections d'Education Spéciale), mais dans un même secteur géographique parisien, la recherche met en évidence des éléments significatifs : surreprésentation des élèves issus de l'immigration dans les SES, en regard des populations de collège, prédominance en SES des catégories socio-professionnelles les plus faibles économiquement dans la hiérarchie de l'INSEE, et surreprésentation des familles nombreuses dans ces sections. Enfin, cette investigation fait apparaître une corrélation très forte entre ces différentes variables (nationalité étrangère, milieu économiquement défavorisé et famille nombreuse) chez les élèves de SES.

Dans cette population, la caractérisation médico-psychologique est prononcée à partir d'un quotient intellectuel établi, dans la totalité des cas, sur des disparités importantes entre les résultats obtenus respectivement aux épreuves verbales et aux épreuves de performance, ces dernières étant systématiquement supérieures à la normale. Loin de susciter quelque interrogation que ce soit quant à la validité scientifique de l'instrument de mesure et quant à la valeur prédictive de ces résultats, ces disparités n'empêchent nullement l'apposition paradoxale du QI sur le dossier.

Fondamentalement, deux positions théoriques corollaires nous semblaient réfutables d'un point de vue heuristique : d'une part , l'imputation causale entre l'appartenance sociale et le destin scolaire ; liée à celle-ci, l'interprétation psychologisante et déficitariste de phénomènes culturels inscrits dans un ensemble collectif normé (l'institution scolaire).

En effet si, dans notre enquête, la corrélation entre ces variables (origine sociale et orientation vers les filières de l'échec d'une part, origine sociale et déficience intellectuelle d'autre part) apparaît comme un indicateur de la vulnérabilité de ces publics, elle ne peut cependant permettre une interprétation déterministe. Pourtant, ce schéma suscite facilement l'adhésion, le destin scolaire pouvant être interprété comme résultant de l'origine sociale : « les principaux déterminants du destin scolaire et individuel sont massivement socio-économiques et culturels » (Vial *et al.*, 1970), équation simplificatrice du point de vue méthodologique dans la mesure où est négligée l'analyse des processus intermédiaires ou d'autres variables susceptibles de permettre le passage de la corrélation statistique à l'interprétation causale.

D'autre part, la catégorisation médico-psychologique « déficient intellectuel léger », étiquetage résultant d'une trajectoire marquée par l'échec scolaire, nous semble conduire à de semblables schématisations. En effet, la forte corrélation entre appartenance sociale et niveau intellectuel est parfois résumée dans des propos évocateurs : « tous les manœuvres ne sont pas des débiles, mais une forte proportion des débiles sont des manœuvres » (Zazzo, 1969), litote opportune pour une affirmation plus abrupte selon laquelle la débilité mentale serait une caractéristique inhérente aux classes les plus démunies socialement.

Premier volet de notre analyse, ces résultats ont conforté le questionnement sur les conditions institutionnelles et sociopolitiques de désignation d'enfants scolarisés en termes de déficience, et sur la signification sociale de ces catégorisations psychologiques. A cet égard, les divergences dans les interprétations proposées pour rendre compte de l'institutionnalisation du secteur de l'enfance inadaptée suggèrent que certaines contradictions restent à élucider.

Francine Muel, dans un texte fondateur (1975), interprète en effet la naissance de l'enfance anormale comme un phénomène consécutif à la loi sur l'obligation scolaire, l'extension de la scolarité à l'ensemble des couches sociales et au prolétariat ayant provoqué l'apparition de nouvelles catégories d'anormaux. Pour l'auteur, le mouvement est représentatif d'un processus d'institutionnalisation d'un « appareil de contrôle symbolique » sur une enfance située socialement. Ce modèle d'interprétation sera repris par d'autres auteurs (Pinell, 1977 ; Pinell et Zafiropoulos, 1983) et s'imposera dans le champ scientifique avant d'être battu en brèche par Monique Vial (1979, 1990).

Cet auteur met en effet en question la validité de ce schéma d'explication et privilégie un processus externe pour rendre compte de la genèse de l'enseignement spécial. La revendication de classes ou d'établissements spécialisés n'est pas liée à la loi d'obligation (1979) mais a été importée dans l'institution scolaire et résulte d'un investissement actif et opiniâtre des « techniciens de l'enfance anormale », animés d'une volonté d'extension du champ d'investigation médicale par une action systématique dans les écoles. L'interprétation de Jacques Donzelot, selon laquelle l'école formule une demande impérieuse en direction des aliénistes (Donzelot, 1977) est, elle aussi, du même coup, réfutée par l'auteur.

En fait, la contradiction inhérente à ces deux schémas d'interprétations soulevait quelques interrogations méthodologiques : affirmer une corrélation entre l'obligation scolaire et l' « invention » de l'enfance anormale supposait, en l'absence de données quantitatives sur ces populations, une investigation des représentations collectives de l'anormalité scolaire chez les enseignants, dans les périodes antérieures et postérieures à la promulgation de la loi sur l'obligation[1]. Cette comparaison n'ayant pas été réalisée, nous l'avons mise en œuvre. Des compléments de preuve devaient en effet être apportés, tant pour cette interprétation que pour la thèse inverse selon laquelle « l'obligation scolaire ne constitue pas la raison d'être des classes spéciales » (Vial, 1979 : 73). D'autre part, le mouvement impulsé par l'aliéniste ne peut prendre sa signification que resitué dans la logique qui le fonde, ce qui implique l'analyse des conditions institutionnelles et sociales dans lesquelles s'inscrivent, à l'époque, les démarches de ce représentant du corps médical.

Cerner cet objet implique une double perspective : l'analyse sociologique du processus épistémologique qui fonde l'expertise à partir de laquelle un individu est désigné comme anormal, inadapté ou débile, et, de façon corrélative, l'élucidation des conditions de l'institutionnalisation de l'enseignement spécial, que sanctionne la loi du 15 avril 1909. Notre recherche s'est centrée sur les phénomènes de stigmatisation et d'exclusion, l'interprétation de la vulnérabilité culturelle de certains élèves en termes psycho-cognitifs nous paraissait réductrice, la dénomination « déficient intellectuel » résultant pour nous d'une construction symbolique ayant force de loi. La réflexion sur les conditions de production d'une catégorisation renvoie de fait à l'analyse des représentations sociales, phénomènes d' « idéation collective » chez Durkheim. Mais le propos est ici sous-tendu par une réflexion sur les conditions de l'élaboration idéologique, concept appréhendé dans son acception marxienne de justification illusoire de la pratique (Gateaux-Mennecier, 1996) ; il s'agit d'analyser l'adhésion aux « idées douteuses fragiles ou fausses » (Boudon, 1990, préface : V) en cherchant à y voir « un comportement compréhensible, tout en laissant à l'irrationnel la part qui lui revient » (Boudon, 1986 : 18), la fonction majeure de l'idéologie étant d'offrir « une justification aux valeurs dont on présume qu'elles peuvent fonder le consensus sur l'ordre social » (Boudon et Bourricaud, 1972) ou, comme le souligne P. Ansart, de « conforter l'ordre établi » (1972 : 216). C'est pourquoi, dans cette recherche, les catégories de l'anormalité ont été analysées, non comme simples développements logiques, mais comme cristallisations ayant une fonction de régulation sociale.

La dimension conflictualiste des représentations sociales est ici privilégiée, plus précisément leur effet d'occultation de la réalité sociale. Comprendre la signification sociale de ces interprétations médico-psychologiques a impliqué une analyse à deux niveaux interdépendants : une dimension institutionnelle avec l'analyse des changements de lieux et de compétences qui s'opèrent au cours du XIXe siècle, à l'interface de l'espace médical et de l'institution scolaire ; une dimension notionnelle corrélative de la précédente, mais réflexion première et fil conducteur dans

---

[1] Aucune étude n'avait été entreprise dans ce sens, excepté celle qu'avait menée Monique Vial (1979) à travers le dépouillement systématique du *Bulletin de la Ligue française de l'Enseignement* et l'examen de quelques revues associatives. Ces publications étaient, certes, représentatives des intérêts de organisations militantes des enseignants mais elles n'épuisaient pas les préoccupations des enseignants par rapport à leur pratique quotidienne.

l'élaboration de la recherche, avec un questionnement centré sur les conditions de production des conceptions et des terminologies relatives à l'enfance anormale. Ces productions symboliques ont été appréhendées comme émanant d'institutions, mais aussi comme manières de penser instituées, susceptibles de structurer des pratiques sociales, en particulier des pratiques discriminatoires, et de nature à conforter l'institution.

Les précautions méthodologiques : histoire et sociologie

Que l'analyse privilégie une logique interne à l'école, ou, au contraire, un mouvement externe, ces positions interprètent l'émergence du champ de l'enfance inadaptée comme résultant d'une logique génétique univoque. Mais, comme le souligne Pierre Parlebas, « la réalité sociale se donne comme un véritable enchevêtrement de causes et d'effets selon des influences innombrables, parfois unilatérales, parfois réciproques » (1998 : 19), ce qui implique une grande prudence dans la mise au jour des liens de cause à effet. A cet égard, la compréhension explicative d'un processus de pathologisation ne peut faire l'économie d'une investigation de l'institution médicale d'où émane le discours des aliénistes et, plus singulièrement, de Bourneville ; elle rend indispensable l'analyse de l'institution asilaire, de ses références normatives, de sa population et de ses fonctions sociales. Cette dimension faisait défaut dans les recherches précitées.

La problématique relative aux représentations collectives ne concerne pas tant les catégories de pensée elles-mêmes que les conditions sociales et institutionnelles dans lesquelles elles se sont constituées ; cette déconstruction s'inscrit (puisque ces recherches se poursuivent aujourd'hui) dans le cadre d'une thèse qui postule l'interdépendance des notions et des institutions, émanation de la « contrainte » sociale, sans toutefois dénier aux individus leur réflexivité. C'est donc dans une perspective constructiviste que s'est inscrite notre démarche.
La déconstruction engage surtout les principes méthodologiques inspirés de la sociologie durkheimienne : « considérer les faits sociaux comme des choses ». J.-M. Berthelot dissipe le malentendu historique qui s'est noué autour de cette affirmation en soulignant la portée épistémologique de cette remarque : « la démarcation, entre sociologie rationnelle, pratiquant " l'analyse idéologique " et la réduction des phénomènes aux catégories censées les gouverner, et sociologie expérimentale, reconnaissant l'opacité des choses et la nécessité de les saisir par leurs traits extérieurs avant de pouvoir les penser [...] ce principe de non-transparence, opposant aux certitudes rapides de la subsomption catégorique l'exigence de l'établissement des faits et du contrôle des idées » (Berthelot, 1995 : 77). En fait, loin du formalisme fréquemment attribué à Durkheim, J.-M. Berthelot montre bien qu'il s'agit bien davantage d'une logique de pensée que de techniques ou de procédures. C'est cette posture que nous avons adoptée : observer vis-à-vis des faits sociaux une certaine attitude mentale (Durkheim, 1895, 20e éd., 1981), considérer que les causes apparentes sont de beaucoup les moins importantes (Durkheim, 1908) et que les notions sont « autant d'idoles, comme disait Bacon, dont il faut nous

affranchir » (*ibid.* : 60). En définitive, pratiquer la « rupture » bachelardienne tant à l'égard des interprétations proposées sur la question que de nos propres schèmes de pensée, s'assigner « une polémique incessante contre les évidences aveuglantes... » (Bourdieu, Chamborédon et Passeron, 1980 : 27), suggère à la fois vigilance épistémologique et refus de l'empirisme simpliste.

Rendre compte de façon explicative des conditions d'institution de certaines catégories de pensée implique inévitablement le recours à l'histoire. C'est bien en remontant aux conditions d'apparition d'une institution, d'une pratique sociale ou d'un discours qu'on en comprend à la fois la logique interne et la signification sociale ; comme l'indique Durkheim, il n'y a pas de sociologie qui mérite ce nom et qui n'ait pas un caractère historique (Durkheim, 1908). Mais la démarche historique n'est qu'une dimension de la méthode qui est non seulement historique, mais aussi « objective » (*ibid.*, 1908 : 59). Comme le souligne Berthelot (1995), le statut de l'histoire est logique et méthodologique.

L'analyse critique des positions interprétatives proposées sur la question de l'enfance anormale et les prolongements de recherche suggérés pour dépasser les contradictions impliquent quelques précautions méthodologiques afin d'éviter l'écueil des interprétations historiques, plus attachées à une décomposition séquentielle des événements qui ont marqué l'évolution de l'enseignement spécial, une telle posture favorisant les interprétations univoques en regard de phénomènes sociaux. Ainsi, l'appréhension des événements dans leur stricte historicité conduit généralement à des positions finalistes. Ces dernières assignent au mouvement qui conduit à l'institution des structures spécialisées une légitimation médico-scolaire liée à l'existence d'une population spécifique, désignée comme « anormale », et conçue, dans cette démarche, comme catégorie explicite de la réalité. De notre point de vue, l'élucidation des fonctions sociales des catégories de l'anormalité scolaire ne peut s'opérer qu'au prix d'une distanciation d'avec les taxinomies spontanées.

L'approche sociologique est plus attentive aux ruptures et aux contradictions[2]. Les contenus discursifs ne sont pas pris « à bras-le-corps », mais sont resitués dans la mouvance institutionnelle d'où ils émanent et mis en perspective avec les pratiques dont ils rendent compte ou qui sont censées les actualiser[3]. L'analyse dialectique

---

[2] Les discours des médecins aliénistes ont été analysés diachroniquement mais aussi de façon synchronique, dans une perspective dialectique. Ainsi, l'argumentation des médecins de Bicêtre a été confrontée à la réalité institutionnelle qui l'accompagne, et ses contradictions élucidées. L'étude de la dynamique du fonctionnement de l'asile sur vingt-cinq années, l'observation des caractéristiques de la population et des fluctuations démographiques de la section enfants idiots de Bicêtre éclairent largement autant la logique discursive du médecin-député Bourneville que son discours ne traduit la vie quotidienne de ce service spécial à la fin du XXe siècle.

[3] Les différents axes de cette recherche ont été étayés sur l'investigation d'un corpus documentaire homogène, en regard des conceptions des maladies mentales, mais aussi relativement aux différentes modalités de prise en charge de ces populations considérées comme anormales : les principales publications médicales traitant de la question de l'anormalité depuis le début du XIXe siècle à la fin du XIXe et au début du XXe siècles. L'étude de la dynamique institutionnelle qui se joue entre les ministères

permet ainsi de ne pas souscrire aux évidences proposées par le regard historique et d'éviter le risque de l'illusion des prénotions, des représentations schématiques et sommaires ou encore de se prémunir contre les interprétations souvent marquées par la linéarité.

L'analyse a donc impliqué une démarche génétique et fonctionnelle d'inspiration durkheimienne, mais dont on retrouve les dimensions dans le structuralisme génétique bourdieusien : « quand on entreprend d'expliquer un phénomène social, il faut rechercher séparément la cause efficiente qui le produit et la fonction qu'il remplit » (Durkheim, 1895 : 95). Notre objectif était en effet de dépasser les éléments singuliers établis par l'histoire et de dégager des relations stables entre les phénomènes.

Conclusions provisoires et réflexions épistémologiques

Les résultats suggèrent certaines réflexions sous l'angle des connaissances relatives à l'objet de recherche, et, du point de vue méthodologique, sur la portée heuristique de la démarche génétique et structurale. Enfin, nos conclusions appellent quelques remarques épistémologiques, notamment sur l'interpénétration de l'histoire et de la sociologie, ainsi que sur les conditions de l'administration de la preuve.

---

de l'Intérieur et l'Instruction publique a été étayée sur l'analyse des données statistiques des catégories d'enfants déficients ou déviants en France, l'exploitation des données démographiques relatives aux populations dites anormales entre 1880 et 1945, l'analyse statistique des flux de populations orientées dans l'espace médical sur cette même période, l'analyse des caractéristiques sociales de ces populations d'une part, de leurs caractéristiques nosologiques et psychologiques d'autre part. Par ailleurs, la recherche s'est appuyée sur l'analyse de contenu des documents administratifs suivants : 1) pour le ministère de l'Intérieur : rapports d'inspection des asiles d'aliénés, comptes-rendus de la Commission de surveillance de l'Assistance Publique, publications concernant les questions d'assistance, correspondances administratives entre les ministères de l'Intérieur et de l'Instruction publique ; rapports présentés au conseil municipal et général de Paris. 2) Pour l'Instruction publique : investigation de périodiques (en particulier l'analyse systématique de la *Revue pédagogique* et du *Manuel général de l'Instruction primaire* entre 1877 et 1909), presse syndicale, congrès nationaux et internationaux d'enseignement, rapports des Amicales d'instituteurs et d'institutrices publics, congrès d'assistance publique et de bienfaisance privée, congrès de protection de l'enfant dans la famille. 3) Pour ce qui concerne l'hospice de Bicêtre, où sont mises en œuvre les premières expériences de psychiatrie infantile, l'analyse a porté sur l'exhaustivité des publications de D. M. Bourneville sur les questions de médecine mentale (notamment les « Recherches cliniques et thérapeutiques sur l'épilepsie, l'idiotie et l'hystérie » publiées annuellement pendant vingt-cinq années de fonctionnement du service de Bicêtre), l'exploration systématique des revues médicales et, de façon plus serrée, l'analyse de contenu de deux d'entre elles, *Le Progrès médical* et les *Archives de neurologie* entre 1880 et 1905. La recherche a été également appuyée sur une monographie de l'asile de Bicêtre où ont été analysés les flux de population dans le quartier spécial des enfants (environ deux mille enfants), pendant vingt-cinq années de fonctionnement. Les comptes-rendus annuels du service de Bicêtre constituent un matériau pertinent pour saisir les changements conceptuels relatifs à la déficience mentale et l'évolution du registre médical vers le registre scolaire parce que d'une part, ces documents sont produits dans un même cadre institutionnel, l'asile et, d'autre part, que leur périodicité est régulière.

Démarche génétique et structurale et production de connaissances

La démarche a permis de reconstituer l'unicité du tout décomposé par l'analyse. L'approche dialectique entre contenus discursifs et pratiques sociales (objectivées à partir de données chiffrées) met en évidence contradictions, conflits et compromis entre les instances de tutelle impliquées dans le processus d'institutionnalisation du champ de l'éducation spécialisée. Elle rend compte, au-delà des apparences premières, du système de relations qui sous-tend l'évolution de cette question, et lui donne cohérence.

Deux axes de conclusions s'imposent à cette étape de l'itinéraire : en premier lieu, le caractère dialectique des conditions qui déterminent l'institutionnalisation de l'enfance inadaptée et de l'éducation spécialisée. Le développement de ces institutions et leur évolution résultent de l'influence de forces et d'intérêts divergents au sein de la médecine mentale, mais aussi de conflits entre cette dernière et la psychologie scolaire naissante, à l'interface des instances des ministères de l'Intérieur et de l'Instruction publique. Ces luttes d'influence contribuent, selon nous, à la constitution de sous-espaces (tutelles administratives de la santé, de l'éducation et de la justice) qui peuvent donner l'illusion d'une relative segmentation du secteur de l'enfance inadaptée, mais qui fonctionnent en fait sur fond d'intérêts communs ; ces sous-espaces sont reliés par des interconnexions fines, elles-mêmes irriguées par le discours médico-psychologique et contribuent en fait à la structuration du secteur, à son unification (voir *infra*). Du point de vue de la sociologie de la connaissance, on peut souligner l'efficacité structurante liée à l'interdépendance institutionnelle et notionnelle ; les catégories de pensée sont le produit de l'institution, mais en même temps, elles concourent à sa légitimation et entretiennent sa permanence.

Sous l'angle structural, l'institutionnalisation du secteur de l'enfance inadaptée est indissociable de la médecine mentale infanto-juvénile, laquelle se constitue au cours des dernières décennies du XIX^e^siècle à la faveur de l'émergence de la question politique liée à la désorganisation sociale. Les médecins sont appréhendés par le pouvoir politique comme des acteurs susceptibles d'apporter des réponses efficaces aux problèmes sociaux posés par l'industrialisation et par les phénomènes d'urbanisation qui en découlent. En effet, la IIIe République sollicite ces notables dont le savoir sert les ambitions « civilisatrices » du radicalisme. Léon Gambetta confie des postes de responsabilité à des médecins garants de l'ordre social, susceptibles de nourrir les vertus protectrices de l'ordre social ; proches du peuple, les médecins peuvent s'attirer « un transfert de déférence ». L'investigation des publications de médecine mentale infantile[4], à la fin du XIXe siècle, confirme cette mission d' « affinement » culturel : « le médecin est spécialement l'homme de la société. Il pénètre au sein des familles et jouit de leur confiance [...] car la médecine

[4] Nous avons procédé à une analyse des conceptions de la déficience mentale depuis le début du XIXe siècle jusque dans les années 1920, in : *Bourneville et l'enfance aliénée*, 1989.

touche à tout ; la civilisation n'a pas de propagateur plus actif »[5]. L'évolution de la représentativité de la profession médicale à la Chambre des députés (de 5% à 12 % entre 1875 et 1885) est un indice de son ascendant sur le corps social. L'intérêt porté par les médecins à l'enfance et plus spécialement à l'enfance anormale s'inscrit dans le cadre de cette délégation de pouvoir par le politique.

L'alliance du médecin et du politique est l'un des facteurs de la constitution de la médecine comme profession autonome. C'est en 1892 que les médecins acquièrent légalement le monopole des soins. A un autre niveau, les turbulences conceptuelles de la médecine mentale la légitiment comme science sociale, fonction que l'hygiénisme confortera de façon notable à la fin du XIXe siècle, le pasteurisme et les thèmes de l'aseptisation nourrissant les conceptions médico-sociales à partir des années 1870. Ces joutes théoriques relatives à la déficience mentale sont également constitutives de spécialités au sein même de la médecine, spécialités médicales qui, loin de fragmenter le champ professionnel, contribuent au contraire, à en renforcer le tissu institutionnel, structuration qui s'opère à travers des liens étroits avec l'organisation sociale[6].

C'est donc dans un contexte scientifique et culturel biologisant, asservi à une politique progressiste, dans les limites de la conservation sociale, où la médecine est animée d'une fonction « civilisatrice », à la fois curative et moralisatrice que s'édifie la neuropsychiatrie infantile et que s'élaborent les catégories pathologiques de la déviance scolaire.

En vérité, les propensions relégatoires du corps social devant l'« autre » ou « l'étrange » se reflètent explicitement dans certains termes : aliéné ou idiot, par exemple. Mais les désignations et leurs acceptions fondent en même temps un tissu institutionnel ségrégatif : l'asile bien sûr, mais aussi la législation. Les enfants déficients ressortissent à la loi 30 juin 1838 (destinée aux seuls aliénés adultes), qui réserve à l'enfant le sort de l'internement. Ce qui marque en effet le XIXe siècle, c'est une tendance visible au rejet. Cette mise à l'écart est patente dans les discours de la médecine aliéniste – mais l'imaginaire social se nourrit de ses représentations – où les discours métaphoriques renvoient invariablement à l'animalité ; les déficients mentaux, les handicapés de l'époque sont appréhendés comme des formes grossières de l'humanité, fantasmes dont Victor, « l'enfant sauvage », est une bonne illustration. Les désignations plus générales comme « impotents », « inutilisables » en soulignent l'inutilité sociale. Ces mots ne sont pas innocents socialement et justifient les pratiques stérilisatrices, voire les tendances à la suppression biologique ; en tout cas,

---

[5] Dr Delasiauve, 1877, « De la clinique à domicile ; de l'enseignement qui s'y rattache dans les rapports avec l'assistance publique », *Le Progrès médical*, Tome V, 338-342.

[6] Ce sont des médecins qui impulsent, à la suite de Villermé, de grandes enquêtes quantitatives sur différents faits sociaux ; entre autres, Bloch sur la mortalité, Bertillon sur les quartiers insalubres, Roubinovitch sur l'alcoolisme et l'anormalité, Bourneville sur les enfants anormaux, mais aussi G. Heuyer sur la délinquance. Sur ces questions, Y. Charbit et A. Béjin, 1988 ; Y. Fijalkow, 1998.

ils légitiment le désir d'exclusion à l'égard des « déshérités de la nature ». L'inclination massive du corps social au regard de ces enfants est l'enfermement.

L'analyse sociologique permet de relativiser la thèse d'une tendance univoque à la relégation ou à la contention de ce qui est appréhendé par la société comme anormal ; cette propension est de fait observable, mais elle ne se manifeste pas de façon linéaire, uniforme ou systématique (comme le veulent les thèses de M. Foucault sur l'asile comme microcosme judiciaire, comme instance répressive). Le développement des institutions de l'enfance « inadaptée » et leur orientation résultent d'intérêts discordants qui s'entrechoquent dans une dynamique conflictuelle.

Ainsi, en rupture avec la tradition rigide de l'enfermement et avec le conservatisme de l'Assistance publique, un mouvement réformateur se fait jour au cours du XIXe siècle chez certains médecins aliénistes. Il se concrétise avec Bourneville, médecin, mais aussi député radical, sous la IIIe République. A cette période 1880-1900, il y a temporairement et localement (l'hospice de Bicêtre, ancien établissement de l'Hôpital général, donne une bonne représentation des institutions asilaires à caractère public) projet de désenfermement de l'enfant déficient mental, antagonisme avec les pouvoirs publics attachés à la tradition asilaire de la séquestration d'une enfance jusqu'alors confondue avec le monde de la criminalité et de la folie. Ce mouvement aboutit à la création d'une institution spécifique distincte de l'aliénation mentale et de la pathologie adulte et à l'institutionnalisation corrélative de l'intervention médico-pédagogique. L'action législative contre les termes carcéraux et l'accent répressif de la loi du 30 juin 1838[7], loi par ailleurs muette sur l'enfance et qui réserve à l'enfant déficient mental l'incarcération, est une autre dimension du mouvement institutionnel de désaliénation. Ce mouvement sociopolitique vers la prise en considération de l'altérité[8], porté par l'aliéniste Bourneville, s'accompagne de la mise en place d'une politique de prévention.

Les recherches effectuées sur les conditions de prise en charge des pathologies mentales infantiles à la fin du XIXe siècle permettent de mettre en évidence les liens entre le désenfermement et l'émergence d'une politique de prévention, elle-même indissociable du développement des lois de protection sociale. La mise en question des stéréotypies claustrantes est symbolique à cet égard. La réfutation des conceptions organicistes de la médecine mentale et des pronostics définitifs quant à la curabilité de la déficience mentale participe de cette évolution. Ces transformations conceptuelles s'inscrivent dans un mouvement de désaliénation temporaire, marqué par une double perspective thérapeutique et éducative ; elles

---

[7] La loi de 1838 qualifiée par Bourneville de « loi barbare, loi de police et de séquestration ».

[8] La population du service spécial de Bicêtre regroupe des enfants dont la symptomatologie est lourde. L'idiotie est la notion générique qui domine la diversité de ces atteintes : encéphalopathies, épilepsies, infirmités motrices cérébrales, maladies neurologiques et endocriniennes, psychoses infantiles. L'énumération est ici volontairement restreinte. Le lecteur intéressé se reportera à *Bourneville...* où sont présentés ces tableaux cliniques.

introduisent une rupture avec la tradition carcérale de l'institution asilaire comme camisole morale (Castel, 1976).

D'un point de vue institutionnel, la création d'un service spécialisé de médecine mentale infanto-juvénile s'inscrit dans un projet plus vaste, projet médico-social constitutif de la protection de la mère et de l'enfant : création du corps professionnel des infirmières laïques en France, mais aussi création de services d'obstétrique, institution d'un corps de médecins accoucheurs – Bourneville connaît en effet à Bicêtre nombre d'encéphalopathies consécutives aux conditions d'accouchements alors pratiqués par des médecins « qui ne devenaient habiles qu'à force d'assassinats »[9] – politique d'enseignement médical, toutes transformations qui, avec la laïcisation dont elles se réclament, accentuent l'hostilité des médecins cléricaux. Ainsi, en 1877, Bourneville dépose un projet de réformes[10] au conseil municipal de Paris. Ce projet de confier l'institution de services d'obstétrique à des médecins accoucheurs spécialistes recrutés par un concours suscite de nombreuses discussions et l'antagonisme de médecins et chirurgiens qui redoutent la concurrence en gynécologie et craignent de voir leur domaine se restreindre ; ces derniers font alors obstruction à la réforme. L'aliéniste persiste avec une longue suite de rapports et obtient gain de cause quatre ans plus tard : en juin 1881, le Conseil de surveillance vote, à une large majorité, la création de ce nouvel ordre de praticiens. Cette réforme est confortée par l'organisation de l'enseignement clinique et pratique de l'obstétrique, inexistant jusqu'alors, et par la modernisation de l'enseignement pratique de l'anatomie. Soutenu par des politiques, tel Clemenceau, Bourneville demande la fondation d'une chaire de pathologie mentale.

Certes, l'on peut conclure à une double fonction socio-prophylactique et politique de la médecine à cette période. De même, l'on peut souscrire à la position selon laquelle l'idée de prévention s'inscrit dans le contrôle de l'ensemble des données qui conditionnent la vulnérabilité des groupes et nourrit, jusqu'à aujourd'hui, les équivoques de la médecine sociale (Castel, 1976). Cependant, ces réformes participent d'une transformation de l'espace de connaissance par un questionnement scientifique sur l'étiologie et la curabilité d'une maladie : la déficience mentale, et de l'institutionnalisation d'une prise en charge publique des maladies mentales ou déficiences infanto-juvéniles.

Dans ce premier moment, l'analyse de l'institution permet de ne pas souscrire de façon radicale à une interprétation de l'action asilaire en termes de stratégie de contrôle social. Le mouvement réformateur qui se développe à la fin du XIXe siècle

---

[9] P. Pinard, 1922, « Faible hommage d'un puériculteur au fondateur du Progrès médical », *Le Progrès médical*, 50, décembre, 590-591.

[10] « Il commence la campagne en faveur de la réorganisation des services d'accouchements avec une compréhension inconnue jusque-là, qui parut révolutionnaire à tous les partisans de la tradition barbare, égoïste et réactionnaire.», P. Pinard, professeur honoraire à la Faculté, membre de l'Académie de Médecine, *in* : article cité, 1922, 590-591.

et se concrétise avec un représentant de la médecine aliéniste (Bourneville en est une expression singulière, pour des raisons qui ne sont indépendantes ni de la constitution de spécialités au sein de la médecine, ni des pouvoirs civilisateurs conférés aux médecins par la IIIe République) se traduit par des transformations assistancielles majeures : le désenfermement de l'enfant déficient mental, la mise en question des attitudes d'exclusion ou d'euthanasie, la relativisation des conceptions organicistes (l'institution du médico-pédagogique est une alternative aux interventions chirurgicales sur le cerveau, lobotomies le plus souvent vouées à l'échec) et des pronostics d'irréversibilité des déficiences, la critique des représentations relégatoires nourries par les termes mêmes de la loi de 1838.

Pertinence de l'analyse comparative

L'analyse comparative des contenus discursifs émanant du corps médical et adressés respectivement à l'institution hospitalière et à l'instruction publique a permis de mettre en relief des contradictions étudiées en perspective avec les données objectives (résultats d'enquêtes statistiques) qui ont été évoquées. Cette élucidation a ainsi permis de faire le point sur les divergences relatives à l'investissement de l'école par la médecine et de rendre compte de la logique de la constitution de l'enseignement spécial (cf. les travaux présentés *supra*).

D'une part, l'établissement des faits a permis de réfuter certaines affirmations : il est inexact d'interpréter la création du service spécial de l'hospice de Bicêtre comme consécutive à l'encombrement des asiles (Vial, 1985). C'est le processus inverse qui s'opère dans la réalité : l'encombrement de Bicêtre est postérieur à la création du service des enfants idiots et épileptiques. Il est directement lié au refus des pouvoirs publics d'engager les réformes demandées par Bourneville concernant la prise en charge de l'enfance aliénée. C'est l'échec de la politique réformatrice de l'asile (exceptée la création du quartier spécial de Bicêtre) qui détermine les démarches de l'aliéniste en direction de l'Instruction publique pour y instituer des structures médico-pédagogiques.

La loi de 1909 résulte des discordances entre des orientations médico-pédagogiques émanant du secteur médical et un objectif de contention de la déviance scolaire, nourri par les représentants de l'Instruction publique. La mise en application de cette loi montre avec force le refoulement de la prise en charge des enfants malades ou déficients au profit d'une population « rebelle au régime éducatif ordinaire » (Binet, 1909), mais rapidement perfectible.

Ces projets aliénistes dans les domaines assistanciels et hospitalier, conceptions avant-gardistes au regard des objectifs actuels de l'intégration des enfants handicapés, resteront lettre morte. Ils rencontrent l'opposition des pouvoirs publics peu enclins à engager des dépenses pour des enfants considérés par les représentants de l'Assistance publique comme « non valeur sociale absolue », « non utilisables », désignations qui témoignent d'ailleurs de la dimension socio-économique des politiques d'assistance. Ce phénomène explique pourquoi Bourneville « sort de sa réserve asilaire » (Donzelot, 1977) et se tourne vers l'Instruction publique, instance étrangère à son action jusqu'alors. L'interprétation – congruente avec les théories du contrôle social – selon laquelle les aliénistes seraient ici animés par une volonté d'extension de leur territoire sur l'école doit être relativisée. Les structures « médico-pédagogiques » representent en fait un substitut institutionnel des services hospitaliers infantiles dont le ministère de l'Intérieur refuse alors la création au corps médical.

A une conception démocratique de la prise en charge du déficient mental (les enfants internés sont des enfants de familles pauvres) succède un retour à la relégation, mise à l'écart étayée sur d'autres considérations et centrée sur d'autres populations. A partir de là, deux mouvements s'affrontent ; ils sont fondés sur des postulats idéologiques et institutionnels dissonants au regard de l'enfance « anormale ». A l'humanisme socialisant représenté par Bourneville succède un mouvement plus rentabiliste, symbolisé par le psychologue Alfred Binet (Gateaux-Mennecier, 1989, 2000) et congruent avec les arguments utilitaristes des pouvoirs publics puisque centré sur les débiles « perfectibles ».

Ce réseau institutionnel ainsi que les catégories de pensée qui en accompagnent la constitution résultent, non d'un processus univoque, mais d'une logique interactionnelle dans laquelle l'Instruction publique exerce une influence déterminante, mouvement qui annonce d'ailleurs la segmentation des tutelles administratives éducation/santé /justice. Cette filière d'enseignement, par la discrimination culturelle qu'elle porte en germe, dès la conception qu'en propose Binet, préfigure la relégation. Si la demande explicite d'un enseignement spécial émane bien de Bourneville, cette idée ne vise pas à répondre aux difficultés inhérentes à l'école, mais à résoudre de façon prioritaire et urgente l'encombrement de l'asile de Bicêtre et de ses annexes par des enfants malades jusqu'alors internés, tandis que les préoccupations de l'école concernent la déviance. Ces échanges notionnels sur des registres différents entre les deux institutions sont à l'origine de l'apparition des catégories de pensée médicalisantes dans l'école. Dès cette époque, en effet, vont prévaloir des préoccupations économiques et socio-prophylactiques en regard des écoliers ordinaires perçus comme déviants.

L'analyse comparative[11] des populations de l'une et l'autre institution met en effet au jour une distorsion sémantique de taille entre l'usage médical du terme « arriéré » et le basculement de cette notion dans l'école. Loin de l'asile et de ses tableaux

[11] Cette dernière repose sur une analyse comparée des caractéristiques nosographiques et psychologiques des enfants de l'asile et des caractéristiques des populations d'élèves catégorisés comme débiles et orientés dans les classes de perfectionnement. L'investigation a été complétée par une analyse de contenu de la presse pédagogique, notamment la *Revue Pédagogique* et le *Manuel Général de l'Instruction Primaire,* sur une période couvrant les lois scolaires, de 1877 à 1909, date de la promulgation de la loi sur l'enseignement spécial. Sur les mécanismes pseudo-scientifiques qui contribuent à l'ancrage de ces représentations institutionnelles, se reporter à J. Gateaux-Mennecier (1990, 1993).

cliniques complexes où coexistent des atteintes lésionnelles et des troubles psychopathologiques, la désignation « arriéré » revêt une acception différente : ce n'est plus l'aspect cognitif, mais la dimension comportementale qui devient le substrat de cette catégorie de pensée.
C'est l'Instruction publique, sourde au discours de Bourneville sur l'arriération, qui appelle, en 1896, une expertise médicale sur le caractère « scientifique » et le « sens médical » de l'indiscipline, favorisant ainsi la médicalisation d'une manifestation ordinaire, en adéquation avec les préoccupations de l'école. En réalité toute manifestation déviante, en particulier l'indiscipline, deviendra la substance descriptive de l'arriération. La marginalité scolaire est alors appréhendée comme symptôme de la déficience mentale. Les figures multiples de l'enfance « en danger moral » (véritable *leitmotiv* des principales revues pédagogiques entre la fin du XIXe et le début du XXe siècles) nourrissent la totalité des descriptions relatives à la notion de débilité, dont la dimension cognitive est paradoxalement inconnue.

L'analyse structurale et la mise au jour de la fonction idéologique des catégories de l'anormalité.

Ces distorsions de sens montrent bien que la formulation des difficultés scolaires en termes d'anormalité s'opère non totalement de l'extérieur, par l'intervention des médecins, mais également de l'intérieur, l'institution scolaire sollicitant des aliénistes une caution scientifique sur des réalités éloignées de leurs préoccupations cliniques.

L'élaboration des concepts n'est pas séparable des conditions sociopolitiques qui donnent naissance à l'enseignement spécial. Ce ne sont pas tant en effet les dysfonctionnements cognitifs d'enfants prétendument débiles qui préoccupent les décideurs de l'Instruction Publique mais bien la peur du trouble, du désordre, de la délinquance et de la criminalité, d'où l'inclination explicite de nombreux notables, médecins, parfois avocats, mais aussi psychopédagogues et représentants de l'Instruction Publique, à envisager des mesures préventives sous la forme d'écoles de discipline, appelées aussi écoles de correction, classes de réforme, ou « classes de préservation », pour ces jeunes déviants dont les familles sont, dit-on, « gangrenées » par la misère.

Bien entendu, Bourneville et Binet ne sont pas des acteurs socialement, professionnellement et politiquement décontextualisés, nous avons insisté sur ce point ailleurs ; en particulier, leurs perspectives quant à la prise en charge des enfants malades ou déficients n'ont pas grand-chose en commun parce qu'ils sont les représentants de groupes professionnels en concurrence. La pathologisation de la non conformité scolaire s'inscrit dans ce conflit de compétences et dans cette opposition de conceptions sociopolitiques : la transformation de la société pour le député radical, la réforme de l'individu pour le psychopédagogue ; c'est là une étape décisive dans la constitution du champ de l'enfance « inadaptée ». Cet antagonisme témoigne de l'âpreté des luttes de pouvoir sur la population des anormaux, au sein desquels Binet et Simon introduisent une nouvelle classification, non plus nosographique, mais institutionnelle et surtout évictive puisqu'elle délimite clairement le monopole de la spécialité qu'ils édifient au sein de l'institution scolaire : aux aliénistes « les anormaux d'hospice », les « idiots végétatifs », et aux psychologues les « anormaux d'école ». L'objectif est clair pour Binet : « traiter » l'écolier par le biais de l'« orthopédie mentale » dont le psychopédagogue s'attribue la paternité ; il s'agit en fait d'un dérivé terminologique de l'« orthophrénopédie » aliéniste. Cette transposition interpelle la réflexion dans son application à des enfants non justiciables *a priori* d'interventions chirurgicales. Ne voit-on pas toute la portée idéologique de ce déplacement, du souci de la conformation des crânes dans les lieux asilaires (où les craniectomies sont fréquemment pratiquées), au souci de la « conformisation » des pensées dans l'institution scolaire ?

L'analyse des conditions d'émergence des catégories de la débilité, mais aussi une déconstruction de ces notions (Gateaux-Mennecier, 1990) montrent que ce n'est pas la dimension intellectuelle qui en est le soubassement, mais l'indiscipline (indice subtil de la délinquance), la déviance scolaire, prélude des turbulences sociales qui inquiètent le pouvoir républicain. La forte homologie sémantique entre d'une part, le discours sur les classes dangereuses, les foyers insurrectionnels, la subversion sociale et d'autre part, le discours de la hiérarchie scolaire quant aux « incorrigibles », « perturbateurs », « réfractaires », « rebelles », « apprentis de la débauche et du crime », en témoigne. Les nouvelles désignations de la nosologie scolaire, « arriéré » « débile » et autres « déshérités de l'intelligence », sont des constructions sociales, notions trompe-l'œil, masques pathologisants d'une perspective pénalisante de contention de la déviance, informulable en ces termes à l'heure où la distanciation sociale ne peut plus s'énoncer sans risque de résistance. Ces productions idéologiques – au sens où elles sont étayées sur une extrapolation non fondée scientifiquement, et parce qu'elles sont, somme toute, asservies à des injonctions politiques –, élaborées dans le mouvement qui conduit à l'éclosion de la loi du 15 avril 1909, ont à la fois conforté symboliquement la mise en place de ces institutions et scotomisé leur finalité réelle : non pas le perfectionnement, mais le redressement. Leur dénomination oblitère en effet leur dimension ségrégative réelle, la contention de la marginalité des enfants les plus éloignés culturellement de la norme scolaire, phénomène qui relève, nous l'avons souligné, d'un processus acculturatif au sein de l'école de la République.

Les classes spéciales sont, en fait, la cristallisation dans l'institution de ce « sentiment de défense sociale, pour chercher à diminuer le nombre de ceux qui plus tard seront des inutiles et pourront devenir des nuisibles » (Binet, 1909 : 146). Ces discours nous semblent représentatifs de la dimension eugéniste qui nourrit les préoccupations d'une classe sociale pour des « questions » qui « mettent en jeu l'avenir de notre race et l'organisation de notre société » (*ibid.* : 60). Dans le conflit qui oppose médecins aliénistes et psychologues dans l'institution scolaire, c'est finalement la psychopédagogie qui s'impose ; elle est congruente avec les exigences sélectives de l'Instruction publique.

« Race » est également un concept récurrent dans les réflexions médicales sur la pathologie humaine. Les syphilitiques, débiles, idiots, paralytiques juvéniles « sont autant de fruits pourris poussés sur l'arbre généalogique de la grande avarie » (Roubinovitch, 1910). Entre la fin du XIXe siècle et le début du XXe siècle, on observe tendanciellement la généralisation arbitraire du fatalisme génétique aux réalités socio-économiques et, singulièrement, à la misère, cette dernière étant elle-même regardée comme une fatalité endémique. Le discours génétique quitte le terrain de la biologie *stricto sensu*, dévie et enveloppe désormais des réalités psychologiques et sociales[12]. Les prénotions de la psychologie naissante sont représentatives à cet égard ; selon Binet, les enfants issus de familles pauvres sont moins intelligents que les enfants de classes aisées (1909)[13]. Les interrogations surgissent alors sur les moyens socio-prophylactiques d'empêcher la dégradation de l'espèce et la propagation des « non-valeurs », alors clairement symbolisées par toutes les formes de déficience mentale. Ces tendances à la neutralisation biologique de ce qui est ressenti comme péril eugénique de la société, en raison des problèmes éthiques majeurs qu'elles posent, suggèrent des perspectives d'élimination euphémisées : l'internement ou la relégation.

La loi du 15 avril 1909 est une « loi écran » (Gateaux-Mennecier, 1990). En effet, l'énoncé du texte législatif oblitère les références à la prophylaxie morale qui lui donnent naissance. La loi accomplit, derrière sa finalité officielle – le perfectionnement – les projets de prévention de la délinquance juvénile édictés sans fard par ses promoteurs, avant la promulgation de la loi : la classe de perfectionnement pour les enfants arriérés pourra « diminuer le contingent des vagabonds et même des délinquants juvéniles »; c'est « une œuvre nécessaire de préservation morale de la jeunesse » (Sénateur Paul Strauss). Cette dimension est pourtant étrangement absente du texte réglementaire définitif ; ce non dit est éloquent. Il est le point d'orgue de la construction idéologique de la débilité dont notre époque porte, encore aujourd'hui, l'empreinte.

Si « l'intelligence toute nue » (Binet, 1909) est difficilement objectivable chez les enfants orientés dans ces filières, si leurs « troubles » sont d'une grande diversité et d'une intensité variable, il est en revanche, depuis la création de ce réseau jusqu'à nos jours, une caractéristique commune à ces enfants, et qui ne souffre aucun doute méthodologique : l'appartenance sociale. La quasi-totalité de ces publics appartient

---

[12] La résonance de cette doctrine, dans ses dérivations politiques et sociales nous semble appréciable à cette période, bien qu'elle apparaisse à certains auteurs comme tout à fait modérée. Ainsi, pour A. Bejin, les darwinistes sociaux ne constituaient pas en France à la fin du XIXe siècle une « Ecole » formellement structurée ; l'auteur souligne « la relative imperméabilité du milieu culturel français aux idées du darwinisme social », (1982 : 327). Notre analyse montre au contraire que la littérature médicale est très imprégnée par le darwinisme social On peut se reporter à « Le darwinisme social », Chap. 1 et chap. 5 sur la réification de la débilité, J. Gateaux-Mennecier, (1990, 1993).

[13] Les dérives interprétatives du darwinisme dans ses applications sociales et la signification sociale de la « mesure » appliquée à l'intelligence ont été analysées ailleurs (J. Gateaux-Mennecier, 1989).

en effet aux catégories sociales populaires, le plus souvent dénuées de toute qualification.

La spécificité des classes « spéciales » réside dans le fait d'impulser, derrière l'écran du perfectionnement, la séparation du bon grain de l'ivraie, la distanciation sociale nécessaire au bon fonctionnement et à la pérennisation de l'école d'une République bourgeoise inquiète et frileuse à la perspective du « mélange des riches et des pauvres sur les bancs de quelque école » (Jules Ferry, *Discours sur l'égalité d'éducation*, 1870). Une grande distance sépare en effet l'esprit des discours et l'évidence des faits : la IIIe République maintient, comme l'a montré A. Prost (1968), la distinction entre les enfants de la bourgeoisie scolarisés dans les écoles élémentaires des lycées, cela jusqu'à la période contemporaine, et les enfants du peuple.

Notre recherche a permis de mettre au jour un autre clivage : au sein même de l'école élémentaire, et ce en rupture avec l'intention démocratique proclamée par une nation « animée de cet esprit d'ensemble » (Jules Ferry, *ibid.*), le pouvoir politique opère instinctivement, mécanisme de défense d'une classe sociale menacée, la mise à l'écart d'une catégorie d'écoliers (les classes sont « spéciales ») psychologiquement banale, mais socialement homogène et virtuellement rétive, du point de vue politique. En ce sens, la question scolaire n'est pas dissociable de la question sociale, « social » étant entendu ici, ainsi que le souligne Jacques Donzelot (1994), comme mode de résorption des contradictions internes qui surgissent dans l'idéal républicain lorsqu'il se trouve confronté par la forme démocratique à la division de la société.

Il n'est pas indifférent d'observer que la loi de 1909 s'inscrit dans une logique législative de protection sociale, mais aussi de contrôle des déviances, par une « législation tutélaire de la famille » (Costa-Lascoux, 1977) : loi de 1889 sur la déchéance des pères et mères, susceptibles par leur inconduite de compromettre la sécurité, la santé, mais aussi la moralité de leurs enfants ; loi de 1898 qui instaure le placement par le juge des enfants ayant commis (ou ayant fait l'objet de) délits ou crimes ; loi de 1904 relative au service des enfants assistés ; enfin, pour la période concernée, loi de 1912 qui institue le Tribunal pour enfants et adolescents.

De par leurs conditions d'énonciation, ces catégories de pensée ont pouvoir d'imposition d'une vision particulière de la réalité ; ainsi, les désignations pseudo-scientifiques insufflées par les psychologues et par certains représentants de l'institution scolaire structurent non seulement les représentations des enseignants, dans un premier temps réticents devant l'étiquetage anormalisant des enfants, mais aussi leurs pratiques discriminatoires ; en effet, dans la période qui suit la loi de 1909, les enseignants appliquent ces catégories de pensée aux enfants scolarisés, comme pour répondre à l'invitation de la hiérarchie à débusquer « sans fausse honte » les enfants qui « représentent un danger moral pour leurs camarades »[14]. En fait, l'utilisation des concepts d'arriération, puis de débilité légère, ne sera véritablement maîtrisé comme catégorie de sélection que beaucoup plus tard, postérieurement à la loi du 15 avril 1909 et surtout dans les années 1950, cela non comme une préoccupation objectivée des enseignants, mais comme une prescription normative imposée par la psychologie « pédométrique » et intériorisée par les agents de l'institution.

Si, en début de siècle, chez les enseignants, la marginalité scolaire n'est pas mise en rapport avec une quelconque arriération, l'intériorisation de cette corrélation est en mouvement. La psychologie anthropométrique va bientôt permettre la réunion sur une même échelle des différentes figures de ce que Binet appelait le « déchet » scolaire : la quantification de la distance culturelle, somme toute, l'évaluation de la marginalité, conséquence de la non adhésion au modèle culturel proposé, opposition passive : « bons bougres », « poids morts » et « cires molles » ; opposition active : « réfractaires » et « récalcitrants ». En réalité, cette représentation ne s'inscrit véritablement dans les pratiques que lorsque les investigations statistiques des années 1945 soulignent le phénomène des « décalés scolairement ». Cette dénomination indique que la notion de retard scolaire est entrée dans les mœurs du dépistage pédagogique, corrélativement aux transformations du système éducatif. A cette période en effet, les effectifs scolaires connaissent une expansion régulière et continue due en grande partie à la démographie. En fait, la dimension strictement scolaire de l'enseignement spécial se dégage en réponse aux exigences sélectives du système éducatif, dans la période qui suit la réforme Berthoin (prolongation la scolarité jusqu'à 16 ans, en 1959) et qui, avec « l'explosion scolaire », entraîne la généralisation de l'enseignement, en particulier à l'entrée du premier cycle secondaire (Prost, 1968 ; Langouët, 1994). Ce phénomène est l'un des facteurs du développement numérique des structures de l'enseignement spécial et de leur diversification car cet enseignement sans spécification s'inscrit en réalité dans la filiarisation du système éducatif ; il en constitue la « filière dépôt », souvent l'antichambre de la précarité sociale. A cette période, l'intériorisation des codes de dépistage, l'ancrage corrélatif de la catégorie descriptive « échec scolaire », notion naturalisée dans les années 1960-1970 avec la banalisation de l'usage des tests (Pinell, 1995), permettront de réunir sur un continuum de déficients, les « décalés scolaires », apathiques ou perturbateurs (critères comportementaux révélateurs de l'ennui) qui signent ostensiblement l'efficacité d'une école frappée de cécité à l'égard des inégalités sociales, pour reprendre Bourdieu, système qui produit nécessairement des laissés-pour-compte. Alors, l'échelle « sociométrique » de Binet se révèle efficace parce qu'elle répond au « sentiment de défense sociale »[15]

---

[14] Voir à ce sujet l'analyse des représentations collectives de l'anormalité dans l'institution scolaire *in :* J. Gateaux-Mennecier (1990, rééd. 2001).

[15] Les présupposés politiques de A. Binet n'ont pas, contrairement à ses travaux de psychologie différentielle et de pédagogie, suscité l'attention des chercheurs ; de notre point de vue, on ne peut dissocier ces analyses. Sur ce point, on peut se reporter à J. Gateaux-Mennecier (1989, 1990). Nous

consécutif à la démocratisation de l'enseignement et contribue à résoudre les problèmes d'une société productiviste en pleine expansion.

Permanence de l'institution et régularités structurales : les termes de la régulation aujourd'hui.

Durkheim y insistait, la sociologie doit expliquer une institution, génétiquement, à partir du noyau d'interactions dans lesquelles elle est apparue, mais aussi par la fonction qui lui permet de se maintenir. « Ce qu'il faut déterminer, c'est s'il y a correspondance entre le fait considéré et les besoins généraux de l'organisme social » (Durkheim, 1895 : 95). Au-delà, notre objectif était bien de souscrire, autant que possible, à la vocation nomologique de la sociologie par la mise en évidence de régularités. « Cette extension du principe de causalité suppose cependant que soit adjointe à l'affirmation de l'unicité de la relation causale celle de sa permanence » (Berthelot, 1995).

De ce point de vue, les recherches que nous avons menées récemment sur les politiques d'intégration des personnes « handicapées ou en difficulté » nous permettent d'affirmer la permanence de la fonction de régulation des institutions de gestion de l'écart à la norme et d'en dégager les déterminations, lesquelles sont homologues, du point de vue structural, à celles qui agissent au début du XXe siècle.

Aujourd'hui, la loi de 1975 marque la consécration du terme « handicap ». Concomitamment, l'inscription du terme « intégration » dans la législation témoigne indéniablement de la volonté politique d'inclure la prise en compte de l'altérité dans les pratiques sociales, en particulier s'agissant d'enfants et d'adolescents pouvant être atteints d'une altération fonctionnelle. Pourtant, la même attitude mentale nous a amenée à tenter de dépasser l'illusion d'une telle transparence et à appréhender le plus objectivement possible la distance entre l'empire des mots et le discours des faits sur les deux niveaux institutionnels travaillés antérieurement : l'institution scolaire, l'institution médico-sociale.

Pour ce qui concerne les structures de l'Education nationale, nous avons mené une réflexion sur les facteurs explicatifs de la secondarisation du réseau spécialisé et sur la fonction sociale de ce secteur au regard de l'objectif affiché de l'intégration sociale des jeunes accueillis dans ces structures[16]. L'évolution institutionnelle du secteur spécialisé, sa secondarisation, prennent sens par rapport à l'explosion scolaire des années 1960 et du phénomène de « démographisation » qui en résulte.

---

avons procédé à une analyse critique de la scientificité traditionnellement attribuée à cet auteur dans J. Gateaux-Mennecier, 2000.

[16] Les recherches complémentaires sur la situation actuelle ont été étayées sur les données statistiques publiées par les ministères de l'Education nationale et de l'Emploi et de la Solidarité, investigation complétée par l'analyse de contenu de la nomenclature de l'OMS. Il n'est pas possible ici de développer cette réflexion. Cf. J. Gateaux-Mennecier (1999).

La secondarisation de l'enseignement spécial est directement corrélée à la réforme Berthoin qui prolonge la scolarité jusqu'à l'âge de 16 ans. L'ennoblissement des ces filières – elles ne sont plus « spéciales » mais s'inscrivent aujourd'hui dans l'enseignement « général », « adapté » – et l'unification apparente avec l'enseignement secondaire ne doivent cependant pas masquer une différenciation très nette dans les trajectoires des élèves, phénomène qui témoigne de la persistance d'une discrimination symbolique très efficace.

En effet, si le réseau se secondarise, par la force de l'obligation, il est institué de façon très cloisonnée socialement au regard de l'enseignement secondaire, et ce en dépit de l'empire du discours sur l'intégration. Les sections d'Enseignement Général Adapté (SEGPA) fonctionnent en parfaite interdépendance avec l'ensemble des filières du système éducatif, y compris avec les sections les plus prestigieuses, dont elles représentent le pendant. Ce secteur concentre les publics appartenant aux catégories socioprofessionnelles les plus défavorisées[17] et la part des élèves de nationalité étrangère y est prédominante. On le voit, la fonction socialement discriminatoire de ce réseau persiste à la période contemporaine.

En fait, le véritable enjeu de l'ennoblissement de l'enseignement spécial s'inscrit dans le cadre des objectifs généraux assignés au système éducatif. Si, pour 80 % d'une tranche d'âge, l'accès envisagé se situe au niveau du baccalauréat, l'objectif officiel est la recherche, pour les autres jeunes, « d'une formation et d'une qualification leur permettant une insertion professionnelle au niveau V » (loi d'orientation de 1989). Cet objectif de « rénovation » est réaffirmé par le ministère lors de la rentrée 1998. Qu'en est-il dans les faits ? Les données statistiques publiées par le Ministère de l'Education Nationale et que nous avons travaillées permettent d'affirmer que les publics de l'enseignement spécialisé sont, à coup sûr, les adolescents marginalisés, en danger d'exclusion professionnelle et sociale. A cet égard, l'enquête « Génération 92 » du CEREQ montre la menace qui pèse sur les jeunes qui se présentent sur le marché du travail sans qualification[18]. Ici, les chiffres démentent les précautions rhétoriques pour désigner les filières relégatoires et les intentions louables des politiques d'intégration. Le rapport de l'Inspection générale[19] confirme clairement l'insuffisance de l'enseignement professionnel dans le cadre des politiques d'intégration.

Par ailleurs, le second volet de cette recherche centrée sur les structures médico-sociales permet d'affirmer que la perspective politique, « l'intégration des personnes handicapées ou en difficulté » n'engage pas une franche rupture avec les éventuelles

---

[17] Selon les critères de l'Insee : ouvriers, chômeurs n'ayant jamais travaillé, personnes sans activité professionnelle.

[18] L'analyse quantitative est développée dans *Marginalisation, Intégration* (J. Gateaux-Mennecier, M.C Mège-Courteix dir., 1999), article cité.

[19] Rapport de l'Inspection générale de l'Education Nationale et des Affaires Sociales sur l'accès à l'enseignement des enfants et adolescents handicapés, Ministère de l'Emploi et de la Solidarité, Ministère de l'Education Nationale, Mars 1999.

conséquences ségrégatives d'une pathologisation arbitraire. Nous avons montré la permanence des dénominations polysémiques dans les textes législatifs récents relatifs à l'intégration. En effet, l'utilisation générique du terme « handicap », légitimée par la Classification Internationale des Handicaps et l'interprétation globalisante et extensive de cette nouvelle grille de lecture, peuvent conduire à des extrapolations médicalisantes au regard de difficultés scolaires, ou bien à des interprétations déficitaristes de situations sociales précaires. Dans ce cas, elles contribueraient à la reproduction de la marginalisation sociale.

Si le retard mental léger ainsi que la nouvelle dénomination « enfant en difficulté » prévalent dans les établissements de l'Education nationale, l'on devrait s'attendre à ce que les établissements du secteur santé/social, par vocation initiale plus médicalisés, concentrent une part importante d'enfants atteints de handicaps avérés, en adéquation avec la définition de l'OMS à cet égard (Chapireau, 1997), au sens d'une altération organique susceptible de s'accompagner d'une limitation fonctionnelle entraînant un désavantage social, toutes dimensions qui justifient l'usage de la notion de handicap. Cette hypothèse raisonnable n'est pas vérifiée par l'analyse.

Nous avons procédé à l'analyse de données quantitatives[20] pour mettre en évidence la distribution des types de handicaps sur les différents établissements médico-sociaux, socio-éducatifs et sociaux, la représentativité des degrés de déficience et la nature et la fréquence des déficiences associées. Ce travail permet d'avancer des résultats précis[21]. La distribution des déficiences sur les différents types d'établissements spécialisés et la surreprésentation des seuils supérieurs de l'écart à la norme (plus des deux tiers de la population accueillie dans ces structures présentent des difficultés qui ne sont pas assimilables à un handicap avéré, c'est-à-dire en conformité avec la définition de l'OMS) suggèrent une réflexion sur l'acception polysémique de la notion de handicap[22].

L'analyse de la nomenclature de 1989 montre que si elle permet de mieux circonscrire les handicaps avérés et de favoriser ainsi une prise en charge adaptée aux caractéristiques de ces enfants, cette classification peut aussi receler des effets pervers. Les subdivisions fines des classes[23] permettent en effet d'enserrer de manière efficace le moindre écart à la norme et de tracer les frontières de l'orthodoxie. Le dispositif classificatoire opère ainsi le balisage de la conformité et

---

[20] Nous avons exploité l'enquête SESI sur les établissements et services en faveur des enfants et adolescents handicapés ou en difficulté sociale sur la période 1985-1996.

[21] On peut se reporter à l'analyse que nous avons présentée *in* : J. Gateaux-Mennecier (1999).

[22] Soulignons-le, la notion de handicap n'est pas définie dans le texte de loi de 1975 (ni dans les circulaires qui la complètent), comme si l'appréciation de la déficience était livrée à l'arbitraire du regard qui la dépiste. De même, la définition de l'arriéré est absente du texte de la loi du 15 avril 1909 qui porte création des classes de Perfectionnement pour les « arriérés ».

[23] L'analyse de la nomenclature des déficiences, incapacités et désavantages de 1989 est développée dans J. Gateaux-Mennecier (1999).

la consolidation de la norme, en deçà ou au-delà de laquelle tout comportement peut devenir suspect.

Nous avons souligné ailleurs les dangers de ces catégorisations. Elles peuvent en effet contribuer à structurer des représentations simplificatrices au regard des milieux socioéconomiques les plus vulnérables, la logique extrême suggérant que les milieux porteurs de « problèmes sociaux » sont intrinsèquement handicapés. On observe ici une homologie avec le schéma essentialiste qui, en dépit de sa pseudo-scientificité, structure les représentations collectives de la déficience intellectuelle, légitime son usage et rend efficace sa fonction de régulation.

Mais un dépistage des handicaps (loi d'orientation de 1989) qui conduirait à interpréter en termes défectologiques et médicalisants certaines difficultés scolaires irait alors à l'encontre de la perspective démocratique qui en légitime la mise en place : « la lutte contre les inégalités ». De telles catégorisations – la nomenclature en facilite la lecture et la construction – pourraient masquer la pérennisation d'un phénomène de discrimination de populations non handicapées, mais particulièrement vulnérables du point de vue socio-économique et culturel. Un semblable processus serait évidemment paradoxal au vu des perspectives intégratives impulsées conjointement par les ministères de l'Education Nationale et de l'Emploi et de la Solidarité, politiques résolument démocratiques et citoyennes dans leurs principes. Ce processus, confirmé actuellement par les données quantitatives, serait en revanche en parfaite cohérence avec les finalités latentes qui président à la promulgation de la loi de 1909 et dont l'efficace se révélerait alors particulièrement puissante et pérenne.

L'analyse génétique des institutions fait apparaître la complexification des interfaces entre les tutelles administrativement différenciées Education/Santé-social/Justice qui se sont structurées au XIXe siècle. Ces interconnexions sont régies symboliquement par le discours médico-psychologique qui est au principe de la gestion unifiée de cette apparente mosaïque institutionnelle, l'utilisation extensive du préfixe « médico » en témoigne. Les coopérations ou collaborations visées par la législation sur l'enfance handicapée, réaffirmées dans le rapport de l'Inspection générale, visent à renforcer la cohérence interne du champ : entente entre l'inspecteur, le juge et le médecin, coopération où la « pluridisciplinarité » affichée se joue, le plus souvent, sous la férule de l'interprétation médico-psychologique.

Mais la prééminence du médical ne parvient pas à gommer totalement la dimension pénalisante ou répressive du dispositif. De nouvelles structures mises en place avec le concours des collectivités territoriales et de la protection judiciaire de la jeunesse (PJJ) constituent une nouvelle ramification du dispositif tri-dimensionnel éducation spéciale/médico-social/médico-judiciaire.

Notre dernière investigation le montre, la notion de handicap représente tendanciellement l'alibi médical du traitement social des jeunes exclus.

L'aggravation de la situation économique, l'affaiblissement du lien social peuvent donner lieu au surgissement de contre-discours incivils, voire violents. Alors, l'interprétation médico-psychologique de phénomènes acculturatifs intervient sans doute à point nommé dans la canalisation du risque (telle était la force agissante de la notion de débilité en début de siècle). La construction sociale « handicap » aurait une semblable efficacité idéologique au regard d'une population de jeunes en marge des normes socialement prescrites, aux confins de la répression pénale, mais échappant à celle-ci. Enserrés dans les mailles du triangle du handicap (éducation spéciale / médico-éducatif et médico-social / médico-judiciaire), infériorisés par le verdict médical, ces enfants et adolescents seraient, par prévention interposée, réduits à leur « limitation » certes, mais en même temps à l'innocuité.

La constitution du champ de l'enfance handicapée ou en difficulté prend sens dans le cadre d'une configuration plus large où les pôles médical, éducatif et judiciaire, au-delà de leurs intérêts propres et de leurs enjeux spécifiques, entretiennent mutuellement leur permanence et leur efficacité sur fond d'intérêts fondamentaux communs, comme le sont le maintien de l'ordre social et la contention de la déviance. Chaque mouvement législatif ne peut dévoiler sa signification sociale indépendamment du tissage institutionnel qu'il structure et dont il est en même temps le produit et le support.

Les linéaments de cette recherche confirment la nécessaire interpénétration heuristique de l'histoire et de la sociologie, ainsi que leur complémentarité ; ils confortent l'affirmation durkheimienne selon laquelle il n'existe pas de sociologie sans histoire, mais il appartient à la première, « dans cette poussière d'événements désordonnés » d'établir « les manières de penser ou d'agir fixées ou organisées », et d'en atteindre les fonctions sociales permanentes (Durkheim, 1908 : 205). Comme le souligne Philippe Besnard, le programme durkheimien entend dégager, « dans la multiplicité des données empiriques bien établies, des régularités structurelles, ce qui suppose qu'il y ait dans les faits eux-mêmes une raison latente » (1986 : 34). On peut rapprocher cette position de celle de J.-M. Berthelot, pour qui en effet, si histoire et sociologie se situent dans le même espace épistémologique global, « le cours historique du monde » (l'expression est empruntée à J.-C. Passeron), les deux disciplines se distinguent par un « noyau rationnel » différent : les données sont rigoureusement contextualisées pour l'historien chez lequel « motif théorique et motif empirique ne cessent de mêler leur contrepoint. A l'inverse le sociologue réfère aux données comme point ultime d'un développement théorique global » (Berthelot, 1998 : 41). En dernière réflexion, seule cette démarche permet de secouer « le joug de ces catégories empiriques qu'une longue accoutumance finit souvent par rendre tyranniques » (Durkheim, 1895 : 32).

BIBLIOGRAPHIE

Ansart P., 1972, « L'occultation idéologique », *Cahiers Internationaux de Sociologie*, LIII.

Béjin A., 1982, « Le sang, le sens et le travail : Georges Vacher de Lapouge », *Cahiers Internationaux de Sociologie*, LXXIII, 323-343.

Berthelot J.M., 1995, *1895 : Durkheim, L'avènement de la sociologie scientifique*, Toulouse, Presses Universitaires du Mirail.

Berthelot J.M., 1998, « Histoire et sociologie : une affaire de discipline », *Recherches sociologiques*, 3, 23-43.

Besnard. P., 1986, *L'impérialisme sociologique face à l'histoire, Historiens et sociologues aujourd'hui*, Ed du CNRS.

Binet A., 1909, *Les Idées modernes sur les enfants*, Paris, Flammarion.

Boudon R., 1986, *L'idéologie ou l'origine des idées reçues*, Paris, Fayard.

Boudon R., 1990, *De l'art de se persuader des idées douteuses, fragiles ou fausses*, Paris, Fayard, coll. Points Essais.

Boudon et Bourricaud, 2000, *Dictionnaire critique de la sociologie*, Paris PUF, coll. Quadrige, 1ère éd. 1982.

Castel R., 1976, *L'ordre psychiatrique*, Paris, Ed. de Minuit.

Chapireau F. (dir.), 1997, *Le Handicap mental chez l'enfant*, Paris EFS.

Charbit Y., Béjin A., 1988, « La pensée démographique », *in* : Dupâquier (dir.), *Histoire de la population française*, Paris PUF, 465-498.

Chauvière M., et Plaisance E., (dir.), 2000, *L'école face aux handicaps. Education spéciale ou éducation intégrative* ? Paris PUF, Coll. Education et formation.

Costa-Lascoux J., 1978, *La Délinquance des jeunes en France, 1825 à 1968.* Tome IV , Paris, éd. Cujas.

Donzelot J., 1977, *La Police des familles*, Paris, Ed. de Minuit.

Durkheim E., 1975, « Débat sur l'explication en histoire et en sociologie », *In Textes, Eléments d'une théorie sociale*, Paris, Ed. de Minuit, 1ère éd. 1908.

Durkheim E., 1981, *Les Règles de la méthode sociologique*, Paris, PUF, 20ème éd, 1ère éd. 1895.

Fijalkow Y., 1998, *La Construction des îlots insalubres Paris 1850-1945*, Paris, l'Harmattan.

Foucault M., 1972, *Naissance de la clinique*, Paris, PUF, 1ère éd.1963.

Gateaux-Mennecier J., 1989, *Bourneville et l'enfance aliénée. L'humanisation de l'enfant déficient mental*, Paris, Ed. Le Centurion.

Gateaux-Mennecier J., 1990, *La Débilité légère, une construction idéologique*, Paris, Ed. du CNRS.

Gateaux-Mennecier J., 1993. « Représentations psychologiques et régulation sociale au XIXe siècle » *in* : « La psychologie sociale et ses histoires », *Sociétés Contemporaines*, IRESCO/CNRS, Paris, L'Harmattan, 1993, 179-190

Gateaux-Mennecier J., 1996, « Idéologie et structuration des pratiques sociales », n° spécial « Représentations » , *Educations*, 10, nov.-déc., 27-33.
Gateaux-Mennecier J., 1999, « L'intégration : l'empire des mots, le discours des faits », *in* : *Marginalisation, Intégration* (J. Gateaux-Mennecier, M.C Mège-Courteix dir.), *Nouvelle Revue de l'AIS*, Ed. du Centre National de Suresnes, 8, 4ème trim., 27-52.
Gateaux-Mennecier J., 2000, « Les conditions sociopolitiques de l'émergence de la psychologie d'Alfred Binet » *in* : « Les sciences humaines et la segmentation du champ de l'enfance inadaptée » (M. Chauvière et E. Plaisance dir.) *L'école face aux handicaps. Education spéciale ou éducation intégrative* ? Paris, PUF.
Langouët G., 1994, *La Démocratisation de l'enseignement aujourd'hui*, Paris, ESF.
Langouët G. (dir.), 1999, *L'enfance handicapée en France*, Observatoire de l'Enfance en France, Paris, Hachette.
Muel-Dreyfus F., 1975, « L'école obligatoire et l'invention de l'enfance anormale », *Actes de la Recherche en Sciences Sociales*, 1, 60-74.
Parlebas P., (dir.), 1998, *Territoires et regards croisés* Paris, l'Harmattan, Coll. Sciences humaines et sociales.
Pinell P., 1977, « L'école obligatoire et les recherches en psychopédagogie au début du XXe siècle », *Cahiers Internationaux de Sociologie*, LXIII, 341-362.
Pinell P., 1995, « L'invention de l'échelle métrique de l'intelligence », *Actes de la Recherche en Sciences sociales*, 108, juin, 19-35.
Pinell P. et Zafiropoulos M., 1983, *Un siècle d'échecs scolaires* (1882-1982), Paris, Ed. ouvrières.
Prost A., 1968, *Histoire de l'enseignement en France* : *1800-1967*, Paris, A. Colin.
Vial M., 1979, « Les débuts de l'enseignement spécial en France », *Travaux du CRESAS*, 18. Rééd. Coll. Rapports et Recherche INRP, 1985, 6.
Vial M., 1990, *Les Enfants anormaux à l'école. Aux origines de l'éducation spécialisée, 1882-1909*. Paris, A. Colin.
Vial M., Plaisance E., Beauvais J., 1970, *Les Mauvais élèves*, Paris, PUF.
Zazzo R., 1969, *Des garçons de 6 à 12 ans*, Paris, PUF.

Bizutage et rites festifs : Faluche et Corporation dans la construction identitaire d'étudiants en médecine à l'Université de Rouen.

Valérie Bourgeois
Étudiante en 3e année de médecine
Université de Rouen

Resume

Quelle place occupent le bizutage et les rites festifs dans la construction identitaire des étudiants en médecine ? Profitant de sa situation d'étudiante en médecine, l'auteur a combiné observation participante, questionnaires et entretiens et montre comment les rituels estudiantins concourent à fabriquer « l'étudiant en médecine », en mettant en œuvre un certain nombre de valeurs normatives. Valeurs « de carabin » dans lesquelles les étudiant(e)s ne semblent toutefois plus se reconnaître totalement, sans pour autant les rejeter.

Tout jeune médecin prêtant le Serment d'Hippocrate jure par Hygie et Panacée de passer sa vie et d'exercer son art dans la pureté et le respect des lois. Mais au début de ses études, tout jeune étudiant en médecine a juré par Bacchus, lors de son Faluchage d'être un joyeux paillard, épicurien et hédoniste. Drôle de syncrétisme que cette double affiliation aux dieux de la santé et du vin, à la pureté et à la débauche !
De cet étonnement premier est née l'idée d'un travail de recherche consacré à la place du bizutage et des rites festifs dans la construction de l'identité des étudiants en médecine, identité qui semblait *a priori* forte, malgré son ambivalence. Deux axes de recherche se sont alors dégagés de cette première approche. Tout d'abord, analyser les moteurs de cette construction identitaire ; ensuite, tenter d'en évaluer la réalité.

Avant d'aborder le dispositif d'enquête, il est nécessaire de préciser que la Faluche est une association d'étudiants qui existe depuis la fin du XIXe siècle et que l'on retrouve traditionnellement en médecine, elle regroupe des étudiants qui entendent défendre les « valeurs des carabins ». Quant à la Corporation de médecine, il s'agit d'une association loi 1901, dont le bureau exécutif est composé d'étudiants en médecine de 2e et 3e années. Les membres actifs de « la Corpo » ont pour vocation d'organiser la vie étudiante (manifestations sportives, culturelles, soirées), et de défendre leurs intérêts (missions classiques du syndicalisme étudiant). Ces deux entités, l'une traditionnelle, l'autre institutionnelle, ont donc au départ des raisons d'être et des statuts bien différents. Il existe cependant une certaine porosité entre ces deux milieux, des Faluchards se retrouvant à des postes clés de « la Corpo » et les soirées « médecine », organisées par « la Corpo », étant, même en dehors de la période du bizutage, fortement marquées par la présence des Faluchards.

Un tel sujet nécessitait le recours à plusieurs techniques d'enquête. La première technique est inhérente à mon statut d'étudiante en médecine : il s'agit de l'observation participante. C'est de la participation à certains rites étudiants que sont nées mes premières réflexions sur le sujet. Leur observation attentive, dans le cadre de ce travail, m'a par ailleurs permis de décrire précisément et directement certains rites étudiants très fermés. Enfin, elle a servi de pré-enquête aboutissant à la rédaction des questionnaires qui constituent la deuxième technique utilisée. Bâti autour de l'hypothèse qu'il existe une identité propre de l'étudiant en médecine, le questionnaire comporte dix-huit items traitant de trois sujets principaux : la définition de l'étudiant en médecine, le bizutage et « l'esprit carabin » et la Corporation de médecine. Il comporte à la fois des questions fermées et ouvertes. Les premières ont l'inconvénient de n'être qu'un reflet approximatif des dispositions profondes de l'individu, mais elles permettent une analyse systématique des réponses. Les secondes tendent à corriger les limites des questions fermées et permettent d'approcher les motivations réelles de l'individu. Le problème qui reste posé est celui inhérent à toute enquête de ce type, à savoir l'écart éventuel entre pratiques déclarées et pratiques réelles. Les questionnaires ont été distribués aléatoirement, durant les cours, à quarante étudiants de DCEM1 et quarante étudiants de PCEM2[1]. L'enquête s'est déroulée sur une période très courte, six mois après la fin du bizutage 2000-2001. Le taux de retour de ces questionnaires est de 88% (dont 61% de filles, ce qui corrobore la féminisation des études médicales).
Les entretiens constituent la troisième technique utilisée. Ils ont été réalisés auprès de quatre membres actifs de la Corporation de médecine de Rouen, dont un Faluchard[2], à la même époque que les questionnaires. Le but de ces entretiens était de mettre en regard la vision qu'un étudiant en médecine peut avoir de son identité et celle des organisateurs de la vie étudiante au sein de la faculté. La forme choisie, non directive, permettant de réduire au maximum le biais dû à la subjectivité de l'enquêteur et d'approfondir l'analyse en ouvrant au maximum le champ des réponses possibles. La seule contrainte fixée aux participants était d'aborder leur implication dans la Corporation, leur regard sur les rites d'intégration et la place de la Faluche et des Faluchards en médecine.

À travers ces trois thèmes de recherche se dessinent les rites d'intégration et les caractères de la sociabilité des étudiants en médecine, tels qu'ils sont perçus plus ou moins consciemment par les initiés et les initiateurs. Ce qui ressort de l'analyse des entretiens et des questionnaires est la vision critique du modèle traditionnel de représentation de l'étudiant en médecine, et ce des deux côtés. Dès lors il convient de s'interroger sur cette apparente crise et sur l'éventuelle évolution du sentiment

---

[1] L'enquête porte sur les étudiants de deuxième année, PCEM2, que l'on désigne habituellement comme P2, et sur les étudiants de troisième année, les D1. En 2000-2001, la promotion de P2 compte 109 étudiants, celle de D1 88.

[2] En général, est désigné comme Faluchard tout étudiant portant une faluche depuis plus d'un an ; à Rouen, où tous les étudiants sont faluchés, ce terme désigne le petit groupe d'étudiants qui cultive les traditions estudiantines définies dans le Code de la Faluche, « l'esprit carabin ».

identitaire au sein de cette filière, de plus en plus féminisée. Ainsi nous verrons comment les rituels estudiantins concourent à fabriquer l'étudiant en médecine, en mettant en œuvre un certain nombre de valeurs normatives dans lesquelles les étudiants ne semblent toutefois plus se reconnaître totalement.

Les rites de passage en médecine

Le rite ou rituel est un ensemble d'actes formalisés, expressifs, porteurs d'une dimension symbolique. Le rite est caractérisé par une configuration spatio-temporelle spécifique, par le recours à une série d'objets, par des systèmes de comportements et de langages spécifiques, par des signes emblématiques dont le sens codé constitue le bien commun d'un groupe (Ségalen, 1998). Le bizutage est une cérémonie d'initiation des élèves de première année et des élèves de certaines Grandes Écoles. En ce sens, le bizutage possède les attributs d'un rite initiatique : il se déroule sur une période définie, le groupe est formé par la communauté des étudiants, le bien commun est constitué par les valeurs propres à chaque école. Son but est d'intégrer le bizut, étymologiquement l'étranger[3], au groupe. Il est traditionnellement pratiqué en médecine où il concerne les étudiants de deuxième année[4]. Il comprend un certain nombre de manifestations qui se répartissent sur les deux premiers mois de l'année universitaire.

À Rouen, il revêt un caractère non obligatoire. Les étudiants peuvent refuser d'y participer sans craindre d'être rejetés ou sanctionnés. Cependant la quasi-totalité des étudiants participe à tout ou partie des manifestations du bizutage[5]. Cette adhésion volontaire est motivée par le désir de respecter une tradition mais surtout d'être avec ses amis et de faire des rencontres. Pour comprendre en quoi consiste l'intégration des nouveaux étudiants au sein de la faculté de médecine, il convient de présenter le déroulement du bizutage. Trois moments peuvent être distingués.

Le temps de l'accueil

La première étape est celle de l'accueil. Dès les premiers cours, et avant même que le bizutage n'ait débuté, les jeunes étudiants promus au concours se voient manifester la reconnaissance de leurs pairs. La première marque de reconnaissance est celle des professeurs. Le jour de la rentrée, les P2 sont reçus par le responsable pédagogique de leur année qui les félicite et leur présente l'organisation de l'enseignement qu'ils vont recevoir. Un peu plus tard, la journée de préparation aux

---

[3] Dictionnaire Le Robert : en vieux français du XVIe, Bisogne désigne une jeune recrue d'origine espagnole.

[4] Compte tenu de l'existence du concours en fin de première année, la véritable première année des études médicales et la deuxième du cursus, la P2.

[5] Question n°3 : 18% ont participé à tout, 83% à la Soirée Rencontre, 50% à la Revue, 81% à la vente de gâteaux en ville, 73% au Rallye et au Repas.

APP[6] permet à des enseignants de la Faculté, dont le Doyen, de témoigner aux jeunes étudiants leur appartenance à l'université. Un pot réunit à cette occasion enseignants et étudiants. L'ambiance se veut conviviale et détendue, même si l'accent est mis sur la nécessité de ne pas se relâcher et sur le volume important du travail à fournir. Par ailleurs, les enseignants ont une attitude plutôt bienveillante vis-à-vis du bizutage. Ils ne le valorisent pas mais ne le dénigrent pas non plus et leur silence a valeur d'accord tacite. Beaucoup des professeurs de première année acceptent même d'apparaître dans le film que les D1 (3e année) réalisent chaque année et qui est diffusé à l'occasion du bizutage. Ils y font des apparitions sous forme de *clin d'œil* en parodiant leurs cours ou en racontant des histoires drôles, parfois salaces. Le fait que des professeurs, prestigieux de par leur fonction et leurs compétences, acceptent de se prêter à ce jeu est un symbole fort pour les étudiants : cela signifie leur appartenance à la communauté des médecins. Peu après la rentrée, les D1 viennent également accueillir les nouveaux dans l'amphithéâtre. Il s'agit de souhaiter la bienvenue, mais également à grand renfort de Faluches et de chansons paillardes de signifier aux P2 qu'ils ne sont pas tout à fait leurs égaux puisqu'ils ne possèdent pas encore les coutumes de leurs aînés. C'est à cette occasion qu'est présenté le programme du bizutage et que l'on demande aux nouveaux de prendre leur « tour de tête » en prévision du futur Faluchage. Est remis également à chacun un Bréviaire du Carabin où figurent un certain nombre de règles, ainsi que les principales chansons paillardes.

L'accueil se poursuit enfin hors de l'université par la Soirée Rencontre qui ouvre les festivités du bizutage. Chaque étudiant de P2 doit à cette occasion découvrir, par le biais d'un jeu, son parrain ou sa marraine de l'année supérieure. Il s'agit de créer des liens entre les deux promotions et de donner au nouveau venu un référent auquel il pourra poser des questions et demander des cours et des polycopiés. Lors de cette soirée, la communauté des étudiants en médecine s'affiche de manière ostentatoire. Beaucoup d'étudiants de 3e année, qui ne portent que rarement leur Faluche, l'arborent à cette occasion. Certains étudiants des années supérieures, les Aînés, sont également présents ainsi que les Faluchards, groupe restreint d'étudiants particulièrement attachés aux traditions. Les chansons paillardes traditionnelles sont reprises en cœur par une partie des étudiants. Bien qu'ayant lieu dans un endroit public, cette fête regroupe presque exclusivement des « médecines ». Par ces cérémonies d'accueil, l'enjeu est de rompre avec le monde profane des non-médecins. L'individu doit, en quelque sorte, faire le deuil symbolique de sa vie antérieure et se tourner vers une communauté nouvelle.

[6] Apprentissage Par Problème : importée d'Amérique du Nord, cette méthode d'enseignement est propre à la Faculté de Rouen, en deuxième et troisième années : les étudiants abordent la sémiologie par un travail en petits groupes sous la responsabilité d'un tuteur (médecin hospitalier).

Le temps des épreuves

Le deuxième temps du bizutage est celui des épreuves initiatiques. Les traditions se sont données à voir aux nouveaux durant le temps de l'accueil, elles doivent maintenant leur être transmises. L'organisation de ces épreuves est prise en charge par des D1 volontaires. Une partie de ces épreuves se déroule dans la rue. Les « deuxième année », déguisés par les soins de leurs parrains, doivent vendre des gâteaux aux passants. Il s'agit par ce défilé carnavalesque d'investir l'espace public pour y exister en tant que groupe et de donner des étudiants en médecine, une image festive et comique. Si certains déguisements font allusion à la médecine (thermomètres, habits de blocs, etc.), ce n'est pas le cas de la majorité d'entre eux.

Cependant, la majeure partie de ces épreuves a un caractère privé et se déroule entre étudiants en médecine. Elles sont organisées autour de deux événements principaux qui sont la Revue et le Rallye. La Revue qui se déroulait traditionnellement à l'université, a lieu aujourd'hui dans une boîte de nuit[7]. Elle consiste en une succession de sketchs réalisés par des petits groupes d'étudiants de P2 alors que le public est constitué essentiellement par des D1 et des aînés Faluchards. Ces saynètes doivent aborder un thème général, défini par les organisateurs (publicité, dessin animé, série TV, etc.). La forme est libre. Cependant une règle implicite, reposant sur une soi-disant tradition, s'impose à tous : le sexe et l'esprit grivois doivent être au centre de la mise en scène sous peine de se voir huer ou asperger de farine. Les Faluchards rappellent d'ailleurs les bizuts à l'ordre en scandant la soirée de « We want sex » évocateurs. Certains tentent même de monter sur scène pour déshabiller les protagonistes des sketchs tandis qu'un service d'ordre s'efforce de les contenir. Le résultat est que les participants offrent une série de prestations le plus souvent sans forme ni fond, où s'enchaînent strip-tease, parodies d'actes sexuels, accouchements de bouteilles d'alcool... et autres fellations de poireaux. Nul n'est contraint d'y participer cependant. À peine la moitié de la nouvelle promotion prend part effectivement au spectacle. Quant aux autres étudiants, ils sont de moins en moins nombreux à y assister.

Le Rallye représente quant à lui la fin des rites initiatiques, les dernières épreuves avant le Faluchage qui clôt le bizutage. Des D1 volontaires, membres ou non de la Corporation, organisent en forêt divers stands auxquels les P2 participent par groupe. Le thème des stands est laissé à l'imagination des « troisième année ». Cela donne un ensemble bigarré tenant à la fois de la kermesse et de la foire. Toutefois, la mise en scène du corps et l'alcool est encore une fois très présente. Mimer un porc, lécher des torses couverts de chantilly, se retrouver couvert d'œufs et de farine, participer à des jeux à boire, voilà quelques exemples tirés du dernier bizutage. Il n'y a pas, lors du Rallye, d'enjeux formels pour les P2, ni de réelle compétition entre les groupes. Chaque étudiant a le droit de ne pas y participer ou peut refuser de se prêter à certaines épreuves. Cela ne remet pas en cause son baptême, ni son intégration au sein du groupe. Cependant, les participants, souvent galvanisés par la prise d'alcool,

[7] La dernière Revue organisée à l'intérieur de la Faculté a eu lieu en 1998.

sont soumis à une émulation collective et aux pressions des D1. Un étudiant résume ainsi le Rallye : il s'agit de « faire des trucs débiles avec des potes, ce genre de trucs dont on rira encore comme des baleines dans vingt ans ».

Le temps de la reconnaissance

Après cette série d'épreuves vient enfin le temps de la reconnaissance avec la soirée Faluchage qui clôt la journée du Rallye. Organisée par la Corporation, c'est l'une des plus grosses soirées de l'année. L'alcool y est gratuit et distribué à volonté. La quasi-totalité des étudiants de deuxième et troisième années sont présents, ainsi que quelques aînés. La vocation de cette fête, qui a par ailleurs les attributs d'une soirée dansante classique, est de se réunir pour célébrer la fin du bizutage et l'intégration des « deuxième année » au corps des étudiants en médecine.

Le temps fort de la soirée est la cérémonie du baptême. Ce rituel symbolise la renaissance de l'individu au sein d'un groupe nouveau et son changement de statut. Il suit, en théorie, des normes précises définies par le Code de la Faluche. L'étudiant de deuxième année doit prêter serment à genoux, devant son parrain faluché. Dans cette position, il jure de rendre honneur à la Faluche et à ses valeurs, puis boit un breuvage mystérieux concocté par les Faluchards. Alors, son parrain peut lui déposer le béret sur la tête, symbolisant par ce geste son agrégation solennelle au groupe.

Il existe ici un écart certain entre le discours et la pratique, du moins en ce qui concerne le Faluchage 2000. 54% des étudiants interrogés ont d'ailleurs jugé la cérémonie décevante. Cela tend à montrer qu'au-delà de leur opinion sur le bizutage et la Faluche, la majorité d'entre eux attendait autre chose du Faluchage. Une cérémonie plus formelle ou plus solennelle sans doute ; en tout cas plus en lien avec le caractère traditionnel et sacré que la Faluche revêt dans l'imaginaire collectif des étudiants en médecine. Il est vrai que le Faluchage 2000 n'avait de cérémonie que le nom. Le baptême fut annoncé alors que la soirée avait débuté depuis déjà longtemps et que les festivités battaient leur plein. Les Faluchards eurent du mal à réunir l'ensemble des intéressés. Les binômes parrains-filleuls attendaient entassés dans un escalier étroit leur admission dans la salle du Faluchage. Les Faluchards chargés de maintenir l'ordre, déjà passablement ivres, n'y parvenaient qu'à grand mal. Dans la queue, les Faluches circulaient de tête en tête... certains D1 ne la portaient même pas, ce qui est en principe interdit par le code. À l'intérieur, l'ambiance se voulait mystique. La petite pièce était sombre, seulement éclairée de quelques bougies. Au fond, se tenait le Grand Maître et quelques autres Faluchards. Ils étaient tellement ivres qu'ils ne s'occupaient même plus de la cérémonie, si bien que les baptêmes avaient lieu à la va-vite et sans ordre. Beaucoup d'étudiants témoignent d'ailleurs du fait qu'ils ont reçu leur Faluche de la main de leur parrain en dehors de tout cadre formel. Lors de cette soirée, l'esprit de fête et l'alcool ont pris le pas sur le baptême proprement dit. Cette description des grands moments du bizutage en Médecine, tel qu'il a été pratiqué à Rouen en 2000, montre qu'il suit les trois temps des rites de passage tels que les a décrits Van Gennep (1909). Après une mise à mort symbolique, les initiés sont pris en charge par des instructeurs et font l'apprentissage des rites. Au final, s'opère un changement de statut qui donne lieu à des cérémonies.

Comme bon nombre de bizutages des Grandes Écoles, celui de médecine donne une large place à la nudité et à la sexualité. Cependant elles représentent ici bien plus que des thèmes classiques d'épreuves pour de jeunes adultes. Le rapport au corps est au centre de la formation médicale. Un étudiant précise : « la médecine est un des rares métiers où l'on peut déshabiller les gens, leur mettre un doigt dans le rectum, leur palper les seins et les testicules ». L'acte médical transgresse lui-même des interdits importants de notre société. Des pratiques réservées à la sphère de la sexualité privée deviennent courantes. Ces gestes, certes thérapeutiques, voire leur simple idée, ne sont pas sans provoquer gêne et malaise chez la plupart des étudiants.

Les rites festifs des étudiants en médecine sont une manière d'échapper à cette angoisse mais les discours et les pratiques, qui peuvent être assimilés à la base à une forme de *catharsis*, deviennent rapidement une habitude. Entre « médecines », la sexualité est évoquée de manière particulièrement crue, sans le moindre souci du respect de l'intimité ou de la pudeur. Ce comportement se poursuit très tard dans les études jusqu'à l'Internat[8]. Le sexe est partout pour n'être finalement nulle part. Personne ne s'offusque d'entendre des chansons obscènes... au point où l'on peut se demander si les étudiants les écoutent encore.

Le bizutage de médecine est donc composé de rituels spécifiques. Cela ne suffit pas à lui attribuer d'emblée la valeur de rite initiatique. Il n'y a en effet de véritable initiation que si le rite représente une « transformation mémorable » dans la vie de l'individu (Rivière, 1996). Le bizutage se résume t-il alors à un simple rite d'accueil ou bien incarne-t-il une signification plus importante ? Pour tenter de répondre à ces interrogations, il convient de s'intéresser de plus près à la fonction de ses rites et aux valeurs qu'ils transmettent.

Les valeurs transmises

La fonction de tout bizutage est d'agréger les nouveaux étudiants au groupe des anciens pour assurer la cohésion au sein d'une école ou d'un corps de métier. À ce titre il n'est pas étonnant de constater que c'est au sein des filières les plus prestigieuses de l'enseignement supérieur et des grands Corps de l'État que l'on observe les bizutages les plus stricts. Ces derniers ont en effet besoin pour asseoir leur prestige, voire leur domination au sein de la société, que leurs représentants apparaissent unis par des valeurs communes fortes et portés par un idéal. Qu'en est il en médecine ? Le bizutage est-il juste un moyen de créer un réseau de sociabilité puissant et durable entre étudiants ou participe-t-il d'une construction identitaire plus profonde ?

---

[8] Reportage d'Emmanuel Descompes réalisé pour France 3, 2000.

Son caractère non-obligatoire amène à penser qu'aucun modèle normatif n'est imposé aux étudiants. Cependant, à partir de l'analyse des questionnaires, on remarque que beaucoup d'étudiants déclarent avoir été transformés par les études médicales. Il convient donc de s'interroger sur la nature de cette transformation. Questionnaires comme entretiens sont instructifs. Une étudiante déclare : « je crois ne pas avoir changé mais je pense que les études de médecine et l'ambiance qui peut y régner ont une très grande influence sur beaucoup d'étudiants et les transforment réellement ». Un autre « espère avoir résisté ». Le responsable de la soirée de la Corporation n'hésite pas, lors de son entretien, à évoquer à propos du bizutage l'idée de « moule », pour lui, être étudiant en médecine c'est « une façon d'être » régie par « plein de codes » et c'est surtout « être fêtard ». L'impression de « formatage » ressort clairement de l'analyse de la question consacrée aux trois adjectifs qui caractérisent le mieux l'étudiant en médecine, les étudiants répondent : fêtard (68%), bosseur (60%) et tolérant (30%). Ils sont seulement 15% à penser que rien ne les définit vraiment, que rien ne les distingue des autres étudiants. Cependant, reste entière la question de la place que prennent les rites estudiantins dans la fabrication de cette identité. Pour mieux la cerner, il faut revenir aux fondements de l'existence de ces rites, c'est-à-dire à leurs fonctions au sein du groupe qui les met en œuvre.

La fonction de cohésion

La première fonction assurée par le bizutage est celle de cohésion. C'est à la fois la plus évidente et la plus consciemment perçue par les étudiants. Lors des entretiens, un responsable de la Corporation déclare : « le bizutage est un bon instrument pour se connaître » et « le fait de partager des moments permet de se souder ». Pour un autre membre du bureau de la Corporation, le bizutage a pour but de « se donner un sentiment d'appartenance ». L'important n'est donc pas tant la cohésion réelle du groupe mais sa mise en scène. Il s'agit moins, de ce point de vue, de créer un réel réseau de sociabilité que de forger un imaginaire collectif, un système de représentations commun du groupe.

Le Président de la Corporation, Grand Maître de la Faluche, en parallèle, déclare quant à lui que ces rites « constituent un moyen d'intégration et que c'est leur seul but ». Leur rôle n'est pas à chercher dans un quelconque idéal collectif. Ces rites doivent tout simplement favoriser une « communion » entre les individus. Ainsi, récuse-t-il l'idée même de « moule », les rites n'intégrant que des personnes volontaires et consentantes.

Les réponses aux questionnaires mettent elles aussi en avant la fonction cohésive du bizutage. Hormis les manifestations sportives qui ne sont guère attractives, toutes les autres sont mobilisatrices. La participation des étudiants aux rites d'intégration est massive. 83% déclarent être allés à la Soirée rencontre. Interrogés au sujet de leur participation, 77% des étudiants déclarent qu'elle répondait à un désir de rencontre, 54% l'ont fait pour être avec des amis. Ce besoin d'être-ensemble est particulièrement fort en P2. Certains soulignent que ces festivités sont bienvenues après une, voire deux, année(s) consacrée(s) à la préparation du concours. Le bizutage comble une attente de socialisation estudiantine chez ceux qui ont, bien souvent seuls, passé le cap de la P1. D'après les questionnaires, les aspects les plus positifs de la Revue et du Rallye sont qu'ils « créent des liens », qu'ils permettent de « s'investir à plusieurs » dans une ambiance qualifiée le plus souvent de « conviviale » ou « chaleureuse ».

Si l'on considère que l'existence d'un groupe nécessite une certaine communauté de valeurs, de pratiques, tout du moins d'intérêt, le bizutage apparaît comme une mascarade. Les jeunes promus acceptent de se plier aux rites non par adhésion à une quelconque identité, mais par simple désir d'exister au sein du groupe. Dès lors, il est inconcevable de ne pas participer au bizutage de crainte de s'exclure du groupe. Mais cette volonté de socialisation n'a qu'un temps. Un étudiant de D1 témoigne qu'en P2 il participait à toutes les Soirées « pensant se faire des tonnes et des tonnes d'amis et retrouver les gens ». A présent, il conçoit le caractère illusoire de cet engagement, « tout cela n'était qu'illusion et qu'aujourd'hui [il] se retrouve seul et n'a plus que des relations de courtoisie avec les autres étudiants ».

La communauté des étudiants en médecine n'est pas pour autant virtuelle. Sans en avoir forcément conscience, les étudiants connaissent les valeurs et les codes qui leur ont été présentés et mis en œuvre lors du bizutage. Si l'on suit C. Rivière, l'identité sociale des étudiants en médecine, qui n'est jamais que la finalité de l'initiation par le bizutage, se déploie par un rapport antagoniste au monde extérieur, en créant son propre monde, en tant que système de représentation qui s'appuie sur une pratique et un langage. Le monde des « médecines » est celui des gauloiseries rabelaisiennes, de la désacralisation et de l'exhibition du corps. Ses symboles en sont la Faluche et la blouse. Son langage est incarné par les chansons paillardes et autres formules à l'emporte-pièce. La fête est le moment où ce monde prend corps, où chacun affirme son appartenance à la chose commune, d'où une atmosphère très spécifique des « Soirées médecine ». En dépit de la tolérance qu'ils revendiquent, les étudiants sont bien en mal d'attirer beaucoup d'autres jeunes au cours de leurs fêtes.

La fonction de soumission

Le bizutage laisse se dévoiler une nouvelle fonction : celle de soumission. Le nouveau venu, pour être intégré, ne doit-il pas se soumettre à l'autorité des Aînés qui organisent l'initiation ? Aînés qui, eux-mêmes, ne se perçoivent pas comme des producteurs de règles, mais comme simples porteurs d'une tradition dont ils garantissent l'actualisation. Initiés comme initiateurs semblent soumis à un ordre qui les dépasse. Un membre du bureau, interrogé au sujet des épreuves à connotation sexuelle, justifie cette pratique d'un laconique et péremptoire « c'est comme ça »... alors que, un peu plus loin dans l'entretien, il précise qu'à titre personnel il trouve ça « débile ». Pour donner une autorité à cette tradition, les étudiants revendiquent son ancienneté. Elle serait une sorte de patrimoine reçu d'un temps passé mal défini, voire mythique. La figure de Rabelais est invoquée pour justifier tant les rites paillards que la symbolique falucharde. Il est pourtant manifeste que la sociabilité contemporaine a peu de choses à voir avec la vie et la pratique de clerc du XVIe siècle. Si la Faluche apparaît à la fin du XIXe siècle, le code actuel n'a qu'une trentaine d'années. Il en va de même pour le bizutage. Ses défenseurs comme ses détracteurs croient qu'il vient du Moyen Age, alors qu'il n'est pratiqué, en France que depuis le milieu du XIXe siècle (Caron, 1989). Toujours est-il que ces rites de passage sont censés produire, à chaque promotion, « l'étudiant en médecine » et reproduisent un ensemble stable de valeurs. Le terme d'*usinage* employé dans certaines écoles[9] au lieu de celui de bizutage, est éloquent. Les étudiants doivent accepter les valeurs qui leur sont proposées et effectivement se fondre dans un moule. S'opère ainsi une standardisation de l'imaginaire et du comportement étudiant. L'individu est subsumé au rôle qui est attendu de lui. Il n'y a pas « des étudiants » mais un modèle unique fragmenté en pièces interchangeables. Cette réification et les moyens coercitifs d'y parvenir amènent les détracteurs du bizutage à le qualifier « d'abomination totalitaire » (de Vos, 1999).

Dans la pratique du bizutage tel qu'il se déroule en médecine, la soumission est une réalité, mais elle est aujourd'hui essentiellement symbolique. Devenue insaisissable presque impalpable, l'idée de soumission a disparu du champ de la conscience des étudiants, qu'ils soient bizutés ou bizuteurs. Aucun des étudiants interrogés ne conçoit le bizutage comme une obligation. Quant au Président de la Corporation, interrogé, il récuse l'idée de moule et préfère voir la communauté comme une « diversité qui vit ». Le temps où les parrains baladaient leur filleul en laisse, le forçaient à repeindre leur appartement[10], est loin. Les réfractaires au bizutage, à Rouen tout du moins[11], ne sont aucunement mis à l'écart contrairement aux idées reçues. Cependant l'idée de soumission (à l'autorité) demeure. Les P2 qui participent à la Revue, nous l'avons vu, acceptent malgré tout, sous l'influence des Aînés, de donner une large place aux connotations sexuelles dans leurs sketchs. Les épreuves du Rallye mettent pour la plupart les bizuts dans une position dégradante. Tout participe à marquer la différence entre les bizutés et les organisateurs, pour ne pas dire l'infériorité. Faire mimer un porc grognant par terre a beau faire rire les organisateurs, ce n'est jamais qu'un moyen pour représenter l'inhumanité du bizut à ce moment de son initiation.

Les personnalités les moins affirmées sont les premières touchées par ces dispositifs de pouvoir. Comme l'admet un membre de la Corporation, « il n'y a pas de contrainte, chacun est libre mais les plus faibles peuvent être amenés à agir comme ils n'ont pas envie de le faire sous la pression du groupe ». La spontanéité n'existe donc qu'étroitement encadrée. Le bizutage met en avant le respect dû au chef. Les rites reposent tous sur une certaine forme de coercition. L'essentiel n'est pas tant la description des brimades du bizutage, mais l'analyse de cet esprit de soumission qui

---

[9] X en particulier.

[10] Témoignage d'une étudiante qui a organisé le bizutage de 1994.

[11] A Tours il existe une distinction claire entre les étudiants qui participent au bizutage et les autres.

a été mis en place, puis perpétué. Tout dans le système de représentation tend à affirmer le principe de respect de l'autorité.

Le Bréviaire du Carabin et le Serment d'Hippocrate partagent paradoxalement un même principe. Si le premier texte symbolise l'entrée dans les études médicales et le second la sortie, tous deux affirment le respect et l'obéissance dus aux maîtres. Le respect de l'autorité, de la hiérarchie et de l'ordre établi est la clef de voûte du système hospitalo-universitaire. Même si le mandarinat semble en régression, les chefs de service conservent une influence importante et un pouvoir indéniable sur les autres médecins, *a fortiori* sur les étudiants. L'hôpital repose sur un système hiérarchique pyramidal très rigide. Les externes sont soumis à l'autorité des internes qui eux sont soumis à celle des chefs de clinique... et ainsi de suite jusqu'au « Grand Patron ». À l'intérieur de ces catégories, il existe d'autres distinctions. Les jeunes internes sont sous l'autorité de leurs aînés. Ils ne peuvent formuler leurs vœux d'affectations qu'en dernier... ce qui revient à les priver de choisir les stages qu'ils peuvent effectuer. À niveau d'études égal, la primauté est donnée à celui qui a eu le meilleur classement au concours de l'Internat. Tout à l'hôpital est extrêmement normé et codifié et, par exemple, le moindre détail vestimentaire comme la longueur des manches ou la forme des poches vient rappeler la hiérarchie. À l'université également, l'autorité des professeurs et de l'administration est forte sur les étudiants. Bien que rattachée à l'U.F.R. de Sciences de l'Université de Rouen, la Faculté de Médecine dispose d'un statut très particulier, qui lui permet par exemple, d'organiser les examens selon ses règles propres. Les étudiants en médecine sont durement sélectionnés de manière à être assimilés à une élite et, tout au long de leurs études, les enseignants leur rappellent que cette place se mérite, qu'elle implique une certaine discipline. Bien que responsabilisés très jeunes par la prise en charge des patients, ces étudiants restent bien souvent infantilisés en tant qu'étudiants.

Les études de médecine constituent donc un cadre strict et formel auquel les étudiants sélectionnés sur leurs capacités de travail et de résistance aux contraintes acceptent de se plier. Parce qu'ils ont des aspirations fortes en leur futur métier, ils sont prêts à beaucoup de renoncements pour y parvenir. Se soumettre leur semble absolument normal... Les rites de passage viennent, entre autres, leur rappeler cette norme. Le consensus, à la lecture des questionnaires, semble quasi général. Seuls deux étudiants pensent qu'une des principales caractéristiques de leurs pairs est d'être « soumis », un autre les juge « conformistes ».

La fonction de transgression

Les rites initiatiques possèdent enfin une troisième fonction : la transgression. Elle est en étroite corrélation avec la précédente. La nécessité de maintenir un ordre passe en effet par l'organisation du désordre. Un désordre lui aussi défini et ritualisé dans le temps comme dans l'espace, de façon à éviter le chaos et qui assure la pérennité du groupe. Plus les contraintes qui pèsent sur un groupe sont fortes, plus les débordements lors des moments de transgression peuvent être importants. En Grèce, durant la période classique, les femmes confinées au Gynécée se livraient chaque année, lors des Grandes Dionysies, aux plus grands débordements (Mossé, 1983). Des danses rituelles de transe étaient organisées dans la montagne. Abandonnant leurs attributs vestimentaires habituels, elles pratiquaient des sacrifices d'animaux à mains nues, buvant leur sang dans une excitation sonore extrême. Ce rituel des Bacchantes apparaît comme une folie provoquée rituellement qui permet d'échapper à la difficile condition féminine dans la cité. Dionysos, symbole du jaillissement, dieu du vin et de la profusion végétale, dieu fou qui rend fou, est également le dieu des étudiants en médecine. C'est par Bacchus que les étudiants jurent de respecter la Faluche et son Code de conduite lors de la cérémonie du baptême qui clôt le bizutage.

Toutes les festivités présentées en première partie enseignent et perpétuent les valeurs et les codes de la fête en médecine. Un organisateur du bizutage précise : « les épreuves de type militaire, non. Nous, c'est vraiment la fête et il faut perpétuer cet esprit ». Le Grand Maître de la Faluche met parfaitement en avant le côté transgressif de la fête : « le côté orgie romaine, c'est une réponse au stress, un moyen de se lâcher. Après le sérieux de la P1, les étudiants ont envie de déconner ». Le contenu des questionnaires corrobore cette opinion. Interrogés sur la raison de leur participation au baptême, 38% des étudiants répondent « pour faire la fête ». Ils sont seulement 10% pour lesquels le bizutage est une tradition importante. Un étudiant déclare : « même si je n'adhère plus aux traditions médecines, j'avoue qu'au passage de P2 cela fait beaucoup de bien d'avoir des règles qui nous indiquent comment nous lâcher ». Cette remarque montre bien que le bizutage est un moment d'apprentissage, une initiation à la fête, pour des étudiants « coincés ». Mais quelles sont ces règles ? En quoi sont-elles singulières ?

D'après les réponses des étudiants, les festivités en médecine ont pour caractéristiques principales : l'alcool (50%), le sexe (25%) et les chansons paillardes (19%). Trois étudiants seulement considèrent qu'il s'agit de soirées comme les autres. Nous avons déjà vu comment se construit, au cours des études médicales, un rapport au corps très particulier. Les étudiants utilisent le temps de la fête pour libérer leurs pulsions et leurs angoisses vis-à-vis du corps : les comportements exhibitionnistes sont fréquents tandis que certains chantent, pour ne pas dire gueulent, des chansons paillardes. Quant à l'alcool, ingrédient banal de toutes festivités publiques et privées en France, il ne symbolise les rituels festifs en médecine que pour la moitié des étudiants ayant répondu au questionnaire. Mais, pour ces jeunes, l'alcool est plus qu'un simple euphorisant. Pour ceux qui se réclament « enfants de Bacchus », boire est un art, savoir abuser de l'alcool un symbole de supériorité. Ainsi, la consommation d'autres drogues, le cannabis en particulier, passe inaperçue. Seul l'alcool est valorisé. Son abondance comme les prix modiques lors des soirées poussent à sa consommation. L'alcool est même gratuit lors du Faluchage. Les conséquences de l'abus d'alcool sont mises à l'honneur. Le Code de la Faluche mentionne que le couvre-chef s'ornera d'une bouteille pour chaque cuite certifiée, et d'une magnifique bouteille champenoise pour tout coma éthylique dûment constaté… L'alcool apparaît comme un moyen de se désinhiber ; sa consommation, tout en étant elle-même une transgression, amène à d'autres transgressions à l'encontre des normes et des tabous durant le temps de la fête. Pour certains, l'abus d'alcool représente un véritable défi : l'enjeu étant de frôler l'état d'inconscience, voire la mort, autrement dit, de transgresser les interdits les plus forts.

Même si ces débordements restent marginaux, la fête en médecine a un caractère particulièrement débridé. Le symbole de la transgression festive est représenté par le *Crit'*. Pendant une semaine, les Faluchards et les plus fêtards des étudiants en médecine, de toutes les Facultés, se réunissent dans une station de sports d'hiver. Certains ne chaussent jamais les skis. La plupart s'adonnent sans retenue à la fête, énormément, démesurément... de jour comme de nuit. Le trésorier de la Corporation raconte : « J'y suis allé par curiosité. Je m'y suis beaucoup amusé. Je me suis comporté là-bas comme jamais ailleurs ». Les débordements commencent dès le trajet. La fanfare joue et l'alcool coule à flots dans le car. Un participant rapporte que sur une aire d'autoroute, certains se sont saisis d'un distributeur de bonbons pour en faire le trophée de la délégation rouennaise[12]. Sur place, chaque faculté organise tour à tour des apéritifs et des soirées à thème. Les idées les plus loufoques sont de rigueur. Les Toulousains ont ainsi transformé un appartement en plage à grand renfort de sacs de sable.

Les rites d'initiation et leur perpétuation au cours de multiples festivités ont un pouvoir normatif important. Ils garantissent l'homogénéité et la pérennité de l'identité sociale des étudiants en médecine. Les rites produisent des valeurs communes que les étudiants reconnaissent comme « l'esprit carabin ». Le carabin, personnage à la fois fêtard, paillard et respectueux de l'autorité, est constitué comme modèle et comme idéal qui s'impose à tous. Ces valeurs ne caractérisent pas pour autant les étudiants en médecine. Tout d'abord, on peut observer une forte homogénéité sociale parmi les étudiants. Issus de classes sociales supérieures, ils sont titulaires de baccalauréats scientifiques. Beaucoup viennent de quelques lycées bien identifiés[13]. Ils partagent un univers culturel commun et 40% d'entre eux motivent leur inscription en médecine par le désir d'être utiles et de servir les autres. D'autre part, l'hôpital exerce certainement un plus grand rôle encore que la sociabilité étudiante dans la construction de leur identité d'étudiant en médecine. Une étudiante reconnaît que « c'est plutôt le milieu hospitalier qui m'a transformée. Il ouvre l'esprit par le contact avec les malades ». Si, pour 56% des personnes interrogées, le sentiment d'être étudiant en médecine est né en début de P2, au moment des rites d'intégration, 35% des étudiants interrogés reconnaissent que ce sont les stages qui les ont amenés à prendre conscience de leur identité. On ne saurait cependant ignorer un certain trouble identitaire chez ces étudiants. Aux yeux de cette

[12] Il figure toujours dans la salle des trophées des Faluchards, rue de Buffon à Rouen.

[13] Selon les statistiques de la Faculté, les lycéens de Corneille et de Saint Jean-Baptiste de la Salle ont le plus fort taux de réussite au concours.

nouvelle génération majoritairement féminine, le bizutage a perdu son monopole dans la construction d'une identité commune.

Un système de représentation en question

La lecture des entretiens et des questionnaires laisse apparaître un paradoxe majeur : si l'existence d'une identité communautaire reste forte en médecine, elle n'en est pas moins remise en cause par un grand nombre d'étudiants. 92% des personnes interrogées participent aux soirées « médecines » au moins de « temps en temps ». Mais ce sont ces mêmes étudiants qui développent toute une série de critiques sur ces fêtes. Il en va de même pour le bizutage. Ce malaise s'étend jusqu'aux membres de la Corporation qui expriment des réserves au sujet d'épreuves particulières. Certains font preuve d'un certain malaise par rapport à leur fonction. Ils invoquent alors l'idée d'une rupture avec le passé et affirment leur volonté de voir les rites évoluer. Les étudiants en médecine seraient-ils devenus schizophrènes ? Tout se passe en effet comme si se développait une dissociation profonde entre l'être et le paraître, comme si l'image qu'ils renvoient d'eux-mêmes s'éloignait à mesure qu'ils la construisent.

Cette crise du système de représentation des étudiants en médecine amène à se poser quelques questions : quel est le contexte d'où est issue cette contestation et comment s'exprime t-elle ? Puis, dans un deuxième temps, il s'agit de s'interroger sur les conséquences de cette crise : dans quelle mesure les rites évoluent-ils ? Comment les instances chargées de les organiser s'adaptent-elles ? Il sera alors possible, comme ultime et dernière étape de notre réflexion, de concevoir dans quelle mesure cette remise en cause des pratiques propres à la sociabilité des étudiants en médecine peut entraîner une remise en cause des principes de cette sociabilité. En d'autres termes, va-t-on vers une disparition des rites estudiantins ? C'est ce que nous analyserons, en partant des critiques étudiantes ; puis nous verrons les réactions des deux associations issues de la Faculté de médecine : la Corporation et les Faluchards.

Les critiques des étudiant(e)s

Les quatre-vingts étudiant(e)s auxquel(le)s ont été remis les questionnaires semblent avoir fait preuve d'intérêt pour cette recherche. Ils sont soixante-neuf à avoir rendu les feuilles dûment complétées. Cet intérêt va certainement au-delà de la simple curiosité qu'éveille ce genre d'enquête auprès du public interrogé. Beaucoup ont saisi les questionnaires comme un espace d'expression libre qui leur était offert. Ils se sont pour la plupart attachés à répondre sérieusement et le plus exhaustivement possible aux questions proposées. Certains sont allés jusqu'à annoter des questions, quelques-uns jusqu'à noircir de considérations diverses les deux versos laissés vierges. Seulement six étudiants (dont trois filles) adhèrent pleinement aux rites estudiantins et aux valeurs de l'esprit « carabin ». Ils le revendiquent et se reconnaissent dans ce système de représentation. Pour le reste, les opinions sont plus ou moins nuancées. Elles émettent toutes, à des degrés divers, des réserves envers les valeurs traditionnelles des étudiants en médecine. Des critiques, dont la virulence est surprenante, ressortent par ailleurs dans vingt-quatre questionnaires (dont quinze filles). Elles s'en prennent au cœur du système de représentation, mettant en cause le bizutage en particulier et l'esprit carabin en général.

Alors que les étudiants participent massivement au bizutage, ils n'en sont pas moins très réservés à son sujet. Ils dénoncent entre autres, au sujet du Rallye et de la Revue, « l'obligation de tout rapporter au sexe », les épreuves « dévalorisantes », « l'alcool et les déboires qu'il entraîne », et l'attitude des Aînés qu'une étudiante qualifie même de « cruelle ». En ce qui concerne le Faluchage, le contraste entre la pratique et l'expression est encore plus flagrant. 88% des étudiants déclarent avoir participé à la cérémonie, mais leurs réponses à la question concernant la Faluche[14], expriment la distance qui existe entre eux et le système de représentation : 21% d'entre eux estiment qu'elle marque l'appartenance à un groupe, 15% qu'elle est le symbole d'une tradition, et, surtout, 25% des étudiants considèrent qu'elle ne représente « rien ». D'ailleurs, la plupart connaissent bien peu son histoire[15]. 75% l'avouent ouvertement ; quant aux autres ils ne livrent que des réponses approximatives, voire erronées. Seuls deux étudiants connaissent effectivement l'origine de cette tradition. Après le baptême, 12% seulement des étudiants ont décoré leur Faluche selon les règles[16] et la portent à chaque occasion ; 44% des étudiants ne la portent jamais. Un étudiant est allé jusqu'à rayer les propositions de réponses... pour finalement indiquer qu'il l'a brûlée.

C'est au sujet de la seconde partie du questionnaire qui concerne le Code de la Faluche et les rites festifs que les étudiants sont les plus sévères. L'une des questions[17] suscite beaucoup de polémiques. Sept étudiants, dont une seule fille, pensent que les allusions grossières à la sexualité débridée des carabins sont amusantes et à prendre au second degré. La plupart jugent de tels propos, « ridicules », « dépassés » et « machos », même s'ils ont conscience qu'ils renvoient à des mythes et non à la réalité. « C'est de la merde », « que les Faluchards restent entre eux », « les étudiants en médecine sont débiles », répondent les plus choqués d'entre eux.

Enfin, si pour certains étudiants, les soirées médecines c'est « déconnade assurée, alcool pour être bourré, et filles à volonté ; bref c'est OK ! », beaucoup, alors qu'ils

[14] « Que représente pour vous la Faluche » ?

[15] Histoire qui figure dans le bréviaire du Carabin qui leur est distribué en début de P2.

[16] Se référer au tableau, en fin d'article, ainsi que l'Article 9 du Code la Faluche : « La partie intérieure de la Faluche est appelée le potager. Tout étudiant ayant au cours de sortie, repas ou soirée, accompli un « acte sexuel glorieux » en bonne et due forme et digne du grand baisouillard qu'il est, devra mettre dans sa Faluche : pour une copulation : une carotte ; pour une fellation : un poireau ; pour une sodomie : un navet ; pour un cunnilingus : une betterave (on trouve aussi un moule) ; pour une partouze : un chou-fleur (vient de Besançon) ; pour tout dépucelage il aura droit, suivant l'endroit, à deux légumes placés en X. S'il s'agit d'un acte homosexuel, un diamant sera cousu à côté du légume en question. Il faut aussi que les personnes se fassent surprendre, ce n'est pas de l'exhibitionnisme ! ! ! »

[17] Intitulé de la question : « il est dit dans l'article 9 du code de la Faluche que le faluchard est "un grand baisouillard" et que "l'enculage enrichit la face interne de la faluche d'un navet ". Qu'en pensez-vous ? »

y participent, déplorent leur côté hermétique. Ils mettent en cause tant les valeurs affichées que les comportements. 25% des étudiants pensent que « l'ambiance est détestable », voire « qu'ils ne s'y amusent pas ». Certains précisent : « ça me gonfle de voir des culs à l'air », ou « il y a beaucoup trop de vomi » (dont 14 filles parmi les 42). De là, une désaffection progressive des fêtes. Dans l'ensemble, les étudiants disent moins y participer en D1 qu'en P2. D'une part, parce que toutes les soirées se ressemblent ; d'autre part, parce qu'ils se sont construit un mode de sociabilité propre en dehors de la faculté, même si bon nombre de leurs amis partagent leurs études. Au final, les rituels estudiantins en médecine souffrent, sinon d'une désaffection, du moins d'un désamour et l'on peut supposer que la féminisation des études de médecine n'y est pas étrangère.

Évolution de la Corporation de médecine

À la lecture des entretiens des membres de la Corporation, il apparaît que cette association qui organise les manifestations estudiantines et, par là même, assure la pérennité des traditions, est aujourd'hui en pleine évolution. D'une part, parce que les membres actifs du bureau appartiennent majoritairement aux promotions de P2 et D1 et qu'ils ne peuvent ignorer les protestations de leurs camarades. D'autre part, parce que l'interdiction par le Ministère de l'Éducation nationale, en 1998, des bizutages et les campagnes qui l'ont accompagnée ont amené les membres de la Corporation à s'interroger sur les rites traditionnels. Désireux tout à la fois de continuer à faire vivre les rituels propres aux études de médecine, une sociabilité étudiante forte, et de les actualiser, ils s'emploient à adapter leur mission, réinventant le rôle de la Corporation de médecine.

Avant d'analyser ces changements, il convient de décrire brièvement cette association. En premier lieu, ce n'est pas une association étudiante comme les autres puisqu'il s'agit d'une association régie par la loi de 1901. Le fonctionnement de cette association corporative est très particulier. Tout d'abord, elle distingue membres actifs et simples adhérents. Le bureau est renouvelé chaque année et exerce le pouvoir de fait[18]. Ce bureau est désigné de manière spécifique : les adhérents ne se prononcent pas pour tel ou tel candidat, mais rayent les noms des postulants qu'ils ne veulent pas voir siéger. Les élus se répartissent ensuite les fonctions entre eux... sachant qu'aucun ne peut occuper deux années de suite le même poste. L'activité principale de la Corporation est de proposer aux étudiants des services (reprographie et, surtout, les indispensables polycopiés des cours) et des produits à tarifs préférentiels (livres et autre matériel médical). Tous les étudiants de la Faculté de médecine sont adhérents de la Corporation et renouvellent leur adhésion chaque année. Cette association gère de ce fait un budget très important[19]. De par ses attributions et le nombre de ses adhérents, la Corporation de Rouen est la deuxième

[18] Ce qui va à l'encontre des principes de la loi de 1901 qui attribue à la seule Assemblée générale des membres de l'association le pouvoir de décision.
[19] Le budget atteint 1 200 000 FF.

de France après celle de Lille. Là n'est pas la fonction qui nous intéresse le plus. Les membres actifs sont chargés de l'organisation de la vie étudiante et de la défense des intérêts des étudiants en médecine. La Corporation participe ainsi aux élections universitaires[20] et envoie des élus dans les différents Conseils de l'Université de Rouen et au CROUS. Il est intéressant à noter qu'à peine un tiers des étudiants interrogés lui attribuent cette fonction et retiennent sa participation aux instances paritaires.

Les entretiens permettent d'appréhender les motivations qui ont poussé ces étudiants à intégrer cette association, ainsi que le bilan qu'ils tirent de leur expérience. Le président comme le trésorier affirment tous deux d'emblée y être entrés « un peu par hasard » sans connaître vraiment la Corporation. Ils partagent l'un comme l'autre le même désir d'être actifs au sein de la Faculté et de s'investir dans une activité collective. Cependant, leur participation n'est pas seulement l'expression d'une vocation. Les relations de camaraderie avec des anciens membres de « la Corpo » jouent également. Le trésorier précise : « j'ai eu des idées très tôt pour animer la vie étudiante. Organiser des choses m'a toujours passionné. Le fait d'intégrer la *Corpo'* est vite devenu une évidence puisque c'était la seule structure existante (...) je suis d'autant plus satisfait qu'en deux ans les choses ont énormément changé ». Tous reconnaissent en fait cette rupture entre 1999 et 2001. Il y a selon eux un avant et un après bien distincts, « l'avant » correspondant à une image assez négative de la Corporation auprès des étudiants. Le président actuel résume ainsi le sentiment général : « avant, les étudiants pensaient que les membres de la *Corpo'* profitaient de l'argent des P1 pour se bourrer la gueule. Il fallait changer ça. Ma volonté en arrivant à ce poste était de recrédibiliser la *Corpo'*... en représentant vraiment les étudiants ». Ces extraits d'entretien montrent combien la volonté de changement est forte et combien le discours des responsables veut rompre avec le passé. Qu'en est il dans la pratique ?

Deux stratégies sont mises en œuvre. D'une part, distinguer clairement la Corporation, en tant qu'association au service de tous les étudiants, du mouvement Faluchard qui conserve ses rites secrets et son caractère fermé. D'autre part, élargir le champ d'activité de l'association. Traditionnellement Corporation et Faluchards étaient très intriqués, voire confondus. Les membres du bureau étaient des Faluchards et « l'esprit carabin » ressortait de toutes les manifestations organisées par la Corporation. Aujourd'hui, si la plupart des Faluchards sont encore membres du bureau de la Corporation, des non-Faluchards y sont présents. Les deux groupes tendent de plus en plus à se distinguer. Le président, qui est aussi Grand Maître de la Faluche, déclare : « je tiens à bien séparer les deux fonctions. En soirée, je porte une Faluche et je suis là pour m'amuser ; à la *Corpo* je suis là pour bosser et je ne porte pas ma Faluche ». Pour bien marquer cette rupture, les réunions du bureau se tiennent, depuis cette année, à la Faculté et non plus dans le local des Faluchards.

---

[20] Elles participent, ces dernières années, aux regroupement de différentes Corporations estudiantines sous l'égide de la FAGE

Certes les Faluches ne sont pas interdites, mais bien rares sont ceux qui la portent encore. La nouvelle équipe tente également d'ouvrir l'association étudiante à d'autres horizons. Elle investit, en premier lieu, le champ du syndicalisme étudiant jusque-là délaissé. Trois membres du bureau se sont rendus, cette année, au congrès de l'A.N.E.M.F.[21]. Un journal destiné à informer les étudiants sur leurs droits et sur les différents projets de réforme des études médicales est en projet. Les ambitions sont importantes en la matière, mais il semble, à la lumière de cette enquête, qu'il soit difficile de mobiliser des étudiants en médecine dépourvus de toute culture politique et militante. Comme la plupart des étudiants, les membres de la Corporation qui ont bien voulu répondre à l'entretien sont habités par un réel désir de changement. Signe des temps, ils s'accordent même avec eux pour penser que certains rituels du bizutage sont dépassés. C'est le cas de la Revue, en particulier, qui sera sans doute supprimée dès la rentrée prochaine. Selon le trésorier, le concept des sketchs à connotation sexuelle a vécu. En témoigne la désaffection des étudiants. En 2001, la Revue devrait être remplacée par un gala dont la forme précise reste à définir, mais en tout cas détachée de « l'esprit carabin ».

Le renouveau de la Faluche

Critiqués par bon nombre d'étudiants, les Faluchards, traditionnellement porteurs des valeurs des étudiants en médecine, doivent aujourd'hui trouver une place nouvelle. L'histoire de la Faluche n'est guère ancienne. Ce sont les membres de l'Association Générale des étudiants, créée en 1884, qui adoptent ce signe vestimentaire. Ils l'empruntent en fait aux étudiants italiens qu'ils rencontrent au cours du huit-centième anniversaire de l'université de Bologne, en 1888 : le béret bolognais devient dès lors le symbole de la condition étudiante. Au XXe siècle, cette tradition survit essentiellement dans les facultés de médecine et de pharmacie. Les étudiants qui l'arborent ostensiblement se distinguent de leurs pairs et constituent des groupes particuliers que l'on désigne depuis sous le nom de Faluchards. Le Code de la Faluche précise à la fois comment le béret doit être décoré et les principes autour desquels se retrouvent les faluchés. Cette tradition est tout d'abord orale, se transmettant d'initiés en initiés. Elle varie donc fortement selon les régions et selon les époques. Ce n'est qu'en 1976 que le code est rédigé. Une version unique s'impose depuis en France, censée exprimer les valeurs faluchardes.

Les Faluchards se réclament de Rabelais. Ils attribuent à ce clerc du XVIe siècle le caractère des personnages mis en scène dans ses romans. Les Faluchards trouvent là cependant un symbole clair pour représenter l'hédonisme auquel ils s'adonnent. Il y a là une figure de la démesure et de l'ivresse qui répond à leur propre désir de transgression. Si le Code de la Faluche est distribué à tous les étudiants de médecine et peut être connu de tous, l'organisation des Faluchards est plus difficile à cerner. Elle fonctionne en effet comme une société secrète. Les rites ne sont accessibles qu'aux initiés ou à leurs proches, si tant est que l'ensemble des Faluchards donnent

---

[21] Association nationale des étudiants en médecine de France.

leur accord. Aimant à s'entourer d'un mystère qui les protège, les Faluchards ne divulguent que ce qu'ils veulent de leur pratique et ne se défendent pas non plus des rumeurs dont ils peuvent faire l'objet. Cette enquête n'a pu en conséquence saisir totalement la réalité des rites et de la sociabilité de cette organisation. Certains aspects sont cependant connus. L'organisation est pyramidale. Le Grand Maître et son bras droit, le Grand Chambellan, dirigent la société faluchard e. Ce Grand Maître n'est pas élu mais désigné *au mérite* par son prédécesseur. Quand un Grand Maître repère un étudiant digne de lui succéder, il lui transmet oralement les valeurs et les principes faluchards. À l'issue de cette initiation, un baptême est organisé. La cérémonie revêt un caractère particulier : sont présents l'ancien Grand Maître, le Grand Chambellan, le Grand Conseil des vieux faluchés, voire d'autres Grands Maîtres et quelques invités ; à l'issue de cette cérémonie, il reçoit une croix, symbole de son statut. L'actuel Grand Maître a accepté de répondre à quelques questions au sujet des Faluchards. Tout d'abord, la forme et le contenu des traditions faluchardes varient beaucoup d'une Faculté à l'autre. Il confie que « c'est parfois *gore* ». Ensuite, il évoque ouvertement son propre baptême : « les épreuves étaient gentilles. On m'a posé des petites questions sur le Code... le but était de picoler. Je ne me souviens d'ailleurs plus de la fin de la cérémonie ». Le Grand Maître a une vision très simple de sa fonction : son « premier et unique rôle est de Falucher de nouvelles personnes », d'étendre par là même les valeurs faluchardes. Il a également une fonction de représentation : il doit « être visible » lors de chaque soirée. À la lumière de cet entretien et de la lecture du Code de la Faluche, deux aspects principaux ressortent : le respect dû au chef et l'exaltation des valeurs viriles. Le Grand Maître est vénéré et tout Faluchard est soumis en principe à son autorité. Les prouesses éthyliques et sexuelles sont valorisées. L'ambiance au sein de la société est agonistique. L'émulation et le défi semblent permanents entre Faluchards. Le local où ils se réunissent est une salle des trophées où sont exposés les divers butins[22] des entreprises fantaisistes liées à ses défis lancés au cours des soirées et autres cérémonies.

Pour le Grand Maître actuel, l'autorité dont il est investi n'est que factice. C'est un jeu de représentation. Cependant certaines règles ne peuvent être enfreintes impunément. Ainsi, une étudiante s'est rendue sans Faluche à un baptême auquel elle désirait assister. Dans un premier temps, elle s'en est vu interdire l'accès puis, ayant été acceptée, elle a dû payer le prix de son déni du Code : contrainte de boire, « elle s'est retrouvée torchée en dix minutes ». Elle se demande encore « sur quels principes on [lui] imposait ça ». Elle considère que « derrière le discours de bon vivant, il y a une certaine ambition chez les Faluchards et un goût du pouvoir, de l'autorité et de la reconnaissance ». Le Grand Maître reconnaît que d'anciens Faluchards ont donné à cette organisation une connotation « facho » et s'empresse d'exprimer sa volonté de rompre avec tout cela. Si les Faluchards se sont longtemps eux-mêmes enfermés dans une conception figée de leur mouvement, il n'est plus

---

22 Panneaux de circulation, plaques de rue, etc.

question d'apparaître comme un groupuscule occulte garant de la tradition au sein de corporations élitistes. En fait, deux phénomènes au cours des années 1990 ont modifié le contexte dans lequel s'épanouissaient l'audience et les activités des Faluchards. D'une part, la montée d'un climat hostile au bizutage et la féminisation grandissante des études médicales ont amené une partie croissante des étudiants en médecine à renier les valeurs de la Faluche. D'autre part, la désaffection de la jeunesse pour le politique a probablement amené de plus en plus d'étudiants vers des organisations corporatistes comme la Faluche. La Faluche, si elle n'est plus vraiment à l'honneur en médecine, s'ouvre paradoxalement à d'autres filières universitaires, voire à certaines écoles. Sur Rouen, ce phénomène est observable[23]. Des étudiants d'histoire et de lettres classiques portent des Faluches. Un Faluchard, élève infirmier, draine certains de ces camarades vers son organisation. Cette année, le Grand Maître a baptisé une étudiante de philosophie... chose impensable jusque là[24].

Bien que tous faluchés, les étudiants en médecine entendent désormais donner d'eux une autre image, peut-être plus sage et plus responsable. Les étudiants de D1 ont ainsi réalisé, cette année, un concours blanc pour les P1, au profit de la mucoviscidose[25]. Un groupe de P2 a fondé une association pour animer le service de pédiatrie de l'hôpital. Le président de la Corporation ne veut plus entendre parler de bizutage, préférant l'expression de « parrainage ». Si l'idée d'intégration persiste, les rites tendent à ne plus devenir que symboliques. Sans porter de jugement sur le bien fondé de l'existence de ces rites, on peut néanmoins souligner deux effets pervers de cette évolution. Si on peut observer que la forme des processus d'intégration des nouveaux étudiants tend à être édulcorée, le fond demeure. Il n'y a aucune véritable remise en cause de l'idée de soumission à l'autorité, ni de l'existence d'une sociabilité fermée des étudiants en médecine. Cela va même plus loin puisqu'en condamnant d'une manière globale les comportements excessifs, on amène les étudiants à être encore moins subversifs ; dès lors, ne renforce-t-on pas indirectement leur aptitude à la soumission ?

---

[23] A l'UFR de Psychologie, Sociologie et Sciences de l'Éducation, des étudiants ont pris contact avec le Doyen afin de créer une « Faluche ».

[24] Le Grand Maître de la Faluche de la faculté de médecine est le seul sur Rouen, il lui revient en conséquence de baptiser tous ceux qui aspirent à être faluchés.

[25] La participation (10 F) des étudiants de première année a été intégralement reversée à l'Association de lutte contre la mucoviscidose.

BIBLIOGRAPHIE

Bourdieu P., 1979, *La Distinction*, Paris, éd. Minuit.
Bourdieu P., 1982, « Les rites comme actes d'institution », *in* : *Actes de la Recherche en Sciences sociales*, 43, 58-63.
Caron J.C., 1989, *Générations romantiques*, Paris, Armand Colin.
Freidson E., 1984, *La Profession médicale*, Paris, Payot.
Guy D., *La Faluche, histoire décryptage et analyse*, 1990, Thèse pour le doctorat en médecine, Université de Lille, inédit.
Mossé C., 1969, *La Femme dans la Grèce antique*, Paris, Armand Colin.
Rivière C., 1995, *Les Rites profanes*, Paris, PUF.
Ségalen M., 1998, *Rites et Rituels contemporains*, Paris, Nathan.
Van Gennep A., 1909, *Les Rites de passage*, Paris, Emile Nourry.
Vos (de) R., 1999, *Le Bizutage*, Paris, PUF.

Articles de presse

« À quoi servent les rites ? », *Sciences Humaines*, 58, février 1996.
Arnaud D., Bizutage en sourdine chez les Gad'zarts, *Libération*, 28 Septembre 1999.
Davidenkoff E., « A quand le procès du bizutage ? », *Libération*, 18 mai 2000.
Vos (de) R., « Le bizutage est totalitaire », *Libération*, 1er octobre 1998.

Les symboles ornant la Faluche

Cochon	Bizutage : à l'endroit ne l'a pas été ; à l'envers l'a été on trouve aussi : à l'endroit bizuteur ; à l'envers bizuté.
Squelette	Amour de l'anatomie à l'endroit. Amour de l'anatomie du sexe opposé à l'envers. On peut trouver avec jambes écartées pour l'amour de l'anatomie féminine et serrées pour l'amour de l'anatomie masculine
Coq	Grande gueule pour dire des choses sensées
Bacchus	Dignité dans l'ivresse
Grappe de raisins	Amour du bon vin
Bouteille de champagne	Une par coma éthylique certifié
Bouteille de Bordeaux	Une par cuite certifiée
Parapluie fermé	A vomi dans sa Faluche
Parapluie ouvert	A vomi dans sa Faluche et l'a remis sur sa tête ou A vomi dans sa Faluche et a rebu sa gerbe
Zéro	A vomi avant minuit
Sou troué	Nuit passée au poste de police pour motifs estudiantins
Abeille	Travail et Minutie. Sur les rubans : idem au niveau associatif
Mammouth	Gardien des traditions
Pachyderme	Lourd, très lourd
Nounours	Gros dormeur
Fourchette	Fin gourmet / cordon bleu (sur ruban bleu)
2 fourchettes croisées	Bouffe comme un gros porc
Chouette	Oiseau de nuit
Fer à cheval	Chanceux
Epi de blé et faucille	Chanceux aux examens
Epi de blé	Radin
Homard	Mène grand train
Ancre (ou voilier)	Amour de la navigation
Lyre	Amour de la musique
Palette vernie (ou Palette et pinceau)	Amour des arts ou de la peinture
Plume	Amour de la Littérature
Fleur de Lys	Scout ou originaire d'une ville royale (parfois contesté)
Sanglier	Ardennais
Cigogne	Alsacien
Chardon	Lorrain
Lyon héraldique	Normand
Pique d'hermine	Breton ou Limousin
Taste-vin	Bourguignon
Sabot	Étudiant breton monté à Paris
Taureau	Reproducteur sur satin bleu pour un garçon sur satin rose pour une fille

*Cor de chasse	Grand chasseur devant l'éternel
Bacchus troué	Buveur d'eau
*Volant	Conducteur de fin de soirée
*Entonnoir *venant de Strasbourg*	à l'envers ringard à l'endroit buveur d'eau
*Poule	Fille très chaude
Sphinx	Polyglotte
Écureuil	Membre d'une junior entreprise
*Escargot	Lenteur à la tâche
*M	Misère
*Cocotte en papier	Grand(e) sécheur(se) de cours
Faux	Passage de vie à trépas lors d'une garde assurée par un carabin
*Chauve souris	Nuit blanche pour motif étudiant (peu décernée car tout bon Faluchard devrait en avoir une)
Ciseaux	N'a pas cousu sa Faluche tout(e) seul(e) ou A cousu la Faluche de quelqu'un d'autre
*Taste-vin	Maître étalon
*Hache	A ramené un trophée digne de ce nom (pourra être retiré en cas de vandalisme ; attention, n'est considéré comme trophée que le matériel appartenant à l'État ou aux collectivités)
*Clé de sol ou lyre	Digne chanteur(se) de paillardes
*Singe	A fait chier son GM pour avoir une distinction (tant qu'il n'est pas retiré, le/la Faluchard(e) ne peut plus recevoir d'insignes)
Chameau	à l'endroit célibataire à l'envers Cœur pris ou dans l'antichambre du manage
Feuille de vigne	Perte de la virginité masculine
Rose	Perte de la virginité féminine
Pendu	Marié(e).
*Flèche	Éjaculateur précoce (décernée par la fille)
*Épée	Fin baiseur (décernée par le ou la partenaire)
*Lime	Acte laborieux et difficile, ou parfois insulte à grand maître
Un « I »	dagobit simple
Un « X »	dagobit croisé
Un « W »	dagobit triple

NOTES DE LECTURE

Marc LORIOL, *Le Temps de la fatigue : la gestion sociale du mal-être au travail.*, Paris, Anthropos, 2000, 294 p.

L'ouvrage de Marc Loriol s'inscrit dans un courant de la sociologie maintenant bien établi, celui de la construction sociale de nos catégories de pensée et dans une thématique plus récente, celle de la souffrance au travail. Marc Loriol nous propose en effet une étude socio-historique de l'appréhension de la fatigue du VIe siècle à nos jours. Il met ainsi en évidence la distinction récurrente au cours de l'histoire de deux types de fatigues, la bonne et la mauvaise. L'auteur analyse alors le traitement social qui a été réservé à l'une et à l'autre au cours du temps pour s'appesantir plus longuement sur la représentation contemporaine de la fatigue, notamment de la fatigue au travail. La bonne fatigue, c'est la fatigue physique, celle qui correspond à une dépense d'énergie mécanique, que l'on prétend pouvoir mesurer – et la science s'est longuement attaché à la fin du XIXe siècle et dans le premier tiers du XXe à le faire – et qu'un bon repos, physique, fera disparaître aussi vite qu'elle est apparue. La mauvaise fatigue, c'est ce que l'on peut appeler la fatigue psychique. Elle résulte pour l'auteur de la contrainte ou de l'auto-contrainte à laquelle on ne peut échapper. Cette fatigue que l'on assimile aujourd'hui au stress, est sans doute aussi vieille que l'homme. Mais elle a revêtu des formes et des significations diverses sous des dénominations multiples, depuis l'acédie des moines anachorètes jusqu'au *burn out* de l'infirmière, en passant par la mélancolie romantique et la neurasthénie du XIXe siècle, et appelé des traitements divers. Elle a toujours été perçue comme une forme pathologique de la fatigue, fatigue de l'âme, de la volonté ou de l'esprit. C'est donc la nature de la contrainte, les catégories sociales qu'elle affecte, les formes qu'elle revêt qui font de la mauvaise fatigue un objet social et moral – la mauvaise fatigue a pu être tenue pour un péché – bien avant d'être un objet médical au terme d'un processus d'objectivation et de psychologisation. Ou, plus exactement, c'est la médicalisation de la fatigue qui va permettre d'en changer le registre de vérité. L'exemple de la neurasthénie est de ce point de vue emblématique. D'une part parce qu'elle est historiquement datée (fin du XIXe siècle - années trente), d'autre part parce qu'elle est socialement située (la bourgeoise intellectuelle ou d'affaires), enfin parce qu'elle médicalisée, ce qui lui donne un statut objectif et scientifique. Dès lors, elle a pu revêtir une signification particulière, celle d'une maladie du travail, le travail de ceux que l'on n'appelait pas encore les cadres ou les dirigeants, justifiant au passage une rétribution du travail intellectuel supérieure à celle du travail manuel.

Marc Loriol centre son analyse sur la fatigue au travail. Le choix est judicieux parce qu'aucun autre objet ne permet sans doute d'appréhender aussi bien le caractère socialement construit de la fatigue et l'artificialité du découpage entre bonne et mauvaise fatigue : bonne fatigue de l'ouvrier industriel au mépris parfois de l'usure des corps et du surmenage psychique, mauvaise fatigue de l'infirmière, du conducteur de bus ou encore de l'assistante sociale. Dans l'esprit des travaux de Norbert Elias, l'auteur inscrit la prégnance du discours sur la mauvaise fatigue dans le processus de civilisation et la multiplication des interactions qui obligent à développer ses capacités de plus en plus complexes d'autocontrôle tout en affirmant son identité. C'est sans doute dans certains métiers particuliers, ceux mentionnés plus haut, au contact du public, que cette mauvaise fatigue fait l'objet de la plainte la plus vive. Mais la transformation des systèmes productifs et les nouveaux modes de management qui mettent l'accent sur la nécessité de coopérer, de s'affirmer, d'être son propre entrepreneur, sur la mobilisation subjective conduit à une expansion et à une généralisation de la mauvaise fatigue qui affecte donc aussi les travailleurs « corporels » et rend de moins en moins pertinente, si elle l'a jamais été, la distinction entre les deux représentations de la fatigue.

Travailler sur la construction sociale de la réalité n'est donc pas reproduire un discours. C'est ancrer celui-ci non seulement dans les représentations et les idéologies (de la force par exemple), les stratégies de dénégation et de défense mais aussi dans les conditions objectives de sa production. Marc Loriol le rappelle d'ailleurs fort justement quand il souligne que la pénibilité physique des conditions de travail n'a pas nécessairement diminué alors que la charge mentale a beaucoup augmenté, ou encore lorsqu'il mentionne les enjeux médicaux ou pharmaceutiques – le marché des psychotropes – que revêt le traitement de la mauvaise fatigue.

La représentation et le traitement de la fatigue, bonne ou mauvaise, participent d'un processus de régulation sociale. Les débats qu'a suscités sur ce point le taylorisme et que rappelle Marc Loriol, sont particulièrement significatifs, de même que l'investissement particulier d'une certaine médecine engagée vis-à-vis de la fatigue ouvrière permettant aux syndicats de se saisir d'un argument médical pour enclencher un conflit social et aux ouvriers de certifier leur usure physique pour légitimer leur retrait partiel ou total temporaire ou définitif du marché du travail. De même, à propos des discours des infirmières sur le *burn out*, l'auteur se demande si celui-ci n'a pas pour fonction latente de concourir à un affermissement identitaire à un moment où le mythe de la vocation vole en éclats, et n'est pas un moyen de préservation de soi, et d'appuyer une stratégie de reconnaissance de la spécificité professionnelle et donc du statut dans un milieu social rétif à l'engagement collectif. En réalité, les choses sont plus complexes qu'il y apparaît car si le discours sur le stress tenu par l'infirmière ou, bien que sensiblement différent, par le travailleur social ou le policier, peut s'inscrire dans une logique de professionnalisation, donc de reconnaissance sociale, il est aussi le vecteur d'une individualisation de la plainte et donc d'une approche et d'une gestion individualisées de la relation de travail et, au-delà, de la relation salariale. D'une certaine façon, il permet de gagner sur les deux tableaux, une reconnaissance professionnelle sans recourir à un engagement collectif, une objectivation des difficultés subjectives de régulation personnelle dans le travail sans risque de stigmatisation. Le stress devient ainsi le *deus ex machina* d'un certain consensus. Marc Loriol montre que cette façon de traiter par la prévention individuelle, en le psychologisant, le problème du stress et, par là, de réguler les problèmes collectifs – qui résultent pour une part de l'évolution de la société – ou de faire l'économie de réformes de structures, se retrouve dans nombre de secteurs, dans les entreprises de transports urbains, à la R.A.T.P. par exemple.

A un moment où les études sur la plainte ou la souffrance au travail se multiplient, l'ouvrage de Marc Loriol arrive ainsi pour resituer dans la longue ou moyenne durée la thématique de la fatigue, et donc pour relativiser l'actualité du thème et un certain nombre de discours qui laisseraient entendre que tout cela est nouveau et massif. Les spécialistes de l'histoire y trouveront sans doute un certain intérêt. Il met en perspective les approches physiologiques et psychologiques de la fatigue, surtout de la mauvaise fatigue. Les médecins et les psychologues devraient être intéressés. Mais ce que l'auteur montre essentiellement, c'est qu'il est impossible d'écarter l'analyse du sens de la fatigue de son ressenti et de sa perception. De ce point de vue, fatigue physique et fatigue psychique ne sont que deux concepts. La réalité brouille les catégories et rend poreuses les frontières entre les deux types tant il est vrai que l'appréhension subjective de la réalité reste difficilement objectivable. Or ce sens n'est pas isolable des représentations sociales de la fatigue qui elles-mêmes se fondent dans les appartenances sociales, les cultures professionnelles et la densité des rapports sociaux et plus généralement dans l'économie du travail. Par là, Marc Loriol renoue avec une tradition de la sociologie qui va de Tocqueville à Giddens en passant par Elias et les sociologues interactionnistes américains envers lesquels, curieusement, il ne semble pas se reconnaître de dette. La sociologie, notamment la sociologie de la santé, avait déjà insisté sur les représentations sociales de la maladie et de la santé, ainsi que sur le sens de la médicalisation de nos déficiences ou de nos inaptitudes et sur la fonction de régulation sociale de la médecine. L'auteur va plus loin. Il montre en effet comment la perception de la fatigue, la bonne et la mauvaise, s'inscrit dans des rapports de force dont les débats sur la réduction-aménagement du temps de travail (« les 35 heures ») révèlent la constante actualité. Plus encore, il montre comment l'individualisation de la plainte peut être le moyen de concilier une efficacité individuelle avec une appartenance collective, c'est-à-dire un moyen de gérer sa propre vie sans remettre en cause le fonctionnement social et technique, celui de l'hôpital, de la société d'économie mixte gérant tel réseau de transport urbain ou de l'administration policière. C'est un moyen de poser un problème social ou professionnel sans en faire une revendication collective. La fatigue se révèle ainsi moins comme une pathologie du travail, un déficit d'énergie, la mise en cause de l'écart entre l'idéal du métier et sa réalité, la dénonciation du fossé entre les besoins et les moyens, la mise en évidence des difficultés psychologiques à faire face à la misère du monde ou à la souffrance et à la mort que comme une façon de résoudre la tension propre à notre civilisation. Tensions entre les injonctions à l'affirmation de son identité individuelle et la privatisation, le contrôle émotionnel de ses sentiments et de ses réactions qui en empêche leur extériorisation, leur partage. Tensions entre leur gestion sur la base d'une solidarité, sociale, mécanique – pour reprendre les termes de Durkheim – d'une part, les exigences d'une appartenance professionnelle et d'une solidarité organique de l'autre. Le discours sur la fatigue apparaît ainsi comme un des descripteurs les plus opérationnels de la question sociale.

François ABALLEA
GRIS – Université de Rouen

Anne-Marie ARBORIO, *Un personnel invisible : les aides-soignantes à l'hôpital*, Anthropos, 2001, 333 p.

Les aides-soignantes sont situées dans la hiérarchie des personnels hospitaliers entre les Agents de Service Hospitalier (ASH) et les infirmières. Elles sont amenées, de par leur titre, à exercer des tâches d'un faible niveau technique, sous la responsabilité des infirmières diplômées d'Etat : pour l'essentiel il s'agit de tâches d'assistance aux malades en matière d'hygiène, d'hôtellerie, de surveillance élémentaire... Indispensables au fonctionnement de l'institution, elles appartiennent aux groupes les plus importants des métiers de la santé : en 1995, on compte 200 000 aides-soignantes ; elles sont aussi nombreuses que les infirmières. Pourtant ce personnel est invisible. C'est ce phénomène que souligne A.-M. Arborio. Non seulement elles sont moins connues du grand public que les infirmières et les médecins (figures emblématiques des soignants), mais aussi elles apparaissent peu, en tant que groupe social spécifique, dans les données statistiques produites par les organismes publics ou encore dans les travaux de sciences sociales : si elles ne sont pas totalement ignorées, elles ne sont pas étudiées pour elles-mêmes, en tant que groupe social. A.-M. Arborio apporte donc, avec cet ouvrage, une contribution précieuse à la sociologie de l'hôpital et des professionnels œuvrant dans cette institution.

Prenant notamment appui sur le travaux d'E. Hughes sur le travail et les métiers de faible statut, l'auteur cherche à appréhender le groupe social des aides-soignantes (dont le titre est créé par l'administration à la fin des années 1940) et à s'interroger sur son éventuelle unité. Pour cela, elle adopte une grille d'analyse croisant l'institution, son fonctionnement, l'histoire de la catégorie aide-soignante et les trajectoires sociales et professionnelles des aides-soignantes. Elle pose alors l'hypothèse d'une double relation entre l'institution et les individus qui en sont membres : l'institution modèle, en partie, les trajectoires individuelles et en retour celles-ci contribuent à faire de l'institution ce qu'elle est.

L'auteur étaye son travail sur un matériau riche constitué d'archives et de données statistiques (notamment l'enquête-emploi de l'INSEE), de 51 entretiens biographiques d'aides-soignantes (réalisés dans trois établissements, publics et privés) et d'observations directes (dans deux établissements, public et privé). Conformément à l'hypothèse avancée, elle dessine, dans les premiers chapitres, « un horizon des possibles pour les carrières d'aides-soignantes », en montrant comment l'institution et l'histoire de la catégorie donnent un cadre au « métier » et aux pratiques de travail ainsi qu'une position sociale à celles qui en possèdent le titre ; les trois derniers chapitres sont consacrés à une lecture des trajectoires sociales et professionnelles des aides-soignantes dans ce cadre de contraintes, et jettent de la sorte un éclairage sur l'institution hospitalière et son fonctionnement.

Dans un premier chapitre, l'auteur retrace l'histoire du titre d'aide-soignante, comme celle d'une délégation de tâches anciennes, subalternes et ingrates, de nature domestique. D'abord prises en charge par un personnel laïc (tels des enfants trouvés ou des malades valides) assistant les religieuses sous l'Ancien Régime, ces tâches, aujourd'hui qualifiées d'hygiène et de confort, reviennent ensuite aux infirmières laïques au XIXe siècle. En effet, suite à la révolution pasteurienne, les médecins sont face à une charge de travail supplémentaire (les pratiques de désinfection par exemple, associées à l'idée de propreté domestique) qu'ils délèguent aux personnels subordonnés, se réservant les tâches les plus techniques. Favorable à un processus de laïcisation permettant de soumettre les infirmières à son autorité, la profession médicale encourage et soutient une formation de ces nouveaux personnels dont elle contribue à organiser le métier. Ainsi, à la fin du XIXe siècle, les premiers cours sont-ils dispensés dans les écoles municipales, formant des infirmières brevetées. Et en 1922 les pouvoirs publics instaurent un diplôme d'Etat. Pourtant, les personnels non formés et non diplômés subsistent dans les services afin d'en assurer le fonctionnement. Les infirmières diplômées d'Etat font alors pression pour s'en distinguer et, au lendemain de la deuxième guerre, l'Etat soumet l'exercice du métier d'infirmière à la possession du diplôme d'Etat. Les infirmières non diplômées sont privées de leur titre et des attributs symboliques (l'uniforme par exemple) traditionnellement associés. Afin de reclasser ces personnels, dans une situation de pénurie, leur évitant une relégation brutale dans la catégorie des agents, l'Etat crée en 1949 le titre d'aide-soignante. Cela permet aux aides-soignantes de constituer une catégorie supérieure des personnels non qualifiés, aux infirmières de déléguer les tâches les moins prestigieuses et à l'administration de disposer d'un personnel expérimenté pour exercer des tâches notamment d'infirmière avec une rémunération inférieure. Le grade n'est pas prévu pour durer mais pour faire face au reclassement nécessaire (dans une période de pénurie) des personnels non diplômés d'Etat. Pourtant il se pérennise, et en 1956 est mis en place un Certificat d'Aptitude aux Fonctions d'Aide-Soignante (CAFAS), formant aux soins d'hygiène générale, à l'exclusion des soins médicaux. Cependant, les entretiens de pionnières mettent en exergue des tâches en réalité mal définies, des contours du métier imprécis : les nouvelles aides-soignantes exercent des fonctions diverses, souvent en continuité avec leurs anciennes fonctions d'infirmière. Le titre est avant tout une position statutaire.

Dès lors, se pose la question de l'unité du groupe. Quels sont les effets du titre sur le groupe social ? Y a-t-il une identité réelle des aides-soignantes ? Telles sont les questions auxquelles s'attache A.-M. Arborio dans le deuxième chapitre, et qu'elle aborde sous deux points de vue : d'une part, les « qualités » formelles associées au titre et les moyens de représentation du groupe susceptibles de le faire évoluer vers une professionnalisation, d'autre part les caractéristiques socio-démographiques des aides-soignantes. L'auteur décrit de la sorte le groupe des aides-soignantes comme à la fois distinct et proche de celui des agents de service hospitalier : il s'en écarte par une formation qualifiante et une appartenance à l'équipe soignante et s'en rapproche par certaines caractéristiques, celles d'un groupe du bas de la hiérarchie sociale (notamment en matière de recrutement scolaire et social). Mais, plus encore, les aides-soignantes constituent un groupe spécifique par rapport à celui des infirmières : elles n'ont ni les mêmes caractéristiques socio-démographiques, ni les moyens de calquer leur organisation et d'entamer un processus de professionnalisation (que ce soit sous la forme d'une revue de l'aide-soignante, qui reste subordonnée dans sa rédaction à un groupe constitué en grande partie d'infirmières ou d'associations professionnelles dont les éventuelles revendications de soins aides-soignants ne trouvent pas de traduction dans la division du travail). Cependant, le groupe des aides-soignantes n'en est pas pour autant homogène : non seulement ses membres recouvrent une relative diversité socio-démographique, mais encore la définition floue de l'activité, dont le titre n'est pas protégé contrairement à celui des infirmières, laisse une latitude dans l'organisation du travail au sein des services.

Dans le troisième chapitre, A.-M. Arborio s'interroge alors sur la définition du métier d'aide-soignante, qui ne requiert pas de savoirs formels (comme celui des médecins) ni de compétences techniques (comme celui des infirmières). L'auteur le caractérise comme un travail singulier auprès des malades, qui certes ne peut être confondu avec celui des autres soignants, mais qui, pour autant, requiert certaines compétences. Il s'agit d'un travail sur l'homme, comme pour les médecins et les infirmières – un travail sur matériau humain, qui permet aux aides-soignantes de se différencier des agents de service hospitalier en charge de travaux strictement matériels. Et les aides-soignantes insistent, dans leurs discours, sur cette « relation de service » et sur les compétences qu'elle implique. C'est là un moyen valorisant d'énoncer le métier et de se distinguer, outre des agents de service hospitalier, des infirmières, renvoyées à une sphère purement technique. Mais cette relation au public est insuffisante à définir le métier ; l'observation des pratiques professionnelles donne à voir la prise en charge d'un travail délaissé par les autres soignants. Mobilisant les analyses de Hughes, A.-M. Arborio voit dans les tâches domestiques, jugées indignes et exigeant peu de qualification, qui reviennent aujourd'hui aux aides-soignantes, une partie du *dirty work* des infirmières de jadis. Et allant plus loin, elle ajoute une notion « d'absolu » au caractère relatif du *dirty work* défini par Hughes : pour une société et une époque données, certaines tâches sont socialement dévalorisées et reconnues, dans une appréciation partagée, comme dégradantes (par exemple celles liées aux déchets et aux déjections du corps). Autrement dit, non seulement les aides-soignantes prennent en charge une partie du *dirty work* des autres catégories, mais ce *dirty work* coïncide souvent avec une définition « absolue ». En même temps, ce sont ces tâches qui conduisent les aides-soignantes à avoir des relations privilégiées avec les malades et à mettre l'accent sur les aspects relationnels : « ce sont donc paradoxalement les tâches déléguées, stigmatisées comme *dirty work*, qui offrent aux aides-soignantes, par un processus de retournement du stigmate, une ressource pour valoriser leur position ». Ce travail particulier auprès des malades exige la mobilisation de compétences sociales, ce que A.-M. Arborio identifie comme un « savoir soigner profane ». Celui-ci recouvre aussi bien les compétences acquises au cours de la trajectoire sociale (relatives aux gestes quotidiens de manger, laver, etc.) que des compétences acquises dans l'exercice du métier à l'hôpital. Ce savoir profane correspond en partie à un savoir évaluer (contenu dans la notion de « compétence relationnelle » revendiquée par les aides-soignantes) – évaluer la position sociale des malades, afin d'anticiper leurs besoins, mais aussi la charge de travail qu'ils représentent pour le collectif.

Puis, l'auteur retrace, dans un quatrième chapitre, les parcours toujours singuliers de celles qui exercent sous le même titre. Au sein du groupe, les aides-soignantes entrées à l'hôpital directement « sous le titre » se distinguent de celles qui ont d'abord été agent de service hospitalier. Parmi les premières, les plus jeunes vivent le métier d'aide-soignante comme une intégration réussie au monde du travail : l'obtention du CAFAS, à la suite d'une scolarité jugée elle-même réussie quand elle se solde par un BEP ou un CAP, apparaît comme une formation qualifiante, qui permet d'échapper à la catégorie des agents de service hospitalier et de conquérir une position souvent supérieure à celle des parents. Pour d'autres, l'entrée à l'hôpital intervient après une expérience professionnelle ou familiale. Celles qui se présentent d'emblée au CAFAS vivent leur formation comme le moyen d'accéder à un emploi stable, lui-même envisagé comme temporaire en attendant d'accéder au métier d'infirmière, alors que celles qui commencent par être agent de service hospitalier, envisagent le titre d'aide-soignante comme « une seconde chance », parfois après un « accident biographique ». Pour ces dernières, le passage au titre d'aide-soignante est déjà la réalisation d'une carrière verticale, que l'auteur analyse dans le chapitre suivant.

Certes, tous les agents de service hospitalier ne sont pas promus au grade supérieur : certains se heurtent aux obligations statutaires (par exemple les étrangers) quand d'autres échouent au concours ou même refusent de le tenter, ne croyant pas à « leur chance » de réussite. Les carrières verticales se comprennent comme le produit de conditions objectives et d'éléments subjectifs, telle l'image de soi ou du métier. Mais nombreuses sont les aides-soignantes ayant d'abord exercé comme agent de service hospitalier. Encouragées par les cadres infirmiers, elles se présentent au concours. Devenir aide-soignante est alors une réelle promotion, en termes de statut (avec ses attributs symboliques) et de rémunération, même si parfois les tâches remplies peuvent encore être attachées au métier d'agent et même si le *dirty work* est caractéristique des deux positions. Certaines, dont les ressources initiales (scolaires et sociales) sont relativement faibles, vivent comme inespérée l'obtention du titre d'aide-soignante. Du côté de l'institution, la promotion interne permet d'une part de « récompenser » les agents de service hospitalier jugés les plus méritants et de les inciter à rester dans leur emploi, notamment dans un contexte de besoin en personnels, et d'autre part de mettre en avant l'importance des personnels qualifiés dans l'ensemble des effectifs, gage d'efficacité auprès de la tutelle et de la clientèle. Pour un certain nombre d'entre elles, l'ascension dans une « carrière modèle » s'arrête aux fonctions d'aide-soignante. Et pour celles qui deviennent infirmières, voire cadres, A.-M. Arborio note des différences avec les infirmières directement entrées sous ce titre : les pratiques professionnelles ne sont pas les mêmes ; les infirmières promues exercent plus que les autres des tâches d'aide-soignante… Mais si les aides-soignantes s'accommodent, faute de promotion, du titre et des fonctions qui sont les leurs, cela ne doit en rien masquer les possibilités d'autres formes de carrières.

Dans un dernier chapitre, A.-M. Arborio analyse en effet les trajectoires professionnelles au sein de l'institution comme des « carrières » d'aides-soignantes, réalisées par la mise en œuvre de pratiques ou l'occupation de postes différenciés. La définition relativement floue du métier est saisie par les aides-soignantes pour acquérir des positions qu'elles jugent meilleures et par l'institution pour optimiser l'allocation d'une main d'œuvre aux compétences sociales variées. Dans un premier temps, l'auteur observe les « carrières officieuses », c'est-à-dire celles des aides-soignantes « faisant fonction » d'infirmières. Dans certains cas, la pratique infirmière loin d'être occasionnelle, s'inscrit dans la division du travail avec les autres personnels. Les effets sont alors, pour les aides-soignantes, à la fois « réels » (abandon du *dirty work*) et symboliques (détachement d'une position de subordination). Naturellement, ces carrières officieuses supposent non seulement l'acquisition des gestes infirmiers (avec l'assentiment, voire les encouragements des supérieurs hiérarchiques), mais aussi un contexte dans lequel faire valoir ces nouvelles compétences – contexte souvent donné par l'institution. Pour celle-ci, les « faisant fonction » d'infirmières présentent un moyen de faire face aux limitations des embauches et à la surcharge du travail infirmier. Dans un deuxième temps, A.-M. Arborio caractérise, en reprenant Becker, des « carrières horizontales », produit des mobilités entre des postes, proches sinon similaires du point de vue du statut et de la rémunération, mais suffisamment différenciés en termes de contenu des tâches, de compétences requises, de conditions de travail, de relations avec d'autres catégories de personnels (médecin, cadre infirmier, diététicien, administratif...) pour envisager un changement de position. Les aides-soignantes manifestent ainsi des préférences pour certains postes (pas nécessairement dans les services de soins), qui se comprennent relativement au parcours de chacune (ressources initiales et acquises, moment du cycle de vie...). Quand ces préférences rencontrent les « besoins » de l'institution, une carrière horizontale devient possible, entendue comme mobilité entre des positions différentes. Celles-ci sont appréhendées par les aides-soignantes en termes de statut et de rémunération (notamment entre le secteur privé et le secteur public), d'horaires et de conditions de travail, de clientèle. L'institution pour sa part doit pourvoir des postes indispensables à son fonctionnement, et pour lesquels des titres et des qualifications n'existent pas toujours. Les logiques d'affectation de ces postes peuvent alors entrer en congruence avec les attentes des aides-soignantes. A.-M. Arborio identifie trois logiques institutionnelles dans l'attribution des postes : une première fait usage du titre d'aide-soignante comme filtre (trier parmi les personnels peu qualifiés, par exemple pour assurer le brancardage) ; une deuxième peut se définir comme processus de relégation (affecter des aides-soignantes à des postes sans contact avec les malades, parce que la hiérarchie les juge incompétentes) ; la troisième logique est celle d'une

récompense (faute de promotion verticale, les aides-soignantes « modèles » sont affectées à des postes présentant pour elles des avantages matériels et symboliques).
Ainsi, l'auteur montre-t-elle cette double relation entre individu membre et institution. Les trajectoires sont « informées » par l'histoire de la catégorie et par l'institution, en même temps que cette dernière se comprend comme « traversée » par ces « trajectoires qui la font exister et accompagnent son évolution ». En combinant de la sorte les points de vue synchronique et diachronique, non seulement A.-M. Arborio met en évidence la difficulté à établir l'unité du groupe social et restitue dans toute sa complexité la position d'aide-soignante à l'hôpital, mais elle contribue aussi à la compréhension du fonctionnement de l'institution, du travail de soin et de la division du travail hospitalier.

Florence BAILLY
GRIS-Université de Rouen

Loïc WACQUANT, *Corps et âme. Carnets ethnographiques d'un apprenti boxeur,* Agone, 2000.

Cet ouvrage sociologique consacré à la boxe se présente sous une forme inhabituelle. En effet, il se compose de trois textes de statuts différents. Le premier ressort de l'analyse sociologique classique et offre des clefs permettant de comprendre sociologiquement les deux suivants, qui sont autant de descriptions ethnographiques, le dernier texte se présentant d'ailleurs comme une « nouvelle sociologique » et ayant initialement été publié dans une revue de littérature. En mobilisant différents registres expressifs, ainsi qu'en reproduisant nombre de photographies noir et blanc, l'objectif de l'auteur est de *« communiquer tout ensemble le percept et le concept, les déterminations cachées et les expériences vécues, les facteurs externes et les sensations intérieures qui, en se mêlant, font le monde du pugiliste ».* Le sociologue ne doit donc pas hésiter à utiliser toutes les techniques expressives au profit de la tradition rationaliste.
Wacquant a abordé le monde du pugiliste en partant de l'étude d'un *gym*, c'est-à-dire d'une salle d'entraînement à la boxe, situé dans le ghetto noir de Chicago jouxtant l'université du même nom. En l'occurrence, il s'agit d'un *gym « traditionaliste »* tenu d'une poigne de fer par un coach de stature internationale (DeeDee). En entrant dans ce *gym*, l'objectif initial de Wacquant était d'en faire une *« fenêtre »* sur le ghetto, afin notamment « *d'observer les stratégies sociales des jeunes du quartier »*. Mais très vite, il se rend compte de l'intérêt en soi de ce « *site stratégique de recherche »* (Merton) et d'une étude de la boxe comme *« métier du corps dans le ghetto américain ».* Cet ouvrage est donc à la fois une contribution à la sociologie du corps, ainsi qu'à l'ethnologie de ce « *négatif »* vivant de l'Amérique qu'est le ghetto noir. Il vise notamment à fournir des éléments d'une anthropologie de la boxe comme *« phénomène biologico-sociologique »* (Mauss). L'auteur

fréquentera ce *gym* pendant trois ans, à raison de trois à six séances par semaine, et paiera ainsi son accès au terrain en se pliant au règles du *gym*, ce qui lui vaudra aussi de gagner le respect de ses collègues de ring. Décrivant sa méthode d'enquête, il préfère parler de *« participation observante »* plutôt que d'observation participante, et souligne son *« abandon total »* aux exigences du terrain, qui le conduira notamment à partager les joies et les peines des autres pugilistes, pour la plupart noirs et habitant le ghetto. C'est ainsi que Loïc Wacquant se transformera en *« brother Louie »* et que son coach, DeeDee Armour, deviendra pour lui *« un second père »*. L'ivresse de l'immersion sera telle qu'elle le conduira momentanément à vouloir quitter la vie académique, afin de passer chez les professionnels. En effet, comparé à *« la joie charnelle et vivace »* que lui procurera l'entraînement, le monde académique lui apparaîtra comme *« morne et mort »*. Wacquant complétera ensuite ce travail de *participation observante* en réalisant des histoires de vie avec chacun des membres du *gym*, une centaine d'entretiens avec divers protagonistes de la boxe, ainsi qu'en dépouillant la littérature indigène. Il s'entraînera aussi dans trois autres clubs de boxe de Chicago et en visitera une douzaine d'autres.

Une relation d'opposition symbiotique au ghetto

Le quartier noir de Woodlawn dans lequel se situe le *gym*, même s'il n'est pas un des plus pauvres de Chicago, *« n'en offre pas moins le spectacle saisissant d'un tissu urbain et social agonisant après bientôt un demi siècle de dégradation continue et de ségrégation raciale et économique renforcée »*. C'est un véritable désert économique, doublé d'un *« purgatoire social »*, dans lequel les institutions dominantes sont les débits de boissons et les Eglises, ces dernières s'effaçant d'ailleurs de plus en plus. Les écoles y sont *« les otages de la misère et de la criminalité »* et servent d'institution de gardiennage stockant provisoirement les jeunes. Dans ce quartier, exclusivement peuplé de Noirs assignés à résidence par les mécanismes de ségrégation raciale et économique, *« les vols à l'arraché, agressions, homicides et délits de tous acabits font partie de la routine et génèrent une atmosphère de peur prégnante, voire de terreur, qui mine les relations interpersonnelles et distord toutes les activités quotidiennes »*. Dès leur enfance, les jeunes du ghetto sont donc plongés dans cette violence. Butch, un membre du club, dira à ce propos : *« Comme j'pouvais pas déménager, il a bien fallu que j'me mette à la baston »*.

Pour ces jeunes (hommes), l'espace des possibles (scolaires, professionnels, sociaux, etc.) est particulièrement réduit. En effet, le « choix » se résume pour l'essentiel entre le marché du travail déqualifié (et particulièrement « dérégulé » en raison des politiques libérales de l'emploi aux Etats-Unis) et l'économie de prédation de la rue. Dans ce contexte, le *gym* se présente comme un *« îlot d'ordre et de vertu »* permettant à certains jeunes du quartier de réguler cette violence *« à travers la relation bifide, faite d'affinité et d'antagonisme mêlés, qui rattache la rue et le ring ».* En effet la rue peut, sous certaines conditions, constituer une antichambre de la salle de boxe : *« l'écologie du ghetto et sa culture des rues prédisposent les jeunes de Woodlawn à concevoir la boxe comme une activité dotée de sens qui leur offre une scène sur laquelle acter les valeurs centrales de son éthos masculin. Sous cet angle, le ghetto et le gym se trouvent dans une relation de contiguïté et de continuité ».* Plus précisément, Wacquant parle d'une relation *« d'opposition symbiotique »* du *gym* au ghetto. En effet, le *gym* recrute une partie de sa jeunesse, s'appuie sur la culture masculine (et prolétaire) du courage physique, de l'honneur individuel et de la performance corporelle, mais *« s'oppose à la rue comme l'ordre au désordre, comme la régulation individuelle et collective des passions à leur anarchie privée et publique, comme la violence contrôlée et constructive – tout au moins du point de vue de la vie sociale et de l'identité du boxeur – d'un échange strictement policé et clairement circonscrit à la violence sans rime ni raison des affrontements imprévus et dépourvus de bornes et de sens que symbolise la criminalité des gangs et des trafiquants de drogue qui infestent le quartier ».*

Mais cette institution, qui selon la brochure de présentation du club vise à *« vaincre la rue »*, ne « fonctionne » qu'avec une frange bien déterminée de la population. En effet, et si l'écrasante majorité des boxeurs viennent des milieux populaires, et notamment des fractions de la classe ouvrière nourrie par l'immigration (comme l'explique DeeDee : *« pour savoir qui est en bas de la société, t'as qu'à voir qui boxe »*), on note qu'ils ne se recrutent pas *« parmi les fractions les plus déshéritées du sous prolétariat du ghetto, mais plutôt au sein des franges de sa classe ouvrière à la lisière de l'intégration socio-économique stable ».* C'est donc *« le haut du bas »*, pour reprendre une expression de Gérard Mauger. Une (auto)sélection s'opère, qui tend de fait à exclure les plus exclus. Celle ci ne se réalise pas sous l'effet d'une pénurie de ressources monétaires (le coût de l'inscription au club étant très faible), mais par la médiation des dispositions morales et corporelles des agents : *« c'est par le biais des inclinaisons et habitudes exigées par la pratique pugilistique que les jeunes issus des familles les plus démunies se trouvent éliminés : devenir boxeur exige de fait une régularité de vie, un sens de la discipline, un ascétisme physique et mental qui ne peuvent se développer dans des conditions sociales et économiques marquées par l'instabilité chronique et la désorganisation temporelle. En deçà d'un certain seuil de stabilité personnelle et familiale objective, il devient hautement improbable d'acquérir les dispositions corporelles et morales indispensables pour endurer avec succès l'apprentissage de ce sport ».* Les capacités d'ascétisme étant inégalement distribuées entre les jeunes du ghetto, une minorité d'entre eux entrera dans une carrière de boxeur. Ainsi au *gym*, le taux

d'évaporation est supérieur à 90%, la majorité des recrues ne restant que quelques semaines.
Les habitués de la salle de boxe sont donc plus intégrés socialement que la moyenne, et la majorité travaille (il est vrai le plus souvent à temps partiel). Leur famille d'origine est plus souvent intacte, et ils sont plus souvent mariés, père de famille, etc. Enfin, et à la différence des autres habitants noirs du quartier, ils ont le privilège d'appartenir à une organisation formelle (le club de boxe). On note ainsi que pour devenir boxeur, il faut déjà disposer d'un certain *« gouvernement interne »* (d'où sans doute l'importance de la religion chez certains boxeurs mais aussi, comme on le verra plus loin, du rapport au temps), sachant que lorsqu'on monte dans la hiérarchie pugilistique, le recrutement social des boxeurs s'élève aussi.

Corps et âme

La boxe est une école de patience et il faut environ deux à trois ans de pratique régulière pour maîtriser raisonnablement la panoplie de base du pugiliste. Mais le *gym* rappelle aussi le travail à l'usine, en raison notamment de l'extrême monotonie des entraînements : *« c'est dans le gym que tu gagnes ton combat ».* Devenir boxeur demande tout à la fois une rééducation physique, un remodelage de sa coordination gymnique et une conversion psychique. La simplicité de façade des gestes du boxeur est donc particulièrement trompeuse. Car apprendre à boxer c'est insensiblement modifier son schéma corporel, son rapport au corps, et transformer celui ci en *« une machine intelligente, créatrice et capable de s'autoréguler tout en innovant à l'intérieur d'un registre fixe et relativement limité de mouvements en fonction de l'adversaire et du moment ».* Chez le boxeur accompli, le mental devient une partie du physique et vice versa. Le pugilisme est donc un travail d'intéressement du corps comme de l'esprit, où la maîtrise purement théorique est de peu d'utilité. En effet, la compréhension du corps dépasse et précède la pleine compréhension visuelle et mentale. Elle est le plus souvent rétrospective et purement gestuelle. Le pugiliste donc doit apprendre à raisonner avec son corps car celui-ci *« pense et calcule pour lui, immédiatement, sans passer par l'intermédiaire – et le retard coûteux qu'il entraînerait – de la pensée abstraite, de la représentation préalable et du calcul stratégique ».* Ainsi au travers de l'entraînement, le corps devient un véritable *« stratège spontané »* et finalement *« le véritable " sujet " (si tant est qu'il y en ait un) de la pratique pugilistique. ».* L'étude de la boxe comme pratique permet ainsi de dépasser l'opposition scolastique entre l'intentionnel et l'habituel, le rationnel et l'émotionnel, le corporel et le mental.
D'où l'intérêt de la sociologie du sport qui pose de manière paroxystique la question des rapports entre théorie et pratique, et plus généralement le problème des sciences sociales qui, comme l'écrit Pierre Bourdieu, s'efforcent *« de faire la théorie de conduites qui se*

produisent, dans leur très grande majorité, en deçà de la conscience. ». Et Wacquant de rappeler que selon Max Weber, *« dans la grande masse des cas, l'activité réelle se déroule dans une obscure semi-conscience ou dans la non-conscience (Unbewusstheit) du " sens visé ". L'agent " sent " imprécisément plus qu'il ne connaît ou ne le " pense clairement " ; il agit dans la plupart des cas en obéissant à une impulsion ou à la coutume. Ce n'est qu'occasionnellement qu'on prend conscience du sens (qu'il soit rationnel ou irrationnel) de l'activité (...) Une activité effectivement significative, ce qui veut dire pleinement consciente et claire, n'est jamais en réalité qu'un cas limite ».* Ainsi, cette salle de boxe fut pour Wacquant un dispositif expérimental lui permettant de poser empiriquement une série de questions très générales relatives notamment à la théorie de l'action, de l'inculcation pédagogique, etc.

Métier de boxeur, métier de chercheur

En accord avec ce dépassement des oppositions scolastiques traditionnelles, on note que cet apprentissage, ou plutôt cette incorporation, de l'habitus pugilistique se réalise au travers d'une pédagogie implicite et collective. Ainsi, la boxe présente le paradoxe d'être un sport individuel dont l'apprentissage est collectif. Cette pédagogie est intéressante au sens où elle permet notamment de réfléchir par analogie aux modalités d'apprentissage à la recherche, ou au « métier de sociologue ». En effet, le « noble art » se transmet de manière essentiellement mimétique, sur un mode pratique et non théorique. C'est en voyant les autres s'entraîner, et en tentant de les imiter, qu'on apprend à boxer, la lecture des livres sur la boxe étant de peu d'utilité. A tout moment, le *gym* présente des corps en action, pris dans une sorte d'effervescence collective rythmée par le coach. L'essentiel du savoir pugilistique se transmet en dehors de toute intervention explicite, par le biais d'une *« communication silencieuse, pratique, de corps à corps »*, chacun offrant un modèle, positif ou négatif, au regard des autres et somatisant en quelque sorte à tout moment le savoir pugilistique incorporé. Dans sa tâche d'encadrement, l'entraîneur peut donc compter sur tous les membres du club qui, à la façon d'une grande famille et en fonction de la position de chacun dans la hiérarchie pugilistique, pourront l'assister en corrigeant les novices, d'où une circulation de haut en bas du savoir. On a donc affaire ici à un mode de transmission du savoir de type traditionnel, et comme l'explique DeeDee, c'est en « traînant » dans les bons gyms que l'on devient coach.

Les dispositions pugilistiques sont donc *« l'ouvrage de la raison pratique collective et individuelle »* et le pugiliste émerge alors comme *« le produit d'une organisation collective qui, si elle n'est pensée et voulue en tant que telle par personne, n'en est pas moins objectivement coordonnée par l'ajustement réciproque des attentes et des demandes des occupants des différentes positions de l'espace du gym ».* Le *gym* peut être conçu comme *« une machine pédagogique autorégulée »*, où c'est le *« petit milieu »* du *gym* tout entier, comme *« faisceau de forces physiques et morales »* qui fabrique le boxeur, et reproduit de manière continue la croyance pugilistique faisant de la boxe une activité signifiante et digne d'investissement pour chacun. Mais ce *learning by doing* collectif, ou cette forme d'enseignement mutuel, a ses conditions sociales de possibilité. Il suppose déjà un noyau stable de boxeurs et un effectif compris entre cinq et vingt personnes, afin de fournir des modèles d'identification suffisamment accessibles pour chacun. De même, il est nécessaire que le volume global de capital pugilistique détenu par le club soit suffisant et que la distribution des compétences entre les membres soit suffisamment continue. De même, cette *« machine pédagogique autorégulée »* dispose d'un chef d'orchestre implicite, en l'occurrence le coach, qui pratique une pédagogie essentiellement négative et collective. Ainsi, Wacquant évoque les *« conseils parcimonieux »* de DeeDee, des semaines passant sans appréciations ni positives ni négatives de sa part. Mais celui-ci peut aussi corriger publiquement un boxeur à l'entraînement depuis son bureau, sans prononcer son nom d'ailleurs, ce qui fait que chacun prend la remarque pour soi ou s'en fait le vecteur plus tard (ce qui a pour effet de démultiplier la moindre des interventions du coach), et donne alors le meilleur de lui-même. Plus profondément, le rôle du coach semble être d'apprendre à chacun à prendre conscience, et à connaître, ses limites physiques et morales, de façon à les repousser petit à petit au travers de l'entraînement, en ajustant progressivement ses espérances aux possibilités objectives. Ainsi DeeDee élève ceux qui, par manque de confiance et timidité, s'abaissent en dessous de leur valeur, et rabaisse ceux qui, grisés par leur succès, se croient arrivés et boxent au-dessus de leurs moyens. Cette propédeutique de la modestie, qui vise à inculquer à chacun le sens de ses limites et qui s'accorde avec la culture égalitariste du club, est aussi un sens du groupe et de la place de chacun dans le groupe permettant l'enseignement mutuel. Néanmoins, on note que DeeDee devient nettement plus interventionniste avec les champions et qu'il se transforme alors en un second père entretenant alors *« des rapports complexes et ambigus avec ses poulains pour lesquels il est à la fois entraîneur, mentor, cerbère, conseiller de vie et confident et qui lui vouent un respect filial qui dépasse de loin leur admiration professionnelle. »*.

Pour une « sociologie charnelle »

En s'immergeant dans son objet et en décrivant les comportements du boxeur dans son *« habitat naturel »*, l'objectif de l'auteur est de décrire les routines, les pratiques qui *« produisent et reproduisent la croyance alimentant cette économie corporelle, matérielle et symbolique très particulière qu'est le monde pugilistique. »*. Pour Wacquant, l'appréhension indigène est donc *« la condition indispensable de la connaissance adéquate de l'objet »*, l'idéal étant que le sociologue finisse par « sentir » comme un des membres du groupe (*« going native »*), tout en conservant ses capacités d'analyse. Se réclamant d'une tradition phénoménologique représentée par Merleau-Ponty, l'auteur fait donc l'apologie d'une « sociologie charnelle », où le corps du chercheur est mobilisé comme instrument d'analyse. Ce faisant, il rejoint Goffman qui soulignait que faire du travail de terrain, c'est soumettre son corps aux contraintes du terrain. Ainsi, Wacquant a tenté de saisir le pugilisme « avec son corps ». Et de fait, si l'on pense que la connaissance par corps est la première, le sociologue doit prendre au sérieux le problème de « l'incarnation de l'agent » et ne pas réduire celui-ci à un simple calculateur rationnel, comme le fait par exemple la théorie de l'acteur rationnel, ou à un pur « animal symbolique », comme le voudrait la tradition kantienne, ces deux approches offrant finalement une vision très appauvrie de l'agent social, et à tout le moins passablement désincarnée.

Mais cette description de ce que serait une « sociologie charnelle » est tout juste esquissée par Wacquant dans son ouvrage, même si l'on peut dire qu'au final son pari visant à la fois à nous faire partager de l'intérieur l'expérience pugilistique, comme à nous en faire comprendre les déterminants sociaux, est particulièrement réussi. Se pose ensuite le problème de la généralisation à d'autres champs, ou d'autres objets, de cette sociologie, comme de la méthodologie correspondante. On peut ainsi s'interroger sur les apports d'une « sociologie charnelle » à une sociologie du champ bureaucratique, ou académique par exemple. Il est clair cependant que pour qu'un Etat fonctionne, il est nécessaire que les esprits (comme les corps sans doute) soient eux-mêmes « étatisés », c'est-à-dire qu'il y ait notamment somatisation de celui-ci par les agents. L'idée se comprend certes philosophiquement, mais tout l'enjeu d'une sociologie empirique et d'en éclaircir les médiations à la fois concrètes et théoriques. L'auteur en est d'ailleurs conscient et dit avoir réservé l'argumentation théorique sous tendant son ouvrage pour le livre à suivre, qui devait s'intituler *The passion of the pugilist.*

Charles SOULIE
GRIS-Université de Rouen

Gay BECKER, *Disrupted lives. How people create meaning in a chaotic world.* Berkeley, Los Angeles, London, University of California Press, 1999, 264 p.

Comme l'annonce le sous-titre de son ouvrage, Becker s'interroge sur la manière dont les individus « fabriquent du sens » à partir d'une expérience de vie dans un « monde chaotique ». Plus exactement, elle étudie la manière dont ils essaient de « créer de la continuité » après avoir fait l'expérience d'une perturbation brutale dans leur existence, un projet qu'elle accomplit en portant son attention sur les efforts que les gens déploient pour créer des liens avec le passé pendant la période où cette perturbation se produit. Cette étude, largement ordonnée autour de la problématique du temps, vise à montrer que les individus maintiennent une continuité avec le passé en réinterprétant les événements perturbateurs qu'ils ont vécus, dans la mesure où l'expérience du chaos intérieur équivaut selon elle au sentiment de la perte de leur avenir. S'appuyant sur la théorie du chaos selon laquelle de profondes structures d'ordre gisent sous l'imprévisibilité des systèmes chaotiques, Becker pose la perturbation comme une composante de la condition humaine, et montre que les gens ayant connu une profonde perturbation organisent leurs histoires de vie en récits linéaires qui rendent compte d'un chaos se transformant progressivement en ordre.

Après avoir analysé de nombreuses histoires de vies perturbées, voire disloquées, l'auteur considère les réponses que les individus apportent à cette dislocation comme des réponses culturelles au changement. Leurs tentatives pour créer de la continuité après avoir fait l'expérience d'une perturbation constituent et révèlent, selon l'auteur, un processus culturel complexe qui vaut en définitive à cet ouvrage d'être également une analyse de la culture américaine.

L'étude de ces récits de vies disloquées a conduit en effet Becker à se livrer à un examen minutieux du contexte culturel dans lequel la perturbation s'est produite, et des dynamiques qui sont à l'origine de la perturbation. Elle a ainsi tenté d'étudier comment la perturbation s'exprime à la fois dans le corps et dans les récits des individus. Elle constate que dans la société américaine, les perturbations sont vécues de manière très brutale, et cela d'autant plus que cette société est marquée par une tendance à considérer l'existence comme un cours prévisible, continu. C'est donc l'idée de linéarité qui va structurer la reconstruction de l'ordre, et dont témoignent les récits recueillis.

Car c'est bien de cela qu'il s'agit et que revendique l'auteur : une étude des discours. Le récit de vie est la principale voie d'accès pour examiner la perturbation et la continuité. Elle justifie précisément cette méthodologie en recourant à cette idée que dans la société américaine, où la sensation et l'expression du corps sont dévalorisées, le récit est le principal moyen d'accéder au monde de l'expérience du corps et il est essentiel à notre compréhension de cette expérience. En définitive, Becker s'intéresse non pas tant à la manière dont la rupture est vécue qu'à la manière dont elle est racontée, en ce qu'elle permet de remonter à la source des valeurs fondamentales de la société américaine.

Les histoires analysées dans cet ouvrage renvoient par exemple aux notions culturelles américaines d'ordre et de normalité ou encore à la responsabilité individuelle en matière de santé. La responsabilité personnelle est si hautement valorisée aux États-Unis que prendre sa part de responsabilité dans sa santé fait partie du processus de fabrication du sens de la souffrance après une perturbation. Cette valeur est particulièrement présente dans les récits concernant la maladie chronique et vient s'ajouter à une autre valeur, celle de la productivité, une norme culturelle menacée par la maladie. Enfin, l'accent mis par la société américaine sur les valeurs d'individualisme et de productivité fournit un contexte particulier à la manière dont sont vécus le vieillissement, la perte de mobilité et la perte d'indépendance qu'elle entraîne.

Les histoires sont toutes construites suivant la même trame : elles exposent l'apparition d'une perturbation puis les efforts entrepris pour restaurer une vie normale. La maladie se présente comme un défi à l'ordre et à la linéarité, le temps qui précède la maladie et le temps qui la suit étant vécus comme deux réalités séparées. Reprenant la thèse de la maladie comme rupture biographique de Bury, Becker examine ce que le récit remet en place et souligne en particulier l'importance de la métaphore pour reconstruire cet ordre et cette continuité. Si les récits aident à donner du sens à la souffrance, les métaphores donnent forme aux histoires de vie.

Pour Becker, « l'ordre commence avec le corps » et toutes les histoires rapportées ici sont l'occasion pour elle de souligner la centralité qu'elle accorde au corps, à commencer par la sienne propre. En effet, un aspect marquant de l'entreprise de l'auteur est que son expérience personnelle est au centre de son intérêt intellectuel pour la question de la perturbation de l'existence. Cette étude de vies perturbées résulte en quelque sorte d'une démarche réflexive, alimentée par le souci qu'elle-même a de recréer de la « continuité » dans sa propre vie. Becker a donc cherché à comprendre comment les gens font l'expérience de la perturbation pour mieux affronter celle qu'elle a connue dans sa vie personnelle. L'auteur explique ainsi à l'attention du lecteur qu'elle a vécu toute son enfance dans un milieu marginal, en tant que membre de ce qu'elle qualifie de « secte protestante atypique », sa famille étant adepte de la Science chrétienne, dans le cadre de laquelle sa grand-mère exerçait les fonctions de guérisseuse. Enfant, elle ne voyait jamais de médecins, pas plus qu'elle ne participait aux activités de ses camarades d'école. C'est dans ce contexte qu'elle développa une pathologie allergique et de l'asthme, considérant que ce qu'elle vivait était une situation de « détresse incorporée ». Son état et l'échec de sa famille à lui offrir la possibilité d'une guérison la firent se tourner vers une autre médecine (en l'occurrence vers la bio-médecine), ce qui a constitué une rupture majeure avec les traditions familiales.

Si son expérience lui valut d'être bien accueillie par le milieu anthropologique qui tend, remarque-t-elle, à valoriser la marginalité, elle contribua également à lui faire choisir comme objet d'étude précisément cette bio-médecine à laquelle elle se sentait d'une certaine manière étrangère. Elle explique ainsi qu'elle se considérait dans une position favorable pour la prendre comme objet d'investigation anthropologique, alors qu'au contraire, il lui paraissait difficile d'étudier les systèmes de guérison populaire qui lui étaient familiers car elle s'en jugeait trop proche pour être capable de les étudier « sans passion ». Si l'on peut rendre justice à un choix qui s'inscrit dans le souci de préserver la précieuse distance à l'objet que l'anthropologie doit observer, on ne peut pour autant totalement souscrire à son analyse réflexive lorsqu'elle affirme que, n'ayant pas été « socialisée » dans le contexte de la bio-médecine, au moins jusqu'à l'âge adulte, elle ne considérait pas cette dernière avec la même charge émotionnelle que la Science chrétienne. En effet, on peut légitimement rétorquer à cela que l'appartenance à un groupe marginal comme la Science chrétienne est fort peu susceptible d'envisager la bio-médecine de manière neutre et sans passion !

Parmi les différents événements susceptibles d'engendrer une perturbation de l'existence, Becker a porté une attention particulière à la question de l' « infécondité », dont l'étude lui a également été inspirée par son expérience personnelle de stérilité pendant plusieurs années. Sur ce point, Becker emprunte à Turner son concept de liminalité pour décrire ce qui se passe après une perturbation comme l'expérience de la stérilité. Cette conceptualisation lui est d'autant plus aisée, explique-t-elle, que la métaphore des limbes est utilisée par les acteurs eux-mêmes pour réorganiser leur expérience. Les métaphores de l'espoir et de la persévérance sont également fondamentales dans ce processus de fabrication de la continuité. La littérature profane et médicale témoigne d'ailleurs de la nécessité de conserver une attitude d'espoir, en liaison avec l'exercice de la responsabilité.

Avec ces récits, l'auteur cherche à montrer, d'une part, que la fabrication de la continuité est un élément clé de l'idéologie culturelle américaine et que la métaphore contenue dans les récits permet de découvrir ses fondements culturels (le dualisme corps/esprit, la responsabilité personnelle, l'espoir, la persévérance, le contrôle sur son environnement, etc.) et, d'autre part, que la perturbation déclenche un processus qui consiste à repenser ce qui a du sens dans la vie.

Au total, on a là un livre original, sensible, par un auteur attentif aux individus et à leurs mots, et dont la subjectivité de l'approche (attestée par l'intérêt qu'elle porte à des problèmes ayant marqué son expérience personnelle) n'altère en rien l'acuité de ses analyses.

Sylvie FAINZANG
INSERM/CERMES

Stefan TIMMERMANS, *Sudden Death and the Myth of CPR*, Philadelphia : Temple University Press, 1999, 256 p.

Pourquoi la médecine d'urgence s'est-elle développée avec l'ampleur qu'on lui connaît aux Etats-Unis, alors que le taux de réussite des réanimations n'est que de 3%, selon les études les plus optimistes, et que les personnes réanimées souffrent souvent de handicaps sévères ? Non contente de développer des infrastructures de médecine d'urgence, la communauté des médecins urgentistes a également persuadé ses contemporains de l'utilité d'un système de formation de secouristes bénévoles pour faire les gestes de premier secours et a sensibilisé le grand public aux actions à entreprendre en cas d'arrêt cardiaque (numéro d'appel téléphonique d'urgence, transfert dans un service d'urgence hospitalier, etc.).

Marqué par plusieurs décès précoces dans son entourage, Stefan Timmermans analyse ce qu'il appelle le « mythe » de la réanimation cardio-pulmonaire (CPR) à partir d'une double approche. Dans les trois premiers chapitres de son ouvrage, il étudie la succession de décisions et d'événements qui ont jalonné la recherche des meilleures techniques de réanimation depuis le XVIIIe siècle dans le monde occidental. Il accorde une importance spéciale aux débats sur la « bonne mort » qui ont agité les milieux scientifiques et les médias depuis les années 1960. Il avance aussi une explication convaincante de l'absence de discussion publique sur la gestion des morts subites, comme les décès par arrêts cardiaques, alors que les débats ont été très riches sur l'accompagnement des mourants qui décèdent d'une maladie chronique.

Mais l'essentiel du livre réside dans la seconde approche, qui est une étude par observation participante des services d'urgence dans deux hôpitaux du Middle West américain. S. Timmermans se réclame de la tradition de la « *grounded theory* », telle qu'elle a été développée par exemple par B. Glaser et A. Strauss. À l'aide d'interviews, mais surtout de séances d'observation, où il avait le statut d'un bénévole, il a mené une étude minutieuse de la prise en charge hospitalière des patients ayant un arrêt cardiaque. Il montre par exemple que la famille a peu de possibilité d'influencer la prise en charge, une fois le numéro d'urgence appelé. Elle est tenue à l'écart, ne peut assister aux derniers moments du mourant et ne peut stopper le processus de réanimation, qui consiste en gestes assez agressifs sur le corps du malade (intubation, chocs électriques, etc.). Le personnel du service d'urgence est dans l'obligation de suivre toutes les étapes des protocoles de réanimation sous peine d'éventuelles poursuites judiciaires, même quand la personne est morte d'une manière irréversible. Mais il conserve une marge de manœuvre importante, car il peut moduler la durée de la réanimation. L'auteur retrouve finalement des résultats assez classiques sur le rationnement des soins, qu'avait déjà montrés J. Roth pour d'autres types de soins aux urgences. Le personnel réanime intensivement les mourants dont il pense qu'ils ont une grande valeur sociale (jeunesse, statut social élevé...) et modère ses efforts pour les autres personnes, indépendamment de leur état biologique. L'auteur analyse le long processus de socialisation au cours duquel les membres du personnel apprennent à distinguer entre les réanimations « réussies », les « tragiques » et les « mauvaises ».

Selon S. Timmermans, le mythe de la réanimation cardio-pulmonaire a une forte portée symbolique. Il conforte la croyance que la mort est réversible et que toute mort subite est une mort prématurée. C'est un rite de passage qui fournit une transition entre la mort biologique et la mort sociale, car le patient n'est décédé que lorsque le médecin hospitalier le déclare tel à la fin du protocole de réanimation. Ce rite permet à l'entourage du mourant de gagner du temps avant d'avoir à entamer le processus de deuil. Il contribue à donner l'impression que l'on agit et que l'on contrôle la situation en face d'événements aussi traumatisants que l'irruption soudaine de la mort d'un proche.

On peut regretter que les résultats de recherche des deux terrains soient présentés de manière confondue. L'analyse aurait pu s'accompagner d'une réflexion sur les différences entre l'organisation et la culture de la réanimation dans les deux services d'urgences, dont on sait qu'elles peuvent varier considérablement sur le plan local. De même, le lecteur aurait gagné à avoir plus d'informations sur la communauté des médecins urgentistes aux Etats-Unis, son émergence comme sous-discipline médicale, l'histoire de ses rapports avec la puissance publique, les éventuels procès judiciaires, ainsi que sur les politiques de santé publique en matière de réanimation.

Cependant le livre de Timmermans s'inscrit dans la meilleure tradition des études de sociologie hospitalière et de sociologie de la mort, telle qu'elle a été amorcée par B. Glaser et A. Strauss dans leur ouvrage *Awareness of Dying*. Il montre avec brio la médicalisation de la mort subite et le bénéfice que les différentes parties concernées peuvent y trouver. Comme ses prédécesseurs, il s'adresse à des publics variés, les sociologues mais aussi les professionnels de la santé et le grand public. Sur le plan scientifique, son ouvrage peut servir de modèle pour l'étude d'autres innovations médicales. Sur le plan pratique, il fait des propositions pour rendre leur dignité aux mourants et à leurs proches en milieu hospitalier. Ses conclusions sont vraisemblablement applicables aux hôpitaux français. On ne saurait trop recommander cet ouvrage à la fois d'un bon niveau scientifique et fortement engagé.

Carine VASSY
Centre de Recherche sur les Enjeux
de Santé Publique
Université Paris XIII
74 rue M. Cachin
93 017 Bobigny Cedex

Marie MENORET, *Les Temps du cancer*, Paris, CNRS éditions, 1999

Dans les premières lignes de l'introduction, M. Ménoret nous dit la configuration particulière qui a présidé à l'élaboration de l'ouvrage : « ce livre est d'abord le fruit d'un hasard biographique et d'un souci d'objectiver une expérience personnelle. Il est ensuite le résultat d'un travail sociologique ». Un travail sociologique qui, dans son souci d'objectivation, écarte la perspective du témoignage, tout en nous invitant « à aller voir à l'intérieur, *in situ* (dans un centre anticancéreux), comment les choses se passent lorsque l'on est atteint d'un cancer ».

Et, sur ce plan, le livre tient ses promesses. Mais s'il s'agit bien d'une sorte de « voyage » à l'intérieur d'un centre anticancéreux, la démarche de l'auteur se situe aux antipodes du reportage documenté. La part donnée à l'enquête, à l'observation, aux entretiens, peut bien être importante, ce qui en est restitué l'est, inséré dans une trame problématique serrée. Ce que *Les Temps du cancer* donne à voir, c'est un objet sociologique construit, rigoureusement conceptualisé, qui par une progression maîtrisée, reconstruit un canevas des problèmes auxquels sont confrontés les malades, dès lors qu'ils se trouvent plongés au cœur de l'institution anticancéreuse. Cette mise à distance sociologique est, par ses effets d'objectivation, ce qui permet au lecteur d'apprivoiser l'angoisse qui sourd des paroles recueillies et de continuer à réfléchir sur la portée de ce qu'il lit.

M. Ménoret nous propose un travail argumenté (classiquement) en trois parties. La première décrit « la genèse de la situation moderne ». Il s'agit d'une mise en contexte historique de la prise en charge contemporaine du cancer, retraçant l'évolution des traitements et des politiques de lutte contre le cancer en France et les diverses étapes de la construction des centres anticancéreux. L'auteur s'intéresse tout particulièrement à la façon dont s'est constitué historiquement le cadre conceptuel permettant de penser et de traiter les différents problèmes d'incertitudes relatifs au pronostic de la maladie, aux niveaux collectif et individuel. Développant une analyse que j'avais ébauchée dans mes recherches sur l'histoire de la lutte contre le cancer, elle suit la genèse de la notion médicale de « rémission », dans ses liens avec les innovations thérapeutiques et la refonte des savoirs sur les états d'évolution des cancers. Car, bien évidemment, le travail sur cette notion clef de la cancérologie contemporaine est central dans le livre.

La deuxième partie traite du « contexte institutionnel des temps de cancer ». Il s'agit, nous dit M. Ménoret, de comprendre comment les principes de l'organisation thérapeutique façonnent la longue durée des prises en charge du cancer. On entre cette fois dans l'enquête de terrain. D'abord avec un chapitre qui traite des effets produits par l'organisation des soins sur la temporalité du cancer. Les modalités de traitement évoluent depuis les vingt dernières années dans le sens d'une réduction et d'un fractionnement de plus en plus poussés de la prise en charge, et pourtant celle-ci tend, en même temps, à se pérenniser. Cette évolution génère donc des alternances de rythmes (succession de temps d'urgence et de temps de routine) et des changements de perspectives (court terme *versus* longue durée) dont les incidences, tant sur l'institution que sur les malades, sont étudiées. Le chapitre suivant propose une typologie des différentes trajectoires de la maladie, avec leurs phases spécifiques, puis il analyse, en reprenant les catégories proposées par A. Strauss, les formes de travail mises en œuvre par les soignants (travail de confort, travail sentimental) et les malades au cours de chacune des

phases propres à ces différentes trajectoires de la maladie.
La troisième partie, tentative ambitieuse d'analyse de « la gestion de trajectoires conjecturales », est à la fois la partie la plus originale et la plus riche de l'ouvrage. Si le patient en début de parcours a tendance à appréhender sa maladie en termes dichotomiques (curable/incurable), il va apprendre, au contact des médecins et de la réalité des aléas de sa prise en charge, à « penser » en termes de probabilité et d'incertitude. L'analyse de la production et de la gestion, *a priori*, des incertitudes générées par la médecine anticancéreuse est divisée en trois chapitres consacrés à « l'entrée dans la maladie », aux « trajectoires ascendantes », et aux « trajectoires descendantes ». L'entrée dans la maladie montre le cheminement des malades au cours des trois périodes successives du processus diagnostic : le temps du « pré-diagnostic », celui de la divulgation du diagnostic, celui enfin, post-diagnostic, qui précède la phase thérapeutique. La thèse développée veut que, quel que soit le mode d'entrée dans la maladie, ce cheminement s'opère invariablement dans une incertitude muette qui s'accroît, jusqu'au moment où elle devient une incertitude nommée « maladie cancéreuse ». « Trajectoires ascendantes » aborde l'expérience des patients en voie de guérison et développe l'analyse de ce que recouvrent les deux expressions qui caractérisent le mieux les deux phases de ces trajectoires, à savoir : le « payer le prix » de la phase aiguë du traitement et le « recoller les morceaux » de la phase de rémission. Mais le chapitre montre aussi l'irréversibilité de la rupture biographique que constitue l'expérience d'un cancer, parce que celle-ci ne finit jamais et qu'il ne saurait dans ces conditions être question de normalisation de la vie. « Trajectoires descendantes », enfin, traite de la façon dont se gère une évolution vers la mort d'un cancer résistant aux traitements. L'entrée dans ce genre de trajectoires se marque, côté médical par une disparition de la référence à la statistique et au pronostic, remplacée par la promesse que « tout va être fait ». D'où l'induction d'une temporalité fortement incertaine, l'entrée dans le long terme. D'où aussi, et en deuxième lieu, l'idée que dans ces conditions, l'issue létale n'est pas non plus certaine. D'où, enfin, un processus « descendant » dans lequel, privé de repères statistiques, le malade est amené à envisager « l'inéluctable » selon un principe de réduction progressive de ses aspirations. Ces pages, dépourvues de tout pathos, montrent que la distance à l'objet que maintient l'analyse sociologique n'empêche nullement le lecteur d'être saisi par l'émotion et renvoyé à ses interrogations existentielles. Qu'ensuite M. Ménoret trouve peu de choses à dire dans sa conclusion, n'a guère d'importance.

Patrice PINELL
Sociologue, IRESCO, Paris

La rédaction d'*Innovations et Sociétés* remercie la revue *Sciences Sociales et Santé* pour avoir autorisé la reproduction des comptes-rendus des ouvrages de Gay Becker, Stefan Timmermans et de Marie Ménoret.

LES AUTEURS

BOURGEOIS Valérie est étudiante en 5e année de médecine à l'Université de Rouen et est titulaire d'une maîtrise d'histoire.

CARRICABURU Danièle est maître de conférences en sociologie à l'Université de Rouen, membre du GRIS et chercheur associé au CERMES. Elle travaille actuellement sur l'obstétrique et sur la gestion des risques dans le monde médical. Elle a publié en 2000 *L'hémophilie au risque de la médecine. De la maladie individuelle à la contamination collective par le virus du sida*, Paris, Anthropos, collection « Sociologiques », 245 p.

CESAR Christine, Attachée temporaire d'enseignement et de recherche à l'IUFM de Créteil-Paris-XII, chercheur associé au LADYSS-CNRS. Travaille sur le champ scolaire (les inégalités socio-spatiales d'éducation : processus ségrégatifs, capital social et politiques territoriales) et sur celui de l'alimentation (la construction sociale de la consommation de produits bio, alimentation et perception des risques). A publié notamment « Distance à l'univers scolaire et fréquentation de la demi-pension : la désaffection des cantines scolaires en Seine-Saint-Denis, (avec C. Gaubert, B. Larguèze) *in Risque, précarité, santé*, Coll. « Questions en Santé Publique », Paris, 2001, INSERM, 335-350.

COHEN Patrice est maître de conférences en anthropologie à l'université de Rouen, membre du GRIS et du Laboratoire d'Ecologie Humaine et d'Anthropologie (Université Aix-Marseille). Ses principales orientations de recherche concernent une anthropologie de l'alimentation, de l'épidémie du sida, et des recours de santé. Depuis 2000, il dirige des recherches sur ces thèmes dans le cadre de l'Institut Français de Pondichéry où il a été responsable du département des sciences sociales de 2000 à 2002. Il a publié notamment *Le cari partagé - Anthropologie de l'alimentation à la Réunion*, ed. Karthala, Paris, 2000, 352 p. et « Le chercheur et son double - A propos d'une recherche sur le vécu des jeunes de la Réunion face au sida », in C. Ghasarian (ed.) *De l'ethnographie à l'anthropologie réflexive – Nouveaux terrains, nouvelles pratiques, nouveaux enjeux*, coll. U, Armand Colin, Paris, 2002, 73-90

FASSIN Didier est anthropologue, sociologue et médecin. Il enseigne à l'Université Paris XIII, à l'École des Hautes Études en Sciences Sociales et dirige un laboratoire mixte Université et INSERM, le CRESP (Centre de Recherche sur les Enjeux Contemporains en Santé Publique). Il a publié de nombreux articles et ouvrages sur la santé publique, et notamment : *L'espace politique de la santé. Essai de généalogie*, PUF, 1996. *Les Enjeux politiques de la santé. Etudes sénégalaises, équatoriennes et françaises*, Karthala, Paris, 2000

GALLIBOUR Eric est doctorant en sociologie au LAPSAC (laboratoire d'analyse des problèmes sociaux et de l'action collective) au département de sociologie de l'université de Bordeaux II, rattaché au CADIS et chargé d'enseignement à l'IUT.B Michel de Montaigne de l'Université de Bordeaux III et à l'Institut Régional du Travail Social d'Aquitaine. Il a effectué des travaux sur le sida, l'immigration, la politique de la ville et du logement en Guyane, au Canada et en Haïti. Il mène actuellement des recherches sur l'émergence de nouveaux métiers dans le champ de la prévention et de la santé.

GATEAUX-MENNECIER Jacqueline est professeur de Sociologie à l'Université Paris V-René Descartes et membre du Groupe d'Etudes Pour l'Europe de la Culture et de la Solidarité (GEPECS), Faculté de Sciences sociales, Paris V-Sorbonne. Elle a mené des recherches sur la constitution de la médecine mentale et sur les conditions d'émergence du champ de l'inadaptation et de la déviance. A notamment publié *Bourneville et l'enfance aliénée. L'humanisation de l'enfant déficient mental*, Paris, Ed. Le Centurion, 1989 et *La Débilité légère, une construction idéologique*, Paris Ed. du CNRS, 1990, rééd. 2001.

MASSE Raymond est professeur et directeur du département d'anthropologie de l'université Laval, ville de Québec, Canada. Il enseigne l'anthropologie de la santé et conduit des recherches principalement dans les domaines des contributions de l'anthropologie à l'épidémiologie, les rapports santé et religion et les enjeux éthiques en santé publique. Deux ouvrages reliés à ces thèmes sont Massé R. (1995) *Culture et Santé publique*, Gaetan Morin éditeur, Québec et Massé R et Benoist J. (2002), *Convocations thérapeutiques du sacré* Editions Khartala, Paris.

MENORET Marie est Maître de Conférences à l'Université de Caen (Département de sociologie), chercheur au LASAR, travaille sur la médecine prédictive. A publié en 1999 *Les Temps du Cancer*, aux éditions du CNRS.

ROSSI Ilario est docteur en sociologie et anthropologie de l'université de Lausanne. Spécialisé en anthropologie médicale, il travaille dans la même ville au Département de médecine et santé communautaire, Faculté de médecine, et au département d'Histoire et Sciences des religions, Faculté de théologie. Il est membre fondateur de la Fondation Ling – médecine, psychologie, culture. Il a publié notamment : *Corps et chamanisme*, Armand Colin, Paris, 1997, 208 p.

Innovations et Sociétés n° 1
Sommaire n°1/2000
Connaissance et risque

www.ingramcontent.com/pod-product-compliance
Lightning Source LLC
LaVergne TN
LVHW010934051026
849532LV00003B/979
* 9 7 8 2 7 4 7 5 3 7 8 0 3 *